Geir Tangen

Höllenangst

Thriller

Aus dem Norwegischen
von Dagmar Lendt

GOLDMANN

Die norwegische Originalausgabe erschien 2018 unter dem Titel
»Død manns tango« bei Gyldendal Norsk Forlag.

Die Bibelzitate entstammen den Ausgaben der Lutherbibel von 1912 und 2017.

Die Zitate aus George Orwells »1984« entstammen folgender Ausgabe:
George Orwell, 1984. Übersetzt von Michael Walter. Ullstein 2004.
Abdruck mit freundlicher Genehmigung.

Dieses Buch wurde mit finanzieller Unterstützung von NORLA übersetzt.

NORLA
NORWEGIAN LITERATURE ABROAD

Dieses Buch ist auch als E-Book erhältlich.

FSC www.fsc.org MIX Papier aus verantwortungsvollen Quellen FSC® C014496

Verlagsgruppe Random House FSC® N001967

1. Auflage
Deutsche Erstveröffentlichung Oktober 2019

Published by agreement with Ahlander Agency
Umschlaggestaltung: UNO Werbeagentur, München
Umschlagmotiv: gettyimages / James O'Neil; FinePic®, München
Redaktion: Julie Hübner
AG · Herstellung: ik
Satz: Uhl + Massopust, Aalen
Druck und Bindung: GGP Media GmbH, Pößneck
Printed in Germany
ISBN: 978-3-442-48969-5
www.goldmann-verlag.de

Besuchen Sie den Goldmann Verlag im Netz

Für meine liebe Agnes.
Ohne dich wären die Bücher nie geschrieben worden.

»Sie haben mich einmal gefragt, was in Zimmer 101 wäre. Ich sagte Ihnen, Sie würden die Antwort bereits kennen.
Jeder kennt sie. In Zimmer 101 erwartet einen das Schrecklichste von der Welt.«

George Orwell, 1984

Der tote Mann winkte mir vom Schotterweg an der alten Schule zu.

Seine Hand war zum Gruß erhoben. Er stand lässig da, den Körper gegen die Autotür gelehnt, wie ich ihn schon viele Male zuvor gesehen hatte. Das sonnengebleichte Haar hing ihm in die Augen. Zum Greifen nah.

Ich lief sofort los, als er anrief. Aus der Tür und den kleinen Weg hinauf. Der weiße Leinenrock flatterte um meine Beine, während ich rannte. Ich sah hoch in einen weiten blauen Himmel und ließ mir die Sonne ins Gesicht scheinen. Damals, als er verschwunden war, hatte ich mich geweigert, an seinen Tod zu glauben, und jetzt schwebte die Rettung wie eine Feder vom Himmel auf mich herab.

Da, direkt vor meinen Füßen, stand er.

Eine Idee kräftiger. Eine Spur rauer. Groß, breitbeinig und mit einem schiefen Lächeln auf den Lippen. Ein Hauch von Wehmut, wie ein Echo aus einem Leben, das mitten in einem Lied aufhörte. Mit zitternden Händen reckte ich mich ihm entgegen und ließ mich umarmen. Ich hatte gewagt zu hoffen. Hatte gewartet, als die Zeit stillstand. Aber die Zeit ist kein Dieb, sie ist ein Geschenk … Und jetzt war er hier. Hier bei mir.

»Vergib mir«, sagte ich, als er mich mit sicherer Hand in den Schatten des alten Schulhauses führte.

Er blickte auf mich herunter. Lächelte mich an. Strich mir übers Haar, bevor er antwortete:

»Nein …«

»Im Angesicht von Schmerzen gibt es keine Helden«

Der tote Mann mochte keinen Tango, aber tanzen konnte er. Die Bewegungen waren nicht mehr ganz so geschmeidig, doch für einen Toten war er bemerkenswert vital und geistesgegenwärtig. Es gibt tote Menschen in allen erdenklichen Ausgaben. Die Mausetoten. Die längst Begrabenen. Oder solche wie ihn, *die lebenden Toten*. Menschen, deren Tod in Granit gemeißelt wurde, die aber immer noch den einen oder anderen Spaziergang unter den Lebenden unternehmen.

An diesem Tag hätte er einen kühlen Sarg der mörderischen Sonnenglut vorgezogen. In dem schläfrigen kleinen Ort Fjæra am inneren Ende des Åkrafjords, eine knappe Autostunde östlich von Haugesund, stieß das Thermometer an die Dreißiggradmarke.

Er saß auf einem zerbrechlichen Plastikstuhl und wischte sich salzige Schweißtropfen aus den Augen. Mächtige Berge erhoben sich zu beiden Seiten des Fjordarms. Monumentale Riesen, die jeden einzelnen Sonnenstrahl einfingen und im engen Tal festhielten. Die Blätter der Espe auf dem Hof bewegten sich kaum, und bei der stillgelegten Schule war nicht eine lebende Seele zu sehen. Auch keine tote, außer ihm selbst. Der Ort wirkte verlassen, war es aber nicht. Ein Bauernhof in der Senke wurde anscheinend bewirtschaftet, und einige der Häuser unten im Tal wirkten gepflegt. Davon abgesehen schien die Abwesenheit von Leben das Auffälligste an dem winzigen Flecken zu sein. Fjæra war ein gottverlassenes kleines Kaff in einer kleinen Ecke des Universums. Hierher kam niemand.

Der tote Mann versenkte die nackten Fußsohlen im Gras, streckte die Beine ein wenig und spreizte die Zehen. Er betrachtete die Fischzuchtanlage von Marine Harvest unten in Åkrabotn. Es war Urlaubszeit, daher arbeiteten sie in dem Betrieb mit Minimalbesetzung. Seit Stunden schon regte sich in der Anlage nichts mehr. Der Mann verteilte eine weitere Handvoll Sonnencreme auf seinem Oberkörper und bemerkte dabei, dass die leichenblasse Haut langsam einen rötlichen Schimmer annahm.

Er hob den Kopf und lauschte, konnte schwach ihr Wimmern hören, ließ sich davon aber nicht beirren.

Der Mann legte den Kopf zurück und atmete tief ein. Die Luft war so heiß, dass sie in der Lunge stach und in den Nasenlöchern brannte. Er versuchte, einen klaren Kopf zu bekommen, indem er das lauwarme Wasser aus der Flasche neben seinem Stuhl in sich hineinschüttete, bevor er sich mit einem Handtuchzipfel das Gesicht abtrocknete, aufstand und die Gelegenheit nutzte, einen Blick durchs Fenster auf die lebende Leiche zu werfen, die drinnen auf den Holzdielen lag.

Meine Liebste. Dein Verrat ist mein Schmerz.

Sie drehte den Kopf, und leises Winseln fand seinen Weg durch Risse im Holz nach draußen. Es war Zeit, sie heimzuholen, aber noch genoss er den Aufschub. In seiner Welt existierte Zeit nicht, und er konnte es sich gönnen, im Augenblick zu verweilen. Er straffte die Schultern, drehte sich um und betrachtete die Aussicht auf den glitzernden Fjord und die Berge.

Der Verrat. Sie war die Erste. Hinter ihr standen die übrigen Sünder verborgen in den Ecken. *Erniedrigung. Feigheit. Ver-*

achtung. Falschheit. Und *Hochmut.* Sie hatten ihn dargebracht wie ein Opfer auf Korahs alttestamentarischem Altar. Rückblickend betrachtet, hätten sie ihn natürlich einäschern müssen. Danach war es immer schwieriger, von den Toten aufzuerstehen. Der tote Mann stieg auf den Stuhl und rief über das menschenleere Tal:

»Über Korah und seine Männer steht geschrieben: ›Und sie fuhren hinunter lebendig in die Hölle mit allem, was sie hatten, und die Erde deckte sie zu.‹«

Das Echo wurde von den nackten Felswänden zurückgeworfen. Als der letzte Ton in der Ewigkeit verklang, stieg er vom Stuhl und verbeugte sich andächtig vor dem Publikum.

Er wanderte rastlos über den Schulhof, bis er wieder vor dem Fenster zum Werkraum stand. Der Mann ließ den Blick auf seiner Liebsten ruhen. Sah, wie die stabilen Nägel in den Handflächen es ihr unmöglich machten, sich zu schützen. Die Beine waren gespreizt und straff an Eisenringen festgebunden, die in den Fußboden geschraubt waren. Niemand würde sie vermissen. Nachbarn gab es kaum. Keine Kinder, keine nahen Familienangehörigen. Sie hatte nie jemand anderen gehabt als ihn.

Der Verrat war deshalb eine natürliche erste Wahl. Ohne sie hätte er es geschafft. Er hätte sich hochgekämpft – vorwärts, und seinen Platz unter den Lebenden behauptet.

Er öffnete den obersten Knopf des abgenutzten Blaumanns, ging zum Auto, lud die letzten Rollen Glaswolle aus und trug sie ins Schulhaus. Er hatte keine Eile. Die Gefahr, dass jemand Ende Juli am Schulgebäude vorbeikam und eine geknebelte Frau in Todesangst wimmern hörte, war minimal. Den winzigen Funken Hoffnung, den sie rein statistisch haben konnte, würde er dadurch zunichtemachen, dass er im Raum war. Ein großer, abgenutzter Stressless-Sessel stand in der einen Ecke des Werkraums. Er ließ sich hineinfallen und spürte, wie der weiche Stoff seinen Körper umfing.

Sie konnte ihn nicht sehen, aber er wusste, dass sie ihn hörte. Vorsichtig ging er neben ihr auf die Knie. Nah genug, dass sie seine Anwesenheit ahnte. Den Duft, die Nähe... Sie rang nach Luft und wandte ruckartig den Kopf ab. Der tote Mann beugte sich vor, neigte sich ganz dicht an ihr Ohr und flüsterte:

»Im Angesicht von Schmerzen gibt es keine Helden...«

Fjæra, Gemeinde Etne
Nacht zu Sonntag, 26. Juli 2015

Signe Røyrvik schloss die Augen. Ihr Kopf dröhnte. Die Oberarme waren gefühllos, aber der von den Handflächen ausgehende Schmerz schnitt sich in sie hinein und ließ sie keuchen. Aus den Augenwinkeln hatte sie sehen können, dass ihre Hände am Holzfußboden festgenagelt waren. Die Beine waren zu beiden Seiten gespreizt und ebenfalls festgezurrt. Im Unterleib spürte sie ein leichtes Kribbeln. Etwas zwickte sie dort unten, wie Schwarzfliegen bei Wetterumschwung. Es juckte. Sie hörte leise Schmatzgeräusche und vermutete, dass irgendwo im Raum ein Tier sein musste.

Ihr Mund war geknebelt. Der Hals staubtrocken. Ein Zipfel des Knebels hing direkt unter ihrer Nase und bewegte sich bei jedem Atemzug. Sie roch ihre eigene Angst. Ihre Tränen waren in den Augenwinkeln zu hartem Schorf erstarrt. Neue Angsttränen krochen daran vorbei, fanden Wege an den Ohren entlang und nässten das lange Haar, das im Nacken klebte.

Sie atmete in flachen, kurzen Zügen. Ihr Blick richtete sich an die Decke. Weiße Neonröhren waren alles, was sie sehen konnte. Sie versuchte, ihre Angst zu bezwingen und sich zu konzentrieren. Sie hatte sich täuschen lassen, und ihre Warnleuchten hatten nicht geblinkt. Kein einziges Mal. Die zärtlichen Küsse im Nacken, als er sie umarmt hatte. Die Hand, die über ihr Haar strich. Die ruhige, feste Stimme, die sie so gut kannte. Eine Honigfalle …

Abendluft wehte durch eine offene Tür oder durch ein Fenster herein, und ein kühler Hauch strich über ihre nackten Schenkel. Sie zitterte am ganzen Körper, aber am schlimmsten war die Kälte in ihr selbst.

Die Angst kam in Wellen. Lähmte sie. Brachte sie dazu, panisch zu atmen. Unter dem Knebel zu schreien. Als sie versuchte, den Körper anzuspannen und sich wegzudrehen, schlug der Schmerz aus den Handflächen zu. Irgendwie war das beinahe vorzuziehen.

Am Rand ihres Gesichtsfelds konnte sie vier Werkbänke erkennen. Sie schloss die Augen wieder und sah plötzlich hinter den Lidern sich selbst, wie sie, von oben betrachtet, aussehen musste. Wie er sie sah. Er war dort irgendwo. Verbarg sich die meiste Zeit im Dunkeln, aber sie konnte ihn riechen.

Signe hatte keine Zweifel gehabt, als er anrief. Er war es wirklich. Die Stimme, die seit bald zwanzig Jahren durch ihre Träume geisterte. In diesen Träumen hatte sie ihn um Vergebung gebeten und sie erhalten, aber sie hätte es besser wissen müssen. Ihr hätte klar sein müssen, dass nichts so war, wie es sein sollte. Tote riefen nicht an …

Sie konnte hören, dass er aufstand, um sie herumging und einen Moment stehenblieb. Dann bückte er sich und hob eine Arbeitslampe hoch. Das Licht blendete sie, und sie drehte den Kopf weg. Plötzlich spürte sie, wie etwas Scharfes, Eiskaltes und Hartes auf ihren Bauch gedrückt wurde. Sie schrie unter dem Knebel, aber der Laut drang kaum in den Raum hinaus.

Signe kämpfte gegen den Wahnsinn. Machte sich darauf gefasst zu sterben, so wie wir Menschen es tun, unmittelbar bevor wir nach einem Sturz aus großer Höhe auf den Boden treffen, oder wenn wir, nach einem Sekundenschlaf am Lenkrad, urplötzlich in die Scheinwerfer eines entgegenkommenden Sattelzugs blicken. Du stehst am Ende deines Wegs. Vor dem absoluten Ende. Du denkst nicht darüber nach, was dich auf der anderen Seite erwartet. Kein Gedanke an Himmel oder Hölle. Kein Hoffen auf ein Licht am Ende des Tunnels. Für Signe war es sowieso egal. *Die Hölle war genau hier – genau jetzt.*

Das blendende Licht der Lampe verschwand. Der Mann stand direkt vor ihr und hielt etwas in die Höhe, das unter seinem Griff um den langen Schwanz zappelte. Ihr Herz hörte auf zu schlagen, die Luft wollte nicht in die Lunge hinein, und sie verlor für einige Sekunden das Bewusstsein.

Ratten geben nicht viele Laute von sich, aber ihr Anblick sagt dir alles, was du wissen musst. Schleichende, schnüffelnde, krabbelnde Kreaturen, die auf der Suche nach Futter alles anfressen.

Der Mann rüttelte an dem Gestell, das auf ihren Bauch geschnallt war. Prüfte, ob es fest saß. Signe riss und zerrte, um die Hände von den Nägeln zu befreien. Ihre Schreie kamen nicht mehr aus der Kehle, sondern aus den tiefsten Winkeln ihres Körpers, in denen die Angst zu Hause ist. Das Gestell auf ihrem Bauch war weit mehr als das, was ein Mensch an Bosheit hinnehmen kann. Ein langgezogenes Heulen brach aus ihr heraus, als sie die kratzenden Pfoten auf ihrem Bauch spürte.

Sie hob den Kopf und blickte direkt auf das höllische Ding. Ein Käfig ohne Boden, darin eingesperrt drei fette Ratten. Haarige, ausgewachsene Ratten, für die es keinen anderen Weg in die Freiheit gab, als sich durch ihren Körper zu fressen.

Der Mann setzte sich daneben und begann, mit einer Eisenstange gegen den Käfig zu schlagen. Die Ratten gerieten in Panik, sie quiekten, kratzten und bissen wild um sich. Signe schrie und schrie, bis nichts mehr zu hören war als ein tonloses Flüstern von geborstenen Stimmbändern.

Medienhaus Haugesunds Avis
Freitagnachmittag, 31. Juli

Der Journalist Viljar Ravn Gudmundsson rieb sich die müden Augen. Vor den Panoramafenstern des Medienhauses kroch der Freitagnachmittagsverkehr langsam dahin, während sommerlich gekleidete Jugendliche auf Fahrrädern vorbeirasten. Er hörte das Lachen von Kollegen in Wochenendlaune, deren Arbeitstag in fünf Minuten zu Ende sein würde. Für viele von ihnen brach damit der Urlaub an. Die Kollegen, die in der Stadt geboren und aufgewachsen waren, wählten immer den August. Die Wahrscheinlichkeit, dass der Juli in Haugesund verregnet war, lag irgendwo zwischen 1,2 und 1,3. Jedes Jahr.

Viljar selbst hatte vor, auf den Urlaub zu pfeifen. Vor vier Monaten hatte ihm ein Neonazi das Knie zerschossen, und die Reha im Krankenhaus war eine wahre Schmerzenshölle gewesen. Viljar Ravn Gudmundsson war erst zweiundvierzig, fühlte aber, dass er an jenem Abend im Valhall Pub den Geist der Harry Potterschen Dementoren eingeatmet hatte. Er war in letzter Minute gerettet worden. Trotzdem wurde er seit diesem schicksalhaften Abend von düsteren Gedanken, Angst und Furcht gequält.

Im Medienhaus hatte er seine Ruhe und konnte die dunklen Gedanken verdrängen. Die Leute waren klug genug, Abstand zu halten, und er hatte nicht vor, sie in absehbarer

Zeit zum Plaudern einzuladen. Außer seinem Sohn, dem siebzehnjährigen Alexander, war »Jossen« einer der wenigen, deren Gesellschaft Viljar ertrug. Johannes Sevland war ein klappriger Ex-Junkie, ein verlotterter Moderator bei Radio 102 und ein langmähniges Relikt aus einer Zeit, in der Männer mit Koteletten wesentlich besser sangen, als sie aussahen. Jossen war an den Rollstuhl gefesselt, seit er vor fünfzehn Jahren mit dem Heroin Schluss gemacht hatte, und weitaus heller im Oberstübchen, als es die Leute ihm zutrauten.

In den vier Wochen, die vergangen waren, seit Viljar zurück ins Büro gehumpelt kam, hatten er und Jossen Tag und Nacht gearbeitet.

Der Titel der neuen Podcast-Serie des Radiosenders leuchtete Viljar vom Monitor entgegen: »Spurlos verschwunden«. Nicht gerade die kreativste Überschrift der Welt, aber das kam eben dabei heraus, wenn Chefredakteur Johan Øveraas meinte, er als Chef müsse sich mehr in das Tagesgeschäft einbringen. Offenbar hatte er die Bedeutung von »Inklusion am Arbeitsplatz« missverstanden, auf die der Medienbetrieb setzte und nach deren Prinzip »ausrangierte Mitarbeiter« noch etwas länger in Lohn und Brot gehalten werden sollten.

Die fantasielose Überschrift des Chefredakteurs hatte allerdings nicht verhindert, dass die Serie zum größten Interneterfolg des Senders seit vielen Jahren geworden war. Der Podcast, in dem Jossen und Viljar alte Vermisstenfälle aus der Region Haugaland ausgruben, hatte im Laufe des letzten Monats abenteuerliche Streamingzahlen erreicht – auch landesweit.

Das Konzept war denkbar schlicht: Sie griffen einen mysteriösen Cold Case aus den letzten zwanzig Jahren auf, tauchten in das Leben des Vermissten ein, ließen das Drama wiederauferstehen, interviewten Angehörige und Polizeiermittler.

Danach kratzen sie irgendetwas zusammen, was nach neuen Erkenntnissen in diesem Fall roch, und all das veröffentlichten sie am selben Tag online und in der Zeitung.

Um es mit Jossens eigenen Worten zu sagen: »Das ist womöglich noch mieserer Journalismus, als es im Ursprung miese Polizeiarbeit war.«

Er hatte recht. Es war spekulativ und wenig feinfühlig, lockte aber Hörer an und verkaufte Zeitungen.

Kein Wunder, dass der korpulente Chefredakteur Jossen in sein Herz geschlossen hatte. Viljar wusste, dass Jossen insgeheim mehr für diese Vermisstensachen brannte, als er es sich anmerken ließ. Einige der Verschwundenen waren seine Freunde gewesen, damals, als er noch unter der Risøybrücke gehaust hatte und ein Schäferhund seine Bettdecke gewesen war. Viljar wiederum wusste nicht genau, was er selbst von dem Konzept hielt. Er war einfach froh, dass er mit keinem der anderen Journalisten im Haus zusammenarbeiten musste.

Zehn Wochen – fünf Vermisstenfälle. Das Arbeitspensum hätte die meisten umgehauen, aber für Viljar war die Beschäftigung rund um die Uhr das Einzige, das seine Gedanken von dem ablenken konnte, was ihm passiert war. Eine Sache war, dass man ihn angeschossen hatte und Alexander am selben Abend beinahe getötet worden war. Viel schlimmer war der Gedanke daran, dass er sich selbst zum Mörder gemacht hatte. Eines Nachts hatte Viljar an der Lillesundschule den Neonazi Geirmund Bakken umgebracht. In dem Fall wurde noch ermittelt, aber die Polizei forschte in allen anderen Schränken, nur nicht in seinem, wofür er sich bei Kommissarin Lotte Skeisvoll bedanken konnte. Sie hatte ihre ganze Karriere aufs Spiel gesetzt, um seinen Arsch zu retten.

Jossen wusste nichts von dem Drama, aber er hielt die

wachen Nächte besser aus als andere Leute. Der Mann behauptete hartnäckig, er habe keine Nacht mehr durchgeschlafen, seit Neil Young im Jahr 1975 Crosby, Stills & Nash verließ. Damals war der kleine Johannes Sevland drei Jahre alt gewesen und ein großer Fan.

Der Podcast und die Zeitungsreportagen erregten vom ersten Tag an viel Aufmerksamkeit. Was zum großen Teil Jossens Dickkopf zu verdanken war. Er hatte darauf bestanden, schon in der ersten Sendung anzukündigen, welche Fälle sie in diesem Sommer und Herbst untersuchen würden. Die Reaktion darauf war überwältigend. Das Medienhaus wurde überschüttet mit Tipps und Hinweisen.

Das Großraumbüro leerte sich und versank in einen schläfrigen Wochenendmodus. Nur die eine oder andere Urlaubsvertretung hielt noch die Stellung und ein frustrierter Sportredakteur aus Jæren, der ein Wochenende voller stinklangweiliger Norway-Cup-Reportagen vor sich hatte, die er schreiben musste, bevor er ausstempeln konnte. Der Einzige, der außer Jossen und Viljar noch am Schreibtisch saß, war Kulturjournalist Henrik Thomsen. Das Sildajazz-Festival startete in fünf Tagen, und der großgewachsene Mann saß zusammengekrümmt auf einem viel zu kleinen Bürostuhl und hämmerte etwas in die Tastatur, was vermutlich im Voraus verfasste Konzertkritiken waren.

Viljar hatte seit gestern Abend nichts mehr gegessen. Er spürte, wie der Hunger ihm Löcher ins Gedärm fraß, und griff nach seiner Zigarettenschachtel. Jossen rollte hinter ihm her zum Aufzug. Sie hatten ein Arbeitsintervall entwickelt, mit dem sie beide hervorragend zurechtkamen. Vierzig Minuten Arbeit, zwanzig Minuten Zigarettenpause. So konnten sie sechzehn bis achtzehn Stunden am Tag durchhalten. Essens- und Pinkelpausen waren zweitrangig.

Im Aufzug sprach Viljar einen Gedanken aus, der ihm schon den ganzen Tag durch den Kopf ging.

»Die Leute rufen immer noch zu unserem ersten Fall an, dem von Jens Eivind Brekke. Nachdem wir das Phantombild in der Zeitung veröffentlicht hatten, haben ja mehrere geglaubt, sie hätten ihn gesehen. Seine Familie hat einen Privatdetektiv beauftragt. Sollten wir den Zeichner nicht auch für die übrigen Fälle anheuern?«

»Das Phantombild, das aussieht wie Angela Merkel? Das könnte ja nun wirklich jeder sein. Egal, ob Männlein oder Weiblein.«

Diesen Fall als Erstes zu senden, hatte sich als Glücksgriff herausgestellt. Fußballnationalspieler Brekke war beim FK Haugesund gewesen, als er 1998 verschwunden war, sein Name war immer noch landesweit bekannt, und sein Verschwinden wirkte wie ein gordischer Knoten. *VG* und *Dagbladet* hatten einen Tag nach *Haugesunds Avis* groß über den Fall berichtet. Jossens Podcast zwang die Server des Medienhauses in die Knie.

Der Parkplatz draußen lag in der sengenden Sonne und Viljar versuchte, das halblange Haar zum Pferdeschwanz zu binden, ohne dass es ihm gelang. Dünne Haarsträhnen fielen ihm sofort wieder ins Gesicht. Der Asphalt dampfte, es roch nach Sommer, Flieder und Tabak.

»Viljar… Dieser Illustrator ist offenbar auf Speed. Die Sachen, die wir auf Halde haben, sind so gut, dass wir seine Kopffüßler nicht brauchen, um Aufmerksamkeit zu bekommen. Du weißt, was du an diesem Wochenende zu tun hast, oder?«

Viljar seufzte und vergrub die Hände in den Taschen seiner

Shorts. Die Zigarette in seinem Mundwinkel wippte auf und ab, während er sprach, etwas von der Glut fiel herunter und landete direkt über seinem Bauchnabel.

»Ja, weiß ich. Ich soll Lotte dazu bringen, über den Hollekim-Fall zu reden, aber das ist verdammt viel schwieriger, als du dir das vorstellst. Sie steckt in einem schwarzen Loch des Universums, dem ich ungern zu nahe kommen will.«

Sigve Hollekims Verschwinden im Jahr 1998 war einer der Fälle, die fast sendebereit waren, sie brauchten noch ein paar Interviews. Kommissarin Lotte Skeisvoll hatte es kategorisch abgelehnt, ihr fester Polizeikontakt in der Serie zu sein, und sie hatte Viljar jedes Mal abblitzen lassen, wenn er versucht hatte, Kontakt zu ihr aufzunehmen. In der letzten Zeit hatte sie sich völlig abgekapselt. Lehnte alle Gespräche ab, ließ Verabredungen platzen, antwortete nicht auf SMS.

Viljar konnte verstehen, dass sie sich zurückzog, aber Jossen wusste nichts von den Ereignissen an der Lillesundschule. Er hatte keine Ahnung, welcher Dämon sie ritt.

»Du musst es versuchen, Viljar. Wir brauchen sie bei dem Fall.«

»Ich kann nichts garantieren, Joss. Sie meidet mich wie die Pest.«

Jossen warf sein langes graues Haar zurück und blies dicken Rauch aus den Nasenlöchern.

»Wenn du eine Garantie willst, kauf dir einen Toaster. Kannst du es nicht einfach versuchen, Viljar? Ihr seid doch Freunde?«

Viljar streckte den Kopf leicht vor, ließ die Kippe aus dem Mundwinkel fallen und trat sie aus. Ihm blieb nichts anderes übrig, als es noch einmal zu versuchen, in der Hoffnung, dass sich ihr Horizont seit dem letzten Mal ein wenig aufgehellt hatte. Er konnte Jossen ja nicht sagen, was sie quälte. Viljar stützte sich mit der einen Hand auf seinen Stock und mit der anderen auf den Rollstuhl, beugte sich hinunter und flüsterte die Worte, von denen er wusste, dass Jossen darauf wartete.

»Das mit dem Toaster … Ist das von Clint Eastwood? *Der Anfänger*, 1991?«

Jossen grunzte zufrieden und grinste in die Sonne.

»Nicht schlecht, Viljar. Du machst dich. Aber '91 ist der Film in Norwegen rausgekommen. In den USA ein Jahr früher.«

Vår Frelsers Gravlund, Haugesund
Montagvormittag, 3. August

Lotte Skeisvoll umfasste den Grabstein mit beiden Händen und lehnte die Stirn an den eiskalten Marmor. Ein würziger Duft von Westlandsommer stieg von dem frisch gemähten, regennassen Gras zwischen den Gräbern auf, aber sie bemerkte es kaum. Verbissen grub sie die Finger in den schwarzen Mutterboden und häufelte ihn um die weißen Margeriten. Das Wasser färbte die Erde dunkler, und die Margeriten hoben sich gegen all das Schwarz ab. Eine stumme Rebellion. Die Schuldgefühle zerrissen Lotte, ihr war, als sei bald nichts mehr von ihr übrig. Irgendwann im Frühjahr hatte sie aufgehört zu weinen, aber sie wusste nicht mehr genau, wann.

Lange hockte sie so da, bis ihre Knie versagten und sie sich hinsetzen musste. Immer wieder strich sie mit den Fingern behutsam über die weißen Buchstaben:

Anne Skeisvoll

geb. 11.06.1987
gest. 20.10.2014

Der schwarze Oktobertag in Haraldsvang hallte in ihren trauerschweren Gedanken nach. Der Kopf ihrer Schwester, aufgespießt auf einen Pfahl… Dieser Anblick hatte sich in ihre

Netzhaut gebrannt. Der Geruch welken Herbstlaubs und das Geräusch strömenden Regens krochen in sie hinein, sobald sie versuchte, das grausame Bild zu verdrängen.

Am schwersten für einen Trauernden seien die Feiertage, hieß es. Das erste Weihnachtsfest, der erste Silvesterabend, der erste Geburtstag… Aber das stimmte nicht. Am schlimmsten war es, wenn im Radio ein Lied gespielt wurde, das sie mit ihrer Schwester verband; der erste warme Sommertag, wenn die geplagten Seelen der Stadt aus ihren Pappkartons unter der Risøybrücke hervorkrochen, sich aufrichteten und in den Himmel lächelten; oder wenn sie an der Bäckerei Haugli in der Haraldsgate vorbeikam, dem Café, in dem sie sich immer getroffen hatten, und sie noch einmal die Freude in Annes Augen über eine spendierte, frisch gebackene Zimtschnecke erlebte. Dann kam die Schwermut. Tagelanges Dahinwandern in düsteren Grautönen, ein heiliges Ritual, bei dem sie sich für das geißelte, was geschehen war. Es war *ihre* Ermittlung gewesen, die gescheitert war. Es war *sie* gewesen, die übereilte Schlüsse gezogen hatte und sich vom Mörder hatte in die Irre führen lassen. Sie hätte etwas tun können. Etwas tun *müssen*…

Lotte hob den Kopf. Sie war mit ihren Gedanken wieder zurück auf dem Friedhof und sah hinüber zu der weißen Bank, die an der Mauer der Kapelle stand. Ein dünner, schlaksiger Mann hatte sich dort hingesetzt, offenbar ohne sich um den Regen zu kümmern, der dafür sorgte, dass ihm die halblangen Haare am Gesicht klebten. Lotte brauchte nur den Spazierstock zu sehen, der an der Bank lehnte, um zu wissen, wer das war. Sie spürte einen Stich in der Brust und atmete durch den Mund, wie die Therapeutin es ihr geraten hatte. Für einen kurzen Moment war das Einatmen und Ausatmen alles, was existierte.

Lotte zwang sich, den Blick von dem Mann auf der Bank abzuwenden. Manisch klopften ihre Hände die Erde um die gerade gepflanzten Margeriten fest, bis sie aussah wie frisch gewalzter Asphalt.

Eine schwarze Krähe flog von einem der Grabsteine auf und stieß einen heiseren Schrei aus, während sie die Krone einer Birke auf der Rückseite der Kapelle ansteuerte. Oder vielleicht wollte sie sich auch auf einem der beiden Laternenmasten niederlassen, die mit gesenkten Köpfen am Weg standen. Gebeugt, aber dennoch aufrecht, wie in einer Art ehrfürchtiger Verneigung vor all dem gelebten Leben, das seine letzte Ruhe in diesem Hain gefunden hatte.

Ihre Beine zitterten, als sie sich erhob. Wie lange sie am Grab gewesen war, wusste sie nicht. Sie verlor immer das Zeitgefühl, wenn sie hier war. Irgendwann Ende Mai war sie sogar einmal vor dem Grabstein eingeschlafen und von einer besorgten älteren Dame geweckt worden, die dachte, sie sei tot.

Wenn es doch nur so wäre, dachte Lotte und lockerte die steifen Füße. Strich ein letztes Mal mit der Hand über den Stein. Stand eine Weile da, bückte sich und rückte eine der Margeriten zurecht. Fünf Margeriten, gepflanzt in einem Muster, das einen fünfzackigen Stern bildete, wenn man die Blumen mit gedachten Linien verband. Wer etwas von Numerologie verstand, wusste, dass die Zahl Fünf für den aktiven, rastlosen, freiheitsliebenden und wagemutigen Abenteurer stand. Das war Anne gewesen. Sie hatte es geliebt, Risiken einzugehen. Alles auszuprobieren. Das Leben auszukosten, jeden einzelnen Tag. Ihr hätte die Symbolik gefallen. Und sie hätte es gehasst, dass Lotte meinte, etwas so Freies müsse durch eine rigide geometrische Figur ausgedrückt werden.

Lotte wäre am liebsten einfach gegangen, aber sie konnte Viljar nicht ignorieren. Er saß zusammengesunken auf der Bank, die Beine respektlos von sich gestreckt. In seinem Mundwinkel hing natürlich eine gerade angezündete Zigarette. Lotte spürte den immensen Drang, ihn aufzurichten und mit dem Spazierstock zu verdreschen, wusste jedoch, dass es nichts nützen würde.

Viljar hatte in den letzten Wochen mehrmals versucht, Kontakt zu ihr aufzunehmen, aber sie konnte nicht. Schon beim Anblick dieses Mannes, auf den sie sich im vergangenen Jahr versucht hatte zu stützen, sträubte sich alles in ihr. Jedes Mal, wenn sie ihn sah, war der unverzeihliche Verrat wieder gegenwärtig. Viljar hatte sie dazu gebracht, sich selbst zu verlieren. Sich über das Gesetz zu stellen. Gegen sämtliche Regeln der Polizei zu verstoßen. All das nur, um diesem Hampelmann den Arsch zu retten.

An diesem Tag war er offenbar zu demselben Schluss gekommen wie ihre Vorgesetzten auf der Dienststelle. Wenn sie zu Hause nicht anzutreffen war, lag es nahe, sie auf dem Friedhof zu suchen. Sie stellte sich vor ihn hin. Fuhr sich mit der Hand übers Gesicht und setzte eine strenge Miene auf. Förmlich, gefühllos und unangreifbar. Das war es, was sie war.

»Viljar Ravn Gudmundsson. Was machst du hier? Darauf warten, dass du an der Reihe bist?«

Viljar ließ sich nicht beirren. Was sie auch nicht erwartet hatte.

»Jetzt spiel hier nicht die Coole. Geht es dir gut, Lotte? Ich habe versucht, dich anzurufen … War auch ein paarmal bei dir. Ich dachte eigentlich, wir wären Freunde. Gibt es einen besonderen Grund, dass du mir aus dem Weg gehst?«

Lotte überlegte, ob sie ihm die Wahrheit sagen oder eine

Ausrede erfinden sollte. Viljar Ravn Gudmundsson war alles, was sie jetzt *nicht* brauchte.

»Ja. Du stellst jedes Mal mein Leben auf den Kopf, wenn du mich in irgendwas reinziehst. Ich brauche System, Ordnung, Sicherheit und Struktur. Du lebst, als stündest du mit einem Fuß im Grab, während du mit dem anderen in den Wolken tanzt.«

Zu ihrem Ärger antwortete Viljar mit einem Grinsen. Er verstand ihren Wink auch diesmal nicht.

»Lotte… Ich bitte dich! Sei nicht albern. Wir sind kein Liebespaar. Ich bin dein Freund, du kannst mit mir über alles sprechen. Dass ich dich bei meiner Psychologin eingeschleust habe, heißt doch nicht, dass du nicht mehr mit mir reden sollst?«

Lotte Skeisvoll schwieg. Sie konnte ihm nicht sagen, dass sie insgeheim auch *Viljar* dafür verantwortlich machte, was im letzten Herbst mit ihrer Schwester passiert war. Selbst wenn er daran keine Schuld trug, war er doch die Nabe, um die sich alles drehte. Vor vier Monaten war es wieder losgegangen. Neue Todesfälle. Neue Morde. Und wieder war sie mit Schuldgefühlen zurückgeblieben.

Er war eine wandelnde Katastrophe – ein Omen, aber ihm das zu sagen würde zu weit gehen. Sie wollte ihn nicht wissen lassen, dass er ein Menschenleben zerbrochen, eine Karriere vernichtet hatte.

Viljar stand auf und stützte sich auf den Stock. Er war nach der Schussverletzung darauf angewiesen. Jetzt versuchte er auf plumpe Art, sich an Lotte anzulehnen, aber sie wich zurück.

»Ist es die Sache mit Geirmund Bakken, die dir immer noch zu schaffen macht? Dass ich ihn umgebracht habe? Dass du dich verpflichtet gefühlt hast, es zu vertuschen?«

Lotte drehte sich abrupt um. Gab Viljar einen Stoß, sodass er zurück auf die Bank fiel.

»Du bist so ein Arsch, Viljar! *Dich verpflichtet gefühlt hast, es zu vertuschen?* Ist dir klar, wo du jetzt wärst, wenn ich es nicht getan hätte?«

»Ja, ich weiß, ich wäre im Gefängnis, und du hast mich davor gerettet, aber ...«

»Im Gefängnis? Träum weiter. Was glaubst du, wie die Glatzen im Knast dich behandelt hätten? Du hast ihren Anführer umgebracht, Viljar! Du wärst nicht im Gefängnis. Du wärst hier! *Six foot under...*«

Viljar wurde merklich kleinlaut. Versuchte, sich auf der Bank aufzurichten. Kramte in der Tasche seiner Jeansjacke nach dem Tabakpäckchen, das dort wie eine Art inneres Organ in der Brusthöhle lag.

»Ich verstehe nicht, wieso du so sauer bist, Lotte?«

Sie hätte es jetzt sagen können. Das, was sie *tatsächlich* auf dem Herzen hatte. Die Anschuldigungen, die ihn vernichten würden, die armselige Freundschaft vernichten würden, die Chance vernichten würden, irgendwann mit der ganzen Sache abzuschließen. Aber sie tat es nicht. Stattdessen setzte sie sich neben ihn. Ließ die Hände in den Schoß fallen. Woher die Worte kamen, wusste sie nicht. Vor einer Sekunde waren sie noch nicht dagewesen.

»Ich bin nicht sauer, Viljar. Ich habe Angst ...«

Fjæra, Gemeinde Etne
Montagnachmittag, 3. August

Die Leiterin der kriminaltechnischen Abteilung der Polizeistation Haugesund, Åse Frugård, richtete sich auf und blickte in den Nebel, der wie eine Wand vor dem Eingang der stillgelegten Schule von Fjæra stand. Mit zitternden Fingern angelte sie sich eine Camel ohne Filter aus der Schachtel in ihrer Hand, zog die blauen Schuhschützer ab und duckte sich zehn Meter weiter unter der Polizeiabsperrung durch. Zum ersten Mal in ihren dreißig Jahren als kriminaltechnische Ermittlerin war ihr an einem Tatort richtig übel geworden. Das wollte schon was heißen. Gewöhnlich ertrug sie den süßlichen Gestank von Verwesung und den Anblick von fetten Fliegen, die sich so vollgefressen hatten, dass sie kaum noch abheben konnten. Sie war es gewöhnt, Ansammlungen von weißen Fliegenlarven zu sehen, die aus Mund, Nase und allen anderen denkbaren Körperöffnungen quollen … Die Liste an Widerwärtigkeiten war lang, aber sie war schon seit vielen Jahren immun gegen solche Eindrücke. Es war die Bosheit, mit der diese Frau getötet worden war, die Åse aus dem Gleichgewicht brachte.

Die Kriminaltechnikerin wagte kaum, den Gedanken zu Ende zu denken. Welcher sadistische Teufel konnte dabei zusehen, wie drei Ratten sich durch Bauchdecke, Magen und Gedärme eines wehrlosen Menschen fraßen?

Åse Frugård drängte die aufsteigende Galle mit einem kräftigen Lungenzug aus der Zigarette zurück und blies den Rauch in kurzen Stößen aus, bevor sie den Kopf an den weißen Stamm einer Trauerbirke lehnte. Sie weigerte sich, aufgrund dieses Anblicks klein beizugeben, verdrängte die schrecklichen Gedanken, die um die Tötung als solche kreisten, und konzentrierte sich auf die Leiche, die Umgebung und auf all das, was sie dort drinnen im Werkraum eigentlich gesehen hatte. Acht Werkbänke, verteilt auf zwei Reihen. Neu, fast unbenutzt. Die Wände provisorisch isoliert, vermutlich durch den Täter, um die Geräusche zu dämpfen. Die Frau musste wie am Spieß geschrien haben, selbst mit dem Knebel im Mund. Åse rief sich die Szene im Raum in Erinnerung:

Die Hände waren am Holzfußboden festgenagelt worden, mit soliden Eisennägeln, wie man sie Mitte des neunzehnten Jahrhunderts im Bootsbau verwendet hatte. Zehn Zentimeter lang und mit einem Durchmesser von zweieinhalb Zentimetern hatten sie die Handflächen durchschlagen und waren tief in den Bretterboden eingedrungen. Die Handflächen zeigten aufwärts, wie beim gekreuzigten Jesus, und die Arme waren diagonal nach oben gestreckt, sodass sie zusammen mit den gespreizten Beinen eine Art X bildeten.

Ein stabiler Drahtgitterkäfig ohne Boden war mit Lederriemen auf dem Bauch der Leiche befestigt. Auf diese Weise hatte es für die armen Tiere nur einen Weg gegeben, aus der Gefangenschaft zu fliehen. Ein klaffendes Ausgangsloch auf der rechten Körperseite zeugte davon, dass es ihnen gelungen war. Der Käfig war selbstgebaut, zweifellos zu genau diesem Zweck. Drei Meter hinter der Frau standen ein ramponierter schwarzer Stoffsessel und ein kleiner Tisch mit Resopalplatte. Auf dem Tisch befanden sich eine Kaffeetasse, ein weißer Frühstücksteller mit vier vertrockneten Brotkrusten, ein

Karton sauer gewordene Vollmilch und eine leere Tüte Cheez Doodles.

Die Spurensicherung verlief zäh. Sie hielt es dort drinnen nicht mehr als ein paar Minuten am Stück aus. Der Polizist, den sie von der örtlichen Polizeiwache mitgebracht hatte, stand leichenblass vor dem Schulhaus. Das Einzige, was er beizutragen hatte, war seine abwesende Anwesenheit.

Ein Auto hielt ein Stück den Weg hinunter an. Es war ein schwarzer Volvo neueren Baujahrs, und Åse meinte das Logo einer Autovermietung am Rückfenster zu erkennen. Es dauerte einen Moment, bis der Fahrer ausstieg, aber Åse wusste schon, wer es war, noch bevor er auf sie zukam.

KRIPOS-Ermittler Olav Scheldrup Hansen arbeitete schon seit einer Woche wieder in Haugesund, nachdem neue Indizien im Fall des vor vier Monaten getöteten Neonazis Geirmund Bakken aufgetaucht waren. Lotte Skeisvoll war auf unbestimmte Zeit in den einfachen Dienst zurückgestuft worden. Von daher war es kein Wunder, dass der Polizeichef in Haugesund, Arnstein Guldbrandsen, den sturen Ziegenbock auch nach Fjæra geschickt hatte. Im Moment hatten sie keine qualifizierten Ermittler auf der Gehaltsliste.

»Frugård«, grüßte er kurz. »Haben Sie sich drinnen schon umgesehen?«

Åse nickte mürrisch, nahm einen letzten Zug aus der Zigarette und winkte ihm, ihr zu folgen. Sie musste sich überwinden, wieder hineinzugehen, aber sie wollte dem KRIPOS-Ermittler kein Wasser auf seine Mühlen schütten, dass Osloer Kriminalpolizisten kompetenter mit solchen Fällen umgingen als eine örtliche Polizeidirektion. Scheldrup Hansen war ein wandelnder Widerspruch in sich.

Alles war einfacher gewesen, als sie es mit Lotte Skeisvoll zu tun gehabt hatte. Sie verstanden sich intuitiv. Hatten eine stillschweigende Vereinbarung, sich gegenseitig nicht ins Gehege zu kommen, wussten aber beide immer, was die andere meinte und dachte. Olav Scheldrup Hansen dagegen war ein Selbstverwirklichungsfreak auf Autopilot. Bei ihm konnte man sich darauf verlassen, dass er bei allem, was er tat, stets auf seinen eigenen Vorteil bedacht war.

Als sie in den Werkraum kamen, blieb Åse stehen. Sie hörte, wie Olav sich hinter ihr mehrmals räusperte, während er auf und ab ging. Die Überreste der Frau, die, wie Åse schätzte, Mitte dreißig gewesen sein musste, gaben keine Antwort auf die Fragen, die sich ihnen stellten. Da war nichts, was ihnen hätte sagen können, wer sie war, wieso sie sich in der stillgelegten Schule befand oder womit sie ein solches Schicksal verdient hatte. Olav beugte sich über die Frau. Åse stand passiv daneben. Sah überall hin, nur nicht auf die Leiche.

»Die offene Wunde in der Taille, ist das …?«

Åse bejahte die Frage mit einem kurzen Grunzen.

Olav erhob sich langsam, blieb aber einen Moment mit den Händen auf den Knien in gebückter Haltung stehen, bevor er sich aufrichtete. Er atmete schwer durch den Mund.

»Sagen Sie mir, was wir wissen, Frugård. Kurz und knapp, keine Vorlesung.«

Sie führte ihn weg von der Leiche und zeigte ihm die Stelle, wo der Täter sich aufgehalten hatte. Hinderte ihn daran, einige der Gegenstände auf dem Tisch anzufassen.

»Nicht … ich habe noch keine Fingerabdrücke gesichert. Bisher kann ich erst sehr wenig sagen. Ausgehend von der hohen Temperatur, die im Raum geherrscht haben muss, und dem Stadium der Verwesung, würde ich schätzen, dass die Frau seit ungefähr zwei Wochen tot ist. Auf jeden Fall länger als eine

Woche, falls derjenige, der hier gesessen hat, keine saure Milch getrunken hat. Das Haltbarkeitsdatum auf dem Karton ist der 28. Juli, was die Vermutung nahelegt, dass die Milch drei bis zehn Tage davor getrunken wurde. Aber wir können natürlich aus einem so unsicheren Indiz keine sicheren Schlüsse ziehen.«

»Das Haltbarkeitsdatum der Milch? Ernsthaft, Frugård … Ist das alles, was Sie zu bieten haben?«

Sie seufzte. Wie üblich musste man dem alten Zausel alles mundgerecht zerkleinern.

»Milch hat eine Haltbarkeit von maximal zehn Tagen, wenn die Kartons in den Handel kommen, und die Geschäfte nehmen sie normalerweise einige Tage vor Ablauf der Mindesthaltbarkeit aus dem Verkauf. Deshalb drei bis zehn Tage. Aber wir können es auch an den Brotkrusten sehen, die trocken und hart sind und erste Schimmelstellen aufweisen. Das deutet ungefähr auf den gleichen Zeitraum hin. Genau wie der Zustand der Leiche, wie gesagt. Grad der Aufblähung, Größe der Fliegenlarven …«

Olav Scheldrup Hansen hob die Handflächen.

»Okay. Sonst noch was Interessantes in diesem Raum? Wissen wir überhaupt etwas?«

»Hier drinnen nicht. Wie es aussieht, wurden alle Oberflächen abgewischt. Falls es keine Fingerabdrücke auf der Chipstüte oder der Kaffeetasse gibt, tja, dann haben wir wenig in der Hand. Ich habe allerdings draußen neben einem Stuhl eine Zigarettenkippe und eine Wasserflasche mit einigen Abdrücken gefunden. Sie *könnten* uns weiterhelfen. Das müssen wir abwarten.«

Olav starrte aus dem einzigen Fenster, durch das Tageslicht in den Raum fiel. Unterhalb des Schulgebäudes war undeutlich ein Bauernhof zu erkennen.

»Sonst nichts?«

Åse schüttelte den Kopf. Hätte Lotte dort gestanden anstatt Olav, hätte sie ihr mitgeteilt, was sie dachte: über die Platzierung des Körpers, den Grad an ausgeklügelter sadistischer Gewalt, die Benutzung von alten Schiffsnägeln und den morbiden Drang des Täters, dem grausamen Schauspiel beizuwohnen. Aber sie würde sich hüten, einen Fuß auf das Feld zu setzen, das Scheldrup Hansen für seine Domäne hielt.

»Nein. Sobald ich mit der Spurensicherung fertig bin, können Sie sich hier drinnen nach Herzenslust austoben. Bekommen Sie Unterstützung von irgendwo? Aus Oslo vielleicht?«

Der KRIPOS-Ermittler zuckte die Schultern und drehte ihr den Rücken zu.

»Wäre schön, wenn Sie noch vor Weihnachten fertig werden. Ich habe nicht vor, in diesem durchgeknallten Landstrich Wurzeln zu schlagen. Im Gegensatz zu euch *habe* ich ein Leben. An einem Ort, wo die Leute sich mit Messern und Schusswaffen umbringen. Nicht mit Ratten.«

Fjæra, Gemeinde Etne
Montagabend, 3. August

Die Sommernächte im Vestlandet waren nie ganz dunkel. Fjæra hingegen bildete da offensichtlich eine Ausnahme, stellte Olav Scheldrup Hansen fest. Der KRIPOS-Ermittler konnte keinen Meter weit sehen und stolperte immer wieder über alte Baumwurzeln auf dem Weg. Pechschwarze Gewitterwolken hatten das letzte bisschen Licht im Tal verschluckt, und er hörte den Donner hinter den Bergen, die sich in allen Himmelsrichtungen um ihn auftürmten. Zuerst dicker Nebel, dann Gewitter. Das Vestlandwetter machte ihn kirre. Er hatte die letzten Stunden damit verbracht, die Ermittlungsarbeit zu organisieren, und Polizeibeamte beauftragt, die Umgebung um die stillgelegte Schule zu untersuchen. Die vorläufigen Ergebnisse waren niederschmetternd.

Ungefähr dreihundert Meter unterhalb des alten Schulgebäudes lag ein kleiner Bauernhof, zu dem er jetzt unterwegs war. Er bestand aus einem weißen Wohnhaus aus den Fünfzigerjahren, einem baufälligen roten Stall auf der rechten Seite und einem Schafspferch auf der linken. In der Tür des Wohnhauses stand eine großgewachsene, o-beinige Gestalt und wartete auf ihn, mit kaum mehr am Leib als grünen Gummistiefeln, einem heruntergekrempelten blauen Overall und einem Netzunterhemd. Ja, und der unvermeidlichen Schirmmütze natürlich. Aus dem Landhandel.

Olav Scheldrup Hansen streckte die Hand aus, während er die letzten Stufen zum Treppenabsatz hinaufstieg, auf dem der Bauer stand.

»Doctor Livingstone, I presume?«

Der Bauer rührte sich nicht, offenbar unbeeindruckt von Olavs Versuch, witzig zu sein. Er kratzte sich träge die drei Tage alten Bartstoppeln, während er den Kopf schüttelte und in die entgegengesetzte Richtung zu der zeigte, aus der Olav kam.

»No … Der Doktor is not living hier. You have to go over den Hügel to Torgeir.«

Olav Scheldrup Hansen blinzelte ein paarmal, bis ihm aufging, dass der Bauer die Anspielung missverstanden hatte. Er rettete sich, indem er seinen Dienstausweis zog und sich als Ermittler vorstellte. Der Bauer bewegte die Kiefermuskulatur und musterte den Ausweis. Er machte keine Anstalten, Olav einzulassen.

»Wir müssen mit allen Nachbarn der Schule sprechen. Dort ist ein Mord passiert. Darf ich hereinkommen, damit wir uns unterhalten können?«

»Nein. Wir machen das hier draußen. Olga schläft.«

»Olga? Ist das Ihre Frau? In dem Fall würde ich auch gern mit ihr sprechen.«

»Nicht nötig. Olga ist meine Hündin. Die redet nicht viel.«

Der Mann war minderbegabt, konstatierte Scheldrup Hansen. Hier war sicher auch nicht viel zu holen. Er hatte es schon bei zwei weiteren Häusern versucht, wo niemand zu Hause gewesen war, bevor er zu diesem Bauernhof kam.

»Ist Ihnen in der letzten Zeit irgendetwas an der Schule aufgefallen? Leute, die dort ein- und ausgegangen sind, zum Beispiel?«

Der Bauer ließ sich reichlich Zeit, bevor er antwortete. Nahm die Schirmmütze ab und kratzte sich das schüttere Haar. Setzte die Mütze wieder auf. Starrte vor sich hin. Plötzlich war es, als hätte jemand ein Licht hinter seinen Augen angeschaltet.

»Die Schule ist geschlossen!«

Olav Scheldrup Hansen war drauf und dran, gegen diesen Holzschädel zu klopfen, um zu hören, ob jemand zu Hause war. Er besann sich im letzten Moment und setzte eine amtliche Miene auf.

»Das wissen wir. Aber haben Sie vielleicht trotzdem jemanden oder etwas dort oben bemerkt? Leute, Autos, Licht hinter den Fenstern?«

»Ja, doch ... Da war ein Auto, vor gut einer Woche.«

»Aha? Haben Sie gesehen, was für ein Auto das war? Welche Farbe es hatte? War es alt oder neu? Ein Pkw oder ein Lieferwagen? Solche Sachen ...«

»Ja ... Das war ein weißer Toyota Hiace, Baujahr '97, glaube ich. Ein DT Super Custom. 2,98 Kubik mit Platz für acht Personen, aber die hinteren Sitze waren raus, weil er eine Menge Material ausgeladen hat. Dieselmotor, 1,9 Tonnen. Ich denke mal, es war ein Automatikmodell, aber das war auf die Entfernung schlecht zu erkennen.«

Olav blickte eine Weile auf seinen Notizblock. Sein Gehirn hatte Mühe, all die Informationen zu verarbeiten. Er hatte bestenfalls mit einer ungefähren Farbangabe gerechnet. Er wollte gerade nachfragen, hielt den Block aber kurzentschlossen dem Bauern hin und bat ihn, die Details aufzuschreiben.

»Und das war vor etwas mehr als einer Woche, sagen Sie? Außerdem erwähnten Sie einen Mann, der Material aus dem Auto geladen hat. Können Sie ihn näher beschreiben?«

Der Bauer kritzelte die letzten Autodetails auf den Block und blickte wieder hoch.

»Nein. Könnte auch eine Frau gewesen sein. Das weiß ich nicht.«

»Sie können unterscheiden, ob ein 97er Toyota Hiace ein Automatik- oder ein Schaltgetriebe hat, aber nicht, ob ein Mann oder eine Frau am Auto steht?«

»Ja ... Bis zur Schule sind es mindestens dreihundert Meter. Unmöglich, sowas auf die Entfernung zu sehen.«

»Aber bei dem Automodell sind Sie sich sicher?«

»Klar, ich bin doch nicht blind.«

Olav stellte die Fragen, die ihm einfielen. Der Bauer hatte vermutlich den Mörder gesehen, wenn auch auf eine Entfernung, die es ihm offenbar nur erlaubte, Automodelle voneinander zu unterscheiden, aber keine Menschen.

»Gut. Können Sie etwas genauer sagen, wann das war? Als Sie das Auto gesehen haben, meine ich. Hat es mehrere Tage dort gestanden oder nur an einem Tag? Haben Sie noch andere Leute gesehen als die Person, die etwas aus dem Auto geladen hat?«

»Das war auf jeden Fall an einem Samstag, und das Auto hat nur einen Tag dort gestanden, dann ist es wieder weggefahren.«

»Woher wissen Sie, dass es ein Samstag war?«

»Ich hatte Grütze gegessen.«

»Und das machen Sie nur samstags?«

Jetzt grinste der Mann tatsächlich. Schüttelte den Kopf und lachte in sich hinein, dass der Bauch unter dem Overall wackelte.

»Ja, soweit kommt es noch, dass man mitten in der Woche Grütze isst.«

Olav Scheldrup Hansen notierte sich die Festnetznummer und die Personalien des Mannes und forderte ihn auf, sich am nächsten Tag um zwölf zu einer offiziellen Zeugenbefragung auf der Polizeistation Haugesund einzufinden. Der Bauer versprach zu kommen, sofern er jemanden fand, der auf den Hund aufpasste.

»Ihren Hund können Sie sicher mitbringen.«

Wieder lachte der Bauer herzlich und knuffte Olav gegen die Schulter.

»Na, das wär ein schönes Spektakel. Olga im dicksten Stadtgetümmel. Hehe… Der Torgeir kann sicher nach ihr sehen, denke ich. Wenn nicht, machen wir es ein andermal.«

Bevor Olav gegen die doch recht lockere Einstellung des Mannes in Bezug auf eine polizeiliche Anordnung protestieren konnte, hatte der Bauer sich umgedreht und ihm die Tür vor der Nase zugeschlagen. Gleichzeitig wurde die Außenbeleuchtung gelöscht, und das Örtchen Fjæra wurde zu einem schwarzen Loch im Universum.

Polizeistation Haugesund
Dienstagmorgen, 4. August

Die Sonne stand niedrig im Osten und schien noch etwas warten zu wollen, bevor sie die Frühaufsteher auf ihrem Weg zur Arbeit wärmte. Es war kaum sieben Uhr, aber Lotte Skeisvoll konnte sehen, dass die Bootsbesitzer entlang des Smedasunds schon auf den Beinen waren. Kleine und große Freizeitboote dümpelten schläfrig an ihren Liegeplätzen an diesem Morgen, der einen für Haugesunder Verhältnisse ungewöhnlich schönen Spätsommertag verhieß. Die Zahl der Kleinboote und Yachten würde sich im Laufe des Tages vervielfachen. Morgen würde das legendäre Sildajazz-Festival beginnen, das seinen Namen der Fischereigeschichte Haugesunds verdankte. Oder vielleicht auch der Tatsache, dass man während der Festivaltage kein einziges Lokal in der Stadt besuchen konnte, ohne sich wie in Tonnen gepresster Hering zu fühlen.

Lotte hatte beschlossen, heute zur Arbeit zu gehen. Das konnte sie, denn die Entscheidung lag bei ihr, ob sie sich in der Lage fühlte, durch die Flure des Polizeihauses zu wandern, hier und da ein bisschen Papierkram zu erledigen oder bei kleineren Ermittlungen zu helfen. *Eingeschränkt arbeitsfähig*, hatte der Hausarzt gesagt. Sie konnte unter keinen Umständen Aufgaben übernehmen, deren Erledigung bis spät in die Nacht dauerte, die jede Woche ein Dutzend Überstunden erforderten und voraussetzten, dass man das Wochenende opferte, um Protokolle zu schreiben. Mit anderen Worten: Sie konnte ihren Job nicht machen. Die Psychologin hatte keinen Zweifel aufkommen lassen:

»Sie benutzen die Arbeit, um ihre Angst zu ersticken und die Trauer zu bewältigen, und das ist ein sicherer Weg in den Zusammenbruch.«

Es war nicht so, dass Lotte das nicht verstand, aber es machte sie verrückt, allein mit ihren Gedanken dazusitzen, mit dem Schuldgefühl, das niemals Ruhe gab, und den ewigen Grübeleien über die Situation, in die sie sich im Frühjahr selbst gebracht hatte. Einzugreifen und Geirmund Bakkens Leiche wegzuschaffen, nachdem Viljar ihn umgebracht hatte, war eine Impulshandlung gewesen. Sie konnte nicht genau sagen, ob sie *unzurechnungsfähig zum Zeitpunkt der Tat* gewesen war, oder schlicht und einfach unzurechnungsfähig. Dass Viljar den Ortsgruppenleiter des »Norwegischen Widerstands« nicht absichtlich getötet hatte, war in ihren Augen kein mildernder Umstand. Das Gesetz enthob einen Täter nicht seiner Verantwortung, auch wenn die Tat aus Unachtsamkeit geschah.

Lotte blieb stehen, zog die Ärmel ihrer Uniformbluse glatt und gestattete sich, noch ein paar Minuten auf den Sund hinauszuschauen und den Blick auf etwas anderem ruhen zu lassen als auf Asphalt und falsch geparkten Autos in der Strandgata. Sorgsam wischte sie Sand und Blätter von einem Stein am Straßenrand und setzte sich darauf. Sie blinzelte in das grelle Sonnenlicht, das von den kleinen Wellen im Karmsund reflektiert wurde. Das Meer schimmerte blau und hätte zu einem Bad eingeladen, wenn das Wasser denn wärmer als sechzehn Grad gewesen wäre.

Ihr Zustand hatte sich im Laufe des Sommers gebessert. Die

Sitzungen bei der Psychologin trugen die alte Schlacke Schicht um Schicht ab. Aber über die jagende Unruhe, die sie jedes Mal überfiel, wenn jemand auf der Wache den Mord an Geirmund Bakken erwähnte, konnte sie mit der Psychologin nicht sprechen. Mit niemandem. Sie war in jener Nacht verzweifelt gewesen. Hatte die Spuren verwischt und Viljar ein wasserdichtes Alibi gegeben. Die Einsamkeit, die sich nach dem Tod ihrer Schwester in sie hineingefressen hatte, war so übermächtig gewesen, dass sie nach einem verfaulten Strohhalm gegriffen hatte. Viljar Ravn Gudmundsson als Seelsorger zu haben war ebenso sinnlos, wie jeden Tag zur Polizeistation zu gehen und dabei zuzusehen, wie andere den Dienst taten, den sie hätte tun sollen. Und trotzdem konnte sie nicht anders.

Mehr als einmal hatte Lotte versucht zu verstehen, was sie dazu gebracht hatte, die Spuren von Viljars Tat zu verwischen. Es gab keine vernünftige Erklärung dafür. Ausgerechnet sie, die immer strikt nach dem Polizeilehrbuch gehandelt hatte. Es war ihre Bibel. Ihre Sicherheit. Ihr fester Halt im Leben.

Ein Boot mit weißen Segeln versperrte für einen Moment die Aussicht auf Karmøy auf der anderen Seite des Sundes. Sie verfolgte es mit den Augen, während es ruhig vorbeiglitt. Lotte ertappte sich bei dem Gedanken an einen Satz, über den sie während der Arbeit an dem Fall, der im vergangenen Herbst die Stadt erschüttert hatte, gestolpert war. »*Der Mensch plant, und Gott lacht*«, hatte da gestanden.

Sie hatte Pläne gemacht. Hatte im Grunde ihr ganzes Leben vorausgeplant. Hatte jeden kleinsten planmäßigen Boxenstopp auf dem Weg zu einer Karriere als Polizeiermittlerin eingelegt. Sie war von den Kollegen respektiert worden, hatte immer mehr Verantwortung übernommen. Frischgebackene Ermittlungsleiterin ohne Fehl und Tadel. Dann war der Journalist Viljar Ravn Gudmundsson von der Seitenlinie hereingeprescht und hatte sie aus der Bahn geworfen.

Lotte seufzte, erhob sich von dem Stein und ging die letzten Schritte zum Haupteingang der Polizeistation. In den Fluren nickten Kollegen ihr knapp zu. Nur wenige, wenn überhaupt, hatten ein Lächeln für sie übrig. Sie war ein Ferrari ohne Motor. Schön anzusehen, aber nutzlos. Mit der Zeit würden die Rostflecken sich ausbreiten, und Staub würde alles zudecken.

Polizeidirektor Arnstein Guldbrandsen steckte den Kopf durch seine Bürotür und hielt sie auf.

»Skeisvoll ... könnten Sie kurz reinkommen, bitte?«

Lotte sah den Polizeidirektor fragend an, schloss die Tür hinter sich und nahm auf dem einzigen Besucherstuhl Platz. Ein riesiger Schreibtisch aus massiver Eiche ließ Guldbrandsen klein wirken, als er sich setzte. Wie üblich war er äußerst korrekt gekleidet und so frischrasiert, dass man keinen Schatten von Bartwuchs auf der kräftigen Kinnpartie erkennen konnte. Zurückgekämmtes Haar, stramme Krawatte, perfekt gebügeltes Hemd und Uniformjacke mit glänzenden Dienstabzeichen. Ihm musste warm sein, aber Guldbrandsen machte keine Anstalten, sich seiner Jacke zu entledigen. Er war leicht einzuschätzen. Ordentlich. Korrekt. Förmlich. Lotte hatte ihn immer gemocht.

»Wir brauchen Ihre Hilfe, Lotte. Fühlen Sie sich gesund genug, um bei einer größeren Ermittlung mitzuarbeiten, oder ist das für Sie zu früh?«

Lotte setzte sich aufrecht hin und legte ein Korsett an.

Sie strich mit einer Hand die dunklen Haare zur Seite, während sie mit der anderen den Drucker auf dem Schreibtisch des Polizeidirektors zwei Zentimeter nach links schob, sodass er in einer Linie mit der Tastatur auf der anderen Seite stand. Sie räusperte sich, versuchte die richtigen Worte zu finden. Flocht die Finger ineinander. Wusste, dass die Psychologin ihr geraten hätte, laut und deutlich *NEIN* zu sagen, aber die Versuchung zupfte an ihren Nackenhaaren.

»Selbstverständlich stehe ich zur Verfügung, Arnstein. Das wissen Sie. Aber ich dachte, ich bin vom Ermittlungsdienst suspendiert, bis der Fall Geirmund Bakken aufgeklärt ist? Ich meine, immerhin bin ich ja die Hauptentlastungszeugin für Viljar Ravn Gudmundsson ...«

Arnstein Guldbrandsen machte ein ernstes Gesicht. Er betrachtete sie mit einem Blick, den man für misstrauisch oder skeptisch halten konnte. Beides war gleichermaßen ungünstig, aus Lottes Perspektive betrachtet.

»Es geht nicht um die Bakken-Sache. Außerdem wurde ihre Suspendierung schon vor Monaten aufgehoben, Lotte. Das wissen Sie. Dass wir Sie noch nicht wieder ins Ermittlungsteam aufgenommen haben, liegt daran, dass Sie psychisch labil waren. Ja, und dann kam ja die Krankschreibung. Oder die Bescheinigung Ihrer *eingeschränkten Arbeitsfähigkeit*, um genau zu sein.«

Lotte bemerkte seinen Sarkasmus sehr wohl, aber sie hob den Handschuh nicht auf. Sie beugte sich vor und stapelte die Zeitungen, die auf seinem Schreibtisch lagen, auf einen Haufen. Arnstein Guldbrandsen verzog keine Miene. Er kannte das schon.

»Ein Mordfall. Tatsächlich ein besonders übler. Wir brauchen eine Menge Leute, aber viele sind immer noch im Urlaub. Sie haben die Expertise, die unser Team braucht, und da ich gezwungen war, Scheldrup Hansen die Leitung der Ermittlungen zu übertragen, dachte ich, wir könnten eine *second opinion* gut gebrauchen. Außerdem hat er immer noch den Bakken-Fall, auf den er sich konzentrieren muss. Zum Glück sieht es so aus, als näherten wir uns einer Klärung.«

Lotte hatte Probleme mit diffusen Kontrasten. Die Dinge hatten eindeutig zu sein. Entweder-oder, nicht sowohl-als-auch. Ein Mord war genau das, worauf sie gehofft hatte, aber Guldbrandsens letzter Satz warf sie aus der Spur. Sie kämpfte vergeblich darum, kühl und gleichmütig zu wirken.

»Ist das Ihr Ernst? Der Fall Bakken ist gelöst?«

Sie war sich schmerzlich bewusst, dass der Polizeidirektor ihre Überraschung bemerkte. Ihre Hände zitterten, sie musste sie unter die Schenkel schieben, um sich nicht zu verraten. Wenn man Viljar für den Mord einbuchtete, würde sie mitgerissen werden.

»Na ja … nicht gelöst, aber wir haben genügend Beweise, um einen Mann festzunehmen. Das Problem ist, dass …«

Für ein paar Sekunden kehrte Stille ein. Guldbrandsen schien in alle Richtungen zu blicken, nur nicht zu ihr. Er seufzte tief und hob ratlos die Hände. Es sah beinahe so aus, als hätte er es aufgegeben, eine vernünftige Antwort zu finden.

»Wir wissen, wer es war, wir verstehen nur nicht, wie alles zusammenhängt. Denn ironischerweise hat er das beste Alibi der Welt …«

Lotte senkte den Blick. Der Polizeidirektor hatte sie in die Falle gelockt. Das ganze Gerede über eine neue Ermittlung diente nur dazu, sie weichzuklopfen. Sie mürbe genug zu machen, dass er die Gabel in sie hineinstechen konnte. Sie wollte gerade ihre Karten auf den Tisch legen, als Guldbrandsen weitersprach.

»Ja … wie gesagt … das beste Alibi der Welt. Geirmund Bakkens Mörder ist nämlich tot, und zwar schon sehr lange.«

Naturbakst, Haraldsgata in Haugesund
Dienstagvormittag, 4. August

Die Konditorei Naturbakst am Südende der Haraldsgata hat in einer Ecke eine kleine Terrasse, wo die Sonne nie hinkommt, und an einem strahlend blauen, siebenundzwanzig Grad heißen Spätsommertag wurde es dort nicht wärmer als fünfzehn Grad. Und bei leicht bedecktem Himmel …

Viljar Ravn Gudmundsson sah, dass Lotte Skeisvoll fror. Sie hatte Gänsehaut an den Oberarmen, und ihre Unterlippe zitterte. Sie war in sich gekehrt und mürrisch und fingerte unaufhörlich an einer Papierserviette herum. Was sie erzählte, war eine Katastrophe. Viljar hatte fast das Gefühl, sich an der Tischplatte festhalten zu müssen. Er blickte sich über die Schulter um, wollte sichergehen, dass niemand mithörte.

»Ich begreife das nicht, Lotte. Mir ist klar, dass Scheldrup Hansen nicht richtig tickt, aber das ist doch völlig durchgeknallt?«

Lotte blinzelte. Es war schwer zu erraten, was sie dachte. Ihr Gesicht war verhärmt, sie hatte Tränensäcke unter den Augen.

»Unterschätz Scheldrup Hansen nicht. Er weiß mehr und kann mehr, als er sich anmerken lässt. Aber das hier ist nicht sein Verdienst, Viljar. Sondern Åse Frugårds. Seit dem Tag, als die Leiche gefunden wurde, hat sie daran gearbeitet, die DNA-Spuren an einer Zigarettenkippe, die am Tatort lag, zuzuordnen. Vor einer Woche hat sie Antwort aus der Rechtsmedizin bekommen, mit dem Ergebnis, dass es sich um die DNA dieses Mannes handelt.«

Viljar verstand einfach nicht, wie das möglich war. Die DNA-Spur führte also zu einem Mann, der nicht dabei gewesen war, als Geirmund Bakken getötet wurde. Damit nicht genug, war dieser Mann tot. Oder *scheinbar* tot, musste man jetzt wohl sagen. Tote liegen gewöhnlich unter der Erde, und es ist begrenzt, wie viele Zigaretten sie ein ganzes Jahr nach der Beerdigung noch rauchen können.

»Was *weißt* du über ihn, Lotte?«

Sie lehnte sich auf dem Stuhl zurück. Verschränkte die Arme vor der Brust. Skepsis war ein anhaltender Unterton zwischen ihnen, der im Hintergrund immer mitschwang. Viljar konnte sie verstehen. Hinter ihnen schrammten Stühle über den Beton, und Viljar rückte näher an Lotte heran, um zu hören, was sie zu sagen hatte. Sie wich ein paar Zentimeter zurück.

»Ahmed Jazeem Karjoli, dreiundzwanzig Jahre alt. Hier in der Gegend aufgewachsen. Wurde wegen fahrlässiger Tötung zu zwei Jahren Haft verurteilt, hat sich im Gefängnis offenbar radikalisiert und ging nach Verbüßung seiner Strafe nach Syrien. Dort ist er am 15. Februar vergangenen Jahres ums Leben gekommen, er wurde eingeäschert, und die Urne wurde drei Wochen später hier zu Hause beigesetzt. Das ist alles, was wir wissen. Abgesehen davon, dass es offenbar nicht seine Urne ist, die sich auf dem Friedhof der Avaldsneskirche befindet.«

Viljars Hals war trocken. Es rasselte hässlich, wenn er atmete. Was natürlich daran liegen konnte, dass er an diesem Vormittag bereits seine neunte Zigarette rauchte, oder aber daran, dass sich ein verstorbener Islamist offenbar plötzlich seiner erbarmen wollte.

»Lotte … Ich weiß, das hört sich jetzt zynisch an, aber sollten wir nicht eigentlich froh sein? Dieser Zombie zieht doch einen Schlussstrich unter unsere Sorgen.«

»Also wirklich, Viljar. Das glaub ich jetzt nicht …«

Lotte Skeisvoll griff nach ihrer Handtasche und machte sich bereit aufzustehen. Sie warf ihm einen verächtlichen Blick zu und schob den Stuhl zurück.

»Warte. Geh nicht. Ich hab es nicht so gemeint. Ihr habt seine DNA vom Fundort der Leiche, und ihr habt ihn sogar auf Überwachungsfotos eines Geldautomaten entdeckt, die bestätigen, dass er an dem betreffenden Abend in der Stadt war, richtig?«

Lotte blieb stehen und machte keine Anstalten, sich wieder hinzusetzen. Sie nickte nur kurz.

»Das heißt doch, dass Olav Scheldrup Hansen alle Hände voll zu tun haben wird, diesen Kerl zu finden. Bis auf Weiteres können wir also die Füße stillhalten.«

Lotte machte zwei Schritte auf ihn zu, bis ihre Gesichter nur Zentimeter voneinander entfernt waren.

»Begreifst du das nicht? *Der Mann ist unschuldig!* Wir stehen kurz davor, einen Mann festzunehmen und ihm einen Mord anzuhängen, den *du* begangen hast. Und du willst *die Füße stillhalten …?*«

Viljar zerdrückte die Zigarette im halbvollen Aschenbecher, warf die blonden Zottelhaare zurück und versuchte, sich zu beruhigen. Er durfte sie jetzt, da er endlich wieder Kontakt zu ihr hatte, nicht vertreiben. Jossen würde ihn umbringen, falls sie für die Sendung über den Hollekim-Fall auf Lotte verzichten müssten.

»Okay. Ich verstehe, was du meinst. Ich *wünsche* mir ja nicht, dass sie ihn finden. Aber der Kerl ist kein Engel, immerhin hat er für den IS gekämpft. Ich nehme an, du hast das Massaker am Strand von Sousse vor ein paar Wochen mitbekommen? Da wurden fast vierzig Touristen ermordet …«

»Dass die Polizei große Summe aufwendet, um einen Unschuldigen aufzuspüren, das ist für dich in Ordnung? Und wenn wir ihn finden, was wir ganz sicher tun werden, kann er ruhig ein paar Jahre für uns beide absitzen? Du bist Journalist, Herrgott noch mal. Du weißt, was ein Rechtsstaat ist.«

Das Gespräch nahm eine andere Wendung, als Viljar gedacht hatte. Er hatte Lottes Gerechtigkeitssinn unterschätzt und war drauf und dran, sich selbst in die Ecke zu manövrieren. Er hob beschwichtigend die Hände.

»Tut mir leid. Das war dumm von mir. Natürlich soll der Mann nicht für uns in den Knast gehen. Aber was sollen wir tun? Du meinst doch nicht etwa, dass wir uns stellen sollen?«

Lotte setzte sich zögernd wieder. Sah ihn unsicher an. Breitete die Papierserviette aus, mit der sie gespielt hatte, und nahm einen blauen Kugelschreiber aus ihrer Handtasche. Betrachtete ihn, schüttelte den Kopf und kramte stattdessen einen schwarzen hervor. Sie schrieb etwas mit sauberer, schnurgerader Handschrift auf die Serviette und schob sie Viljar hin.

»Lies das.«

Viljar drehte die Serviette zu sich um. Las, was da stand. Zog ein Päckchen Snus aus der Tasche und stopfte es sich unter die Oberlippe. Dann las er den Text noch einmal, schüttelte den Kopf und schob die Serviette zurück zu Lotte.

»Aha … Ich bin also ein selbstgerechter, feiger Mistkerl ohne Rückgrat. Vielen herzlichen Dank auch. Gibt es irgendeinen besonderen Grund, dass du das nicht auch mit dem blauen Kuli hättest schreiben können?«

Lotte stand wieder auf. Ihr Gesicht war ausdruckslos, fast

leer. Sie legte ihm die Hand auf die Schulter und wandte sich zum Gehen.

»Manchmal brauchst du es einfach schwarz auf weiß, Viljar.«

Førde, Gemeinde Sveio
Mittwochmorgen, 5. August

Angst ist ein Gefühl, das man bei einer Bedrohung oder einem Risiko empfindet, ganz gleich, ob die Gefahr real oder eingebildet ist. Sie variiert von Mensch zu Mensch und kann von leichter Unruhe bis zu extremer Furcht, kalter Paranoia, Panik oder Phobie reichen.

Angst kann in Graden gemessen werden, heißt es. Die Frage ist, wo auf der Skala du dich befindest, wenn der erste Keim von Unsicherheit dir unter die Haut kriecht. Diese kitzelnde kleine Vorahnung, die dir das Rückgrat entlangkriecht, wenn du nachts auf einer schmalen, einsamen Landstraße gehst und hinter dir ein Auto hörst, das in rasendem Tempo näher kommt. Die eiskalte Übelkeit, die du spürst, wenn du im Flugzeug von einer unerwarteten Turbulenz aus dem Sitz gehoben wirst. Die Lähmung, die dich befällt, wenn morgens um halb fünf das Telefon klingelt und du weißt, dass dein Kind in der Nacht nicht nach Hause gekommen ist.

Oder … wenn du an einem Morgen im August 2015 aufstehst und die Ampulle mit dem Gegengift nicht findest, die du immer bei dir trägst, weil du hyperallergisch bist.

Ist diese Art von Angst messbar?

Eirik Simostrand hatte ein elektronisches Rezept für das Gegengift, er konnte auf dem Weg zur Arbeit bei einer Apotheke vorbeifahren und Nachschub holen, falls nötig. Er konnte sich nur nicht erinnern, wo er die Ampulle mit dem Adrenalin am Vorabend hingelegt hatte. Das ärgerte ihn, aber es löste keine Alarmglocken aus.

Eirik hatte die Allergie schließlich schon sein Leben lang, und in den fünfunddreißig Jahren hatte er die kleine Ampulle nur zweimal gebraucht. Das Risiko, dass ihn an diesem Morgen auf seinem Weg von der Haustür zum Garagentor eine Wespe oder Biene stach, war nicht allzu hoch. Aber die Gefahr bestand… Da war immer diese winzig kleine Angst, die dafür sorgte, dass er alles besonders sorgfältig kontrollierte. Er drehte die Schuhe um und klopfte sie aus, um sicherzugehen, dass während der Nacht kein Insekt hineingekrochen war. Er schüttelte die Ärmel seines Jacketts.

Draußen war der Himmel strahlend blau, und die Sonne ließ das einsame orangefarbene Einfamilienhaus am Beinmyrvegen in Sveio wie eine Flamme in der Landschaft leuchten. Eirik freute sich darauf, ins Büro zu kommen, Kollegen zu treffen und über dieses und jenes zu plaudern. Seit der Scheidung vor zwei Jahren saß er mit einem viel zu großen Haus da, und mit einem viel zu geringen Einkommen, um sich Vergnügungen oder Luxus leisten zu können. Seine Kumpel wohnten in Haugesund, und obwohl das nicht mehr als eine halbe Autostunde entfernt war, rannten sie ihm nicht gerade die Türen ein.

Vielleicht waren es diese Gedanken, die dazu führten, dass er unaufmerksam war und nicht früh genug merkte, dass nicht alles so war, wie es sein sollte? Eigentlich hätte er stutzig werden müssen. Hätte merken müssen, dass die Haustür nicht abgeschlossen war. Hätte stehenbleiben und sich wundern müssen, wer denn wohl in der Nacht das Garagentor geöffnet hatte. Hätte zurückblicken und sich umsehen müssen. Vielleicht die Garage wieder verlassen müssen. Beide Fenster auf der Beifahrerseite seines neuen E-Golfs waren halb geöffnet, aber auch das fiel ihm nicht auf. Als er auf den automatischen Türöffner drückte, reagierten die Blinker nicht, und der Schließmechanismus gab keinen Mucks von sich.

Eirik ließ sich hinter das Steuer fallen, warf seinen Schlüssel auf den Beifahrersitz, trat das Bremspedal durch und drückte den Startknopf. Nichts passierte. Ein Hauch von Unsicherheit streifte ihn. Er versuchte mehrmals, den Wagen zu starten, aber die Batterie schien tot zu sein.

Ein Schatten veranlasste ihn, in den Rückspiegel zu sehen, doch was er sah, rief nur Verwunderung hervor, keine Angst. Hinter ihm glitt das Garagentor die letzten Zentimeter nach unten, und er konnte gerade noch zwei jeansbekleidete Beine draußen stehen sehen. Eirik sprang aus dem Auto und lief zum Garagentor, hämmerte mit den Fäusten gegen das Holz. Das wohlbekannte Geräusch des Schlüssels, der im Schloss umgedreht wurde, veranlasste ihn zu rufen und noch heftiger zu klopfen. Er war in seiner eigenen Garage eingesperrt, und er wusste, dass es keine Möglichkeit gab, ohne Hilfe hier herauszukommen. Der nächste Nachbar wohnte hundert Meter die Straße hinunter und würde ihn nicht hören.

Die Panik schlug nicht sofort zu. Er versuchte, rational zu denken, und ging wieder zum Auto. Öffnete die Tür und begann, im Handschuhfach nach seinem Diensthandy zu suchen. Er brauchte es jeden Tag auf der Arbeit, er hatte darauf alle Login-Codes für den Zentraleinkauf gespeichert. Deshalb ließ er es immer im Auto. Ohne das Handy war er im Büro aufgeschmissen. Er fluchte laut, als ihm klar wurde, dass es nicht da war, und begann wieder, den Idioten zu rufen, der ihn eingesperrt hatte. Die Antwort kam vom anderen Ende der

Garage. Zuerst vernahm er nur ein leises Murmeln, aber als er näher heranging, hörte er die Stimme eines Mannes. Sie kam aus einem kleinen Loch in der linken Ecke der Garage, ganz unten in der Bretterwand. Eine hauchdünne Schicht Sägemehl auf dem Zementboden zeugte davon, dass es vor Kurzem erst gebohrt worden war. Eine Mischung aus Angst und Wut packte ihn, und er schlug heftig mit der Faust gegen die Wand.

Die Stimme sprach unbeirrt weiter, also hielt er inne und versuchte zu verstehen, was der Mann sagte. Es dauerte eine Weile, aber als ihm schließlich aufging, wer da zu ihm sprach, lehnte er sich mit dem Rücken an die Wand, presste die Hände an den Kopf und versuchte, sich die Ohren zuzuhalten, bis er schließlich in sich zusammensank und ungläubig auf das Loch starrte. Die Stimme war ein Echo aus dem Jenseits.

Sein Gehirn weigerte sich, die Geschehnisse miteinander in Zusammenhang zu bringen. Aber die Angst, die er bis jetzt empfunden hatte, war nichts gegen das, was er fühlte, als er ein intensives Summen aus der Holzwand hörte. Eirik wich instinktiv zurück und sah, wie das Tageslicht aus dem kleinen Loch in der Wand verschwand. Eine Art Plastikrohr wurde hindurchgesteckt, und das Summen nahm an Stärke zu.

Er begriff sofort, dass es eine Frage von Sekunden war, bis der Raum voller zorniger Wespen sein würde. Eirik hastete zum Auto und schlug die Fahrertür hinter sich zu. Entdeckte im selben Moment die halb heruntergelassenen Scheiben. Drückte fieberhaft auf den toten Startknopf. Das Summen veränderte sich und wurde plötzlich zu einem Brüllen. Eine schwarze Wolke aus wütenden Wespen schoss durch den Raum und nahm Kurs auf den Wagen. Eirik spannte alle Muskeln an und begriff, dass er zur allerletzten Selbstverteidigung gezwungen war, die es gegen Wespen gab: regungslos dazusitzen und die Luft anzuhalten. Aber wenn dein Körper in Sekundenschnelle von einer Schicht angriffslustiger Insekten bedeckt wird, die über deine Haut krabbeln, und du weißt, dass schon ein einziger Stich deinen Tod bedeutet, ist es wahrlich nicht einfach, über längere Zeit Ruhe zu bewahren.

Wie groß Eirik Simostrands Angst war, als er spürte, dass die Insekten über sein Gesicht krabbelten, in den Mund, die Nase und unter die Kleidung, ist schwer zu erklären. Es gibt tatsächlich Menschen, die vor Angst sterben. Bei Menschen, die den Halt verlieren und aus großen Höhen stürzen, kommt das wohl öfter vor. Ihr Herz bleibt stehen, bevor sie auf dem Boden aufschlagen. Draußen vor der Garage drehte sich die Welt gemächlich weiter einem neuen Tag entgegen, und das Einzige, was die Idylle störte, war das leise Echo eines Mannes, der in Panik schrie, als die ersten Biester den Stachel ansetzten und seine Haut durchlöcherten.

Djupadalen, Haugesund
Mittwochmorgen, 5. August

»Ich befinde mich im Naherholungsgebiet Djupadalen, vier Kilometer östlich der Stadtmitte von Haugesund. Ich stehe auf dem Schotterweg wenige Meter entfernt vom Sammelpunkt Stemmen am Eivindsvatnet, es ist ein warmer Mittwochmorgen im August, und auf den glatten Felsen unter mir liegen Leute auf ihren Decken in der Sonne. Ich bin an dem Ort, wo die neunzehnjährige Agnethe Mortensen an einem Spätsommertag des Jahres 2008 zum letzten Mal gesehen wurde.«

Viljar Ravn Gudmundsson gab seinem Sohn Alexander ein Zeichen, die Aufnahme zu stoppen. Normalerweise wäre Jossen sein Begleiter gewesen, aber der war in unwegsamem Gelände nicht gerade mobil, und allein kam Viljar nicht zurecht, solange er am Stock gehen musste. Die Podcast-Abteilung von *Haugesunds Avis* würde auch in diesem Jahr keine Teilnehmer zum Holmenkollen-Staffellauf entsenden. Alexander hatte sich bereit erklärt, für seinen Vater den Tontechniker zu spielen, bis er Mitte August wieder zur Schule musste. Viljar war sich bewusst, dass es weniger das Bedürfnis des Siebzehnjährigen nach Qualitätszeit mit seinem Vater gewesen war, was ihn zu der Einwilligung bewogen hatte, als vielmehr der aktuelle Stand seines magersüchtigen Girokontos. »Cash is king«, hatte Alexander gesagt und die Hand aufgehalten, als sein Vater mit dem Vorschlag kam.

Davon abgesehen, hatte sich das Verhältnis zwischen ihnen nach dem Drama im Frühjahr, als Alexander für einen Totschlag, den er nicht begangen hatte, in U-Haft genommen worden war, deutlich gebessert. Es wäre übertrieben zu sagen, dass ihm die Tage im Gefängnis gut getan hatten, aber in gewissem Maße hatten sie einige der schlimmsten Dissonanzen zwischen ihnen bereinigt. Der Aufenthalt im Krankenhaus nach den dramatischen Ereignissen hatte Vater und Sohn nicht nur stärker gemacht, sondern sie auch einander näher gebracht.

Sie verließen den Schotterweg und gingen hinunter zu einem kleinen Waldstück, wo nicht so viele Jogger, kreischende Kinder und spielende Hunde unterwegs waren. Solche Geräusche taugten gut als Untermalung, aber zu viel davon kam am Ende nur als Lärm rüber. Viljar zeigte auf das Aufnahmegerät und machte sich bereit.

»Alles war wie immer, als Agnethe Mortensen am Morgen des 3. August 2008, einem Freitag, zu ihrer üblichen Joggingrunde im Djupadalen aufbrach. Auf dem Parkplatz band sie sich ihre Schuhe zu und unterhielt sich kurz mit einer früheren Klassenkameradin, ehe sie in gemächlichem Tempo durch die Unterführung zur alten Brücke lief und sie überquerte …«

Viljar räusperte sich einige Male und wandte sich einen Moment ab. Alexander stoppte die Aufnahme.

»Alles okay, Papa?«

Viljar winkte ab. Drehte sich um und tat, als müsse er ein paar Teerbrocken aus der Lunge husten. Es war zu schwierig, Alex von dem siebzehnjährigen Jonas Ferkingstad zu erzählen, der fünf Jahre zuvor von eben dieser Brücke gestoßen worden war und dabei sein Leben verloren hatte. Viljar brachte es nicht fertig, darüber zu sprechen, wie er Jonas und dessen

Freund Frederic im Stich gelassen hatte, was wiederum dazu führte, dass die homosexuelle Beziehung der beiden aufflog, dass Jonas' kleine Schwester bei dem Versuch der Jungen, mit Frederics Auto zu fliehen, ums Leben kam und das Ganze damit endete, dass Jonas mit dem Kopf voran auf dem Geröll zwölf Meter unter der Brücke aufschlug. Viljar riss sich zusammen, so gut er konnte, und hoffte, dass Alex die Tränen nicht sah, die ihm in die Augen gestiegen waren.

»Mach einfach da weiter, wo wir aufgehört haben, Alex.«

Alexander hielt ihm das Mikrofon hin und gab mit dem Daumen das Zeichen, dass die Aufnahme lief.

»Das Wetter war sonnig und warm, genau wie heute, und mehrere Zeugen berichteten, dass sie gesehen hatten, wie Agnethe Mortensen am Badestrand von Stemmen vorbei in den Wald hineinlief. Djupadalen ist ein beliebtes Ausflugsgebiet der Haugesunder, innerhalb weniger Minuten lässt man die Zivilisation hinter sich und taucht in einen sommergrünen, dichten Wald ein, der mit seinen Pfaden und Wanderwegen unendlich viele Möglichkeiten zum Laufen bietet.

Als Agnethe die belebte Gegend oberhalb des Badestrands verlässt, begegnet sie dem vierunddreißig Jahre alten Halvor Iversen, der mit seinem Hund spazieren geht. Sie schwitzt bereits, erzählt er, aber sie ist entspannt und gut gelaunt. Nimmt sich Zeit, den Hund zu streicheln, bevor sie weiterläuft. Halvor Iversen war der Letzte, der mit Sicherheit sagen konnte, dass er Agnethe an diesem Morgen gesehen hat. Sieben Jahre später haben wir nun noch einmal mit ihm gesprochen, und in diesem Interview räumt er zum ersten Mal ein, dass es damals etwas gab, was ihn stutzig gemacht hat, als er Agnethe an diesem Augusttag bei Stemmen traf.«

Viljar stützte sich auf seinen Stock und atmete aus. Das hier war definitiv nicht sein Ding. Er kam sich vor wie ein Idiot, wenn er sich so steif und gekünstelt ausdrücken musste. Vom Aussehen her war er vielleicht wie geschaffen fürs Radio, aber sein Metier war das geschriebene Wort. Ein Satz – eine Formulierung – war etwas, woran man wieder und wieder feilte und polierte, bis jedes Wort saß, wie es sollte. Alexander kam auf ihn zu, und Viljar ahnte ein schiefes Grinsen hinter der ernsten Maske.

»Vielleicht solltest du weniger rauchen, wenn dich vier Sätze hintereinander schon aus der Puste bringen. Du siehst aus, als würdest du gleich krepieren.«

»Halt die Klappe, du … Ich bin bereit, vor meinen Schöpfer zu treten. Ob er bereit für mich ist, steht auf einem anderen Blatt.«

Viljar unterstrich das Gesagte, indem er eine Zigarette aus dem Päckchen zog und Alex die Schachtel hinhielt. Der rümpfte die Nase.

»Ich hab aufgehört, Papa. Mit allem. Das weißt du doch …«

»Okay. Lass uns zum Auto zurückgehen. Ich habe Halvor Iversen gesagt, dass wir um neun bei ihm sind, und jetzt ist es zehn vor.«

Alexander schien in Gedanken versunken. Die Ausrüstung für die Tonaufnahme hatte er sich über die Schulter gehängt, und mit der freien Hand griff er nach dem Zweig einer Hängebirke und brach ihn ab. Alex war ein guter Junge. Er hatte ADHS und man konnte nie wissen, wann er wieder auf die Schnauze flog, aber er wollte niemandem etwas Böses und hatte Rückgrat genug, um auch schwere Zeiten durchzustehen.

»Was geht dir durch den Kopf, Alex? Kummer mit der Damenwelt?«

Ein rascher Farbwechsel im Gesicht seines Sohnes verriet Viljar, dass er nicht völlig danebenlag, aber die Frage, die zurückkam, drehte sich um etwas völlig anderes.

»Was hat diesen Halvor stutzig gemacht, als er damals dem Mädchen begegnet ist?«

Viljar grinste und nahm zwei tiefe Lungenzüge, bevor er die Kippe in einen Busch schnippte. Sicher brandgefährlich, aber wenn es Gott half, der Welt sein freundliches Angesicht zu zeigen, wollte er gern seinen Beitrag dazu leisten.

»Er hat gesehen, dass sie ihr Mobiltelefon in der Hand hatte.«

Alexander blieb stehen und breitete die Arme aus.

»Wow! Was für eine Neuigkeit. Er hat nicht zufällig auch gesehen, dass sie ihre Haare zum Pferdeschwanz gebunden hatte? Das ist ja mindestens ebenso verdächtig.«

»Zwei Sachen, Alex. Erstens war das 2008. Also bevor Kindern gleich nach der Geburt ein Handy in die Handfläche transplantiert wurde. Das Zweite ist, dass die Polizei das Handy gefunden hat. In ihrer Wohnung, einen Tag danach.«

Alexander stützte seinen Vater auf den letzten Metern zum Auto und öffnete ihm die Tür. Sie setzten sich in den Wagen, ließen alle Scheiben herunter und stellten die Klimaanlage auf die höchste Stufe. Die Sitze brannten unter ihren Schenkeln.

»Also war sie nach dem Joggen zu Hause?«

»Tja, die Sache hat nur einen kleinen Haken … Ihre Wohnungsschlüssel wurden am Krokavatn im Djupadalen gefunden, und nach Aussagen des Hausbesitzers hatte sie keinen zweiten Schlüssel.«

Polizeistation Haugesund
Mittwochmorgen, 5. August

»Wie Sie sehen, haben wir die Ermittlungsgruppe mit sofortiger Wirkung verstärkt. Wir haben einen bestialischen Mord in Etne aufzuklären, und ich hatte heute Morgen bereits Anrufe von *Dagbladet* und *TV2*. Sie kennen Lotte Skeisvoll und wissen, über welche Kompetenz sie verfügt. Verantwortlicher Leiter der Ermittlungen ist und bleibt Olav Scheldrup Hansen, nur dass das klar ist.«

Polizeidirektor Arnstein Guldbrandsen war förmlich und kurz angebunden. Anscheinend wollte er von vornherein jegliche Einwände abwehren und Diskussionen über Rollenverteilungen gar nicht erst zulassen. Das war unnötig. Alle Anwesenden im Raum kannten ihren Platz, und ausnahmsweise verspürte nicht einmal Lotte den Drang, den Polizeichef oder Scheldrup Hansen herauszufordern. Sie war einfach nur froh, dabei zu sein.

Sie betrachtete die Wand hinter Guldbrandsen, während er routinemäßig die bisherigen Erkenntnisse durchging. Mehrere Fotos vom Tatort in Fjæra hingen an der Wand. Die Frau, die gekreuzigt auf dem Holzfußboden lag, mit einer großen offenen Wunde im Bauch. Ein anderes Bild zeigte den Sessel und den Tisch, an dem der sadistische Mörder vermutlich gesessen hatte, während er darauf wartete, dass die Ratten sich ihren Weg in die Freiheit fraßen. Ganz rechts hing das

Foto eines weißen Transporters, wie ihn der Täter vermutlich benutzt hatte.

Lotte entdeckte nichts Neues auf den Fotos, und Nahaufnahmen der Frau waren nicht darunter. Wohl um die Polizeischüler im Haus zu schonen. Sie hatte die Akte gründlich gelesen und glaubte, alles zu wissen, was es zu wissen gab. Trotzdem war sie auf der Jagd nach dem Teufel, der sich in den Details versteckte.

Ihr ging es um die ganz gewöhnlichen Dinge, die trotz ihrer Zuverlässigkeit immer auch ihre eigene Geschichte erzählten. Lotte stellte Fragen, die kaum ein anderer stellte. Zum Beispiel darüber, dass der Mann Vollmilch getrunken hatte. *Was sagt das über ihn aus?* Aufgewachsen auf einem Bauernhof vielleicht? Daran gewöhnt, dass Milch fett sein und einen natürlicheren Geschmack haben sollte? Er war wohl kaum ein Diätfreak, der Kalorien zählte. Möglicherweise auch bei alten Eltern aufgewachsen, deren Einkaufsgewohnheiten noch aus der Zeit stammten, als Vollmilch und Magermilch die einzigen Varianten waren, die es gab.

Solche Fragen – solche Überlegungen. Das hatte sie bei der Polizei nach vorn und nach oben gebracht. Bis sie sich im letzten Herbst ihr eigenes Grab geschaufelt hatte. Obwohl … Niemand hatte *gesagt*, dass ihre Karriere beendet war. Sie wusste es einfach. Sie hatte bei zwei Anlässen grobe Fehler gemacht, und mehr Chancen bekamen Frauen in Führungspositionen bei der Polizei nicht.

Sie hörte, wie ihr Name fiel, und hob den Kopf. Olav Scheldrup Hansen sprach gerade.

»Ich möchte Lotte bei der Befragung des Zeugen aus Fjæra dabei haben. Das ist dieser Bauer, der offenbar mehr von Autos als von Menschen versteht. Ein Sonderling, aber unglaublich wachsam. Ich brauche jemanden, der die richtigen Details aus ihm herauslockt.«

Lotte nickte, wie um zu bestätigen, dass sie die Anfrage mitbekommen hatte. Scheldrup Hansen fuhr fort:

»Wir wissen nicht, wer die Frau ist. Das hat oberste Priorität. Das Vermisstenregister hat nichts ergeben. In den letzten zwei Monaten wurde keine Frau aus dieser Gegend als vermisst gemeldet. Übrigens in ganz Norwegen nicht. Das könnte darauf hindeuten, dass sie möglicherweise Ausländerin ist, deshalb habe ich auch bei Europol angefragt. Warten wir ab, welche Ergebnisse das bringt.«

Es war ungewohnt für Lotte, als Untergebene an einer Ermittlung beteiligt zu sein. Hätte sie diese Sitzung geleitet, hätte sie mit einem Brainstorming darüber begonnen, warum die Frau noch nicht als vermisst gemeldet worden war. Aber Scheldrup Hansen hatte seinen eigenen Kopf und ließ kaum gelten, dass jemand in anderen Bahnen dachte als er. Sie beschloss, ihre Gedanken vorläufig für sich zu behalten und lieber später unter vier Augen mit ihm darüber zu diskutieren.

Die Frage war, ob er die offensichtlichste Alternative einsehen würde: Dass die Frau deshalb nicht als vermisst gemeldet worden war, weil sie schlicht und einfach niemand vermisste. Ganz Norwegen befand sich im Urlaubsmodus, und wenn die Frau keine engen Angehörigen hatte, würde es niemandem auffallen, dass sie seit ein paar Wochen verschwunden war.

Åse Frugård hatte das Wort ergriffen und berichtete über die Verletzungen am Körper der Toten. Sie schätzte die Frau auf etwa Mitte dreißig und vermutete, dass sie seit zehn bis vierzehn Tagen tot war und der Blutverlust die primäre Todesursache darstellte. Die Bauchschlagader war durchgebissen worden, und vermutlich hatten die Schmerzen dazu geführt, dass die Frau ziemlich früh das Bewusstsein verloren hatte.

Die Kriminaltechnikerin redete leiser und trat weniger forsch auf als üblich. Sie sprach mit einem beinahe übertriebenen Respekt von der Toten, war gründlich, systematisch und überließ nichts der Spekulation der Anwesenden. Es tat gut zu sehen, dass auch Åse eine emotionale Grenze hatte.

Nach der Sitzung war Lottes Block vollgeschrieben mit Notizen. Fragen, die gestellt werden mussten. Ungeklärte Details. Theorien und Hypothesen, die es zu prüfen und abzuwägen galt. Das war es, was sie an einer Ermittlung liebte. Das Puzzlespiel … Die richtigen Steinchen zu finden. Sie eins nach dem anderen an die richtige Stelle zu legen. Nach und nach in den dünnen Rillen zwischen den Steinchen die Wahrheit zu erahnen, oder vielleicht Teile einer Geschichte, die bisher niemand zu Ende erzählt hatte. Trotzdem merkte sie, dass sie mental erschöpft war. Kaum war sie in die Ermittlung eingebunden, hatte sie schon keine Lust mehr, sich dem Kontakt mit der Außenwelt zu stellen.

Sie schob die destruktiven Gedanken beiseite.

Als alle den Sitzungsraum verlassen hatten, ging Lotte mit entschlossenen Schritten zur Wandtafel. Nahm alle Fotos, Zeitungsausschnitte, Notizen und Namenszettel ab. Suchte eine neue Schachtel mit unbenutzten Tafelstiften heraus und hängte alles wieder nach einem geordneten System auf, das Sinn ergab. Sie konnte nicht klar denken, wenn alles ein Chaos von Farben und unsymmetrisch aufgehängten Bildern war. Dann betrachtete sie das Ergebnis aus einigem Abstand. Ging wieder zur Tafel und rückte zwei Zettel zurecht, die im Verhältnis zur diagonalen Achse schief hingen. Trat zwei Schritte zurück und nickte. Sah, dass der Polizeidirektor am Fenster des Nachbarbüros stand und sie beobachtete.

Ein leises Gefühl sagte ihr, dass dies noch nicht die letzte Tat des Mörders gewesen war. Ihr lief ein Schauer über den Rücken, als sie sich umdrehte und für einen flüchtigen Moment ihr eigenes Spiegelbild im Fenster sah.

»Verstehen Sie: Sie sind allein.
Sie stehen außerhalb der Geschichte,
Sie sind nichtexistent.«

Der tote Mann betrachtete sein Werk, und er sah, dass es gut war. Durch das weit offene Garagentor hatten die Wespen ihren Weg in die Freiheit gefunden, im Gegensatz zu Eirik Simostrand. Der lag auf dem Zementboden. Er hatte es geschafft, die wenigen Meter vom Auto zum geschlossenen Tor zu kriechen. Gesicht, Hände und Nackenpartie waren von geschwollenen Beulen bedeckt. Immer noch krabbelte das eine oder andere Insekt unter dem Hemd.

Wie lange hatte es gedauert, bis der Tod Eirik von seinen Schmerzen erlöst hatte? Zwischen fünfzehn Minuten und einer Stunde, hieß es im Internet, je nachdem, wie allergisch man tatsächlich war. Eirik hatte sein ganzes Leben lang von seiner Angst vor Wespen und Bienen gesprochen. Davon, dass ein kleiner Stich genügen konnte, damit sein Hals zuschwoll und er erstickte. Im Nachhinein betrachtet, hätte er gut daran getan, das für sich zu behalten.

Eingesperrt in einem Raum, aus dem er nicht entkommen konnte, hatte er bis zum Schluss gegen Windmühlen gekämpft. Getötet von seinem eigenen Immunsystem. Dieses eine Mal war es dem Feigling nicht gelungen, sich durch die Hintertür zu verdrücken, seine Hände in Unschuld zu waschen und ungeschoren davonzukommen. Eirik Simostrand war die personifizierte Feigheit. Ein Leben, das nur daraus bestanden hatte, anderen in den Rücken zu pissen, war endlich vorbei.

Der tote Mann legte sich neben die Leiche auf den Beton. Spürte die Energie des Todes wie einen Stoß. Ein zitterndes Wohlbehagen. Ein Gefühl, das er nicht mehr gespürt hatte seit dem Tag, als Eirik ihn in die gute Gesellschaft eingeladen hatte, aber zu erwähnen vergaß, dass er beabsichtigte, sein Rückgrat zu Hause zu lassen.

Er drehte sich Eirik zu, strich ihm über die Wange und fühlte die Gemeinsamkeit. Entfernte eine Haarsträhne, die über den gebrochenen Augen lag. Legte den Mund so dicht an sein Ohr, wie es möglich war, ohne die Haut zu berühren, und flüsterte:

»Du hattest mir versichert, dass du lieber mit mir sterben würdest, als mich zu verleugnen. In jener Nacht, bevor der Hahn krähte, hast du mich dreimal verleugnet, Eirik.«

Der tote Mann lauschte in sich hinein, ob die Seele sich aus dem Körper erheben würde. Er wusste, wenn er nur lange genug liegen bliebe, würde es geschehen. Wieder und wieder. Eine Wespe summte vor seiner Nase und holte ihn zurück unter die Lebenden. Er setzte sich auf und versuchte, flüchtige Gedanken auf die Beine zu stellen.

Sie hatten Signe gefunden. Über eine Woche lang hatte sie ungestört dort liegen dürfen, bevor jemand vorbeigekommen war und einen Blick in die Schule geworfen hatte. Niemand hatte sie als vermisst gemeldet. Es wunderte ihn, dass die Lebenden nicht besser aufeinander aufpassten, aber sie konnten ja nicht wissen, wie einsam das Leben nach dem Tod war. Welche Qualen im Fegefeuer auf sie warteten, bevor sie langsam zurückkehren durften.

Draußen vor der Garage blieb der tote Mann eine Weile

stehen und machte den Rücken gerade. Er blickte ein letztes Mal über das Grundstück und schlenderte dann zu dem weißen Lieferwagen, der an der Abzweigung zu einem Nachbarhaus wartete. Der tote Mann stieg ein, streckte die Beine aus und holte tief Luft.

Sie würden reagieren, das war ihm klar. Mit jedem Opfer, das sie identifizierten, würde es schwieriger werden. Eirik Simostrand war eine Herausforderung gewesen. Es war nicht gerade ein Kinderspiel, ein ganzes Wespennest zu transportieren.

In einem Anflug von Wahnsinn überlegte er, das Undenkbare zu tun. Lotte Skeisvoll anzurufen. Es war so verlockend, aber Lotte würde hören, dass er es war. An der Wortwahl, dem Satzbau, dem Tonfall … Es musste warten. Sie würde es noch früh genug begreifen, wenn sie an der Reihe war, Tango zu tanzen.

Medienhaus Haugesunds Avis
Mittwoch, 5. August, tagsüber

»Echt jetzt, Viljar? Du kannst nicht hier drinnen sitzen und den ganzen Raum mit dem Teufelszeug verpesten! Kannst du nicht wenigstens einmal ein bisschen Rücksicht nehmen?«

Julie Moksheim warf den Kopf zurück und schnaubte, wie sie es immer tat, wenn sie meinte, ein Argument vorgebracht zu haben, das keiner weiteren Diskussion bedurfte. Viljar grinste sie an und nahm einen langen Zug aus seiner E-Zigarette, nur um sie zu ärgern. Der Dampf legte sich für ein paar Sekunden über sie alle, wie der Nebel über den Karmsund, ehe er sich scheinbar in Nichts auflöste.

Seit die sechsundzwanzigjährige Julie Moksheim um die Weihnachtszeit herum ihre Stilettos in das Parkett des Medienhauses geschlagen hatte, lag zwischen ihr und Viljar eine stabile Kaltfront. Es gab Tage, da überlegte Viljar, einen Tag blau zu machen, ließ es aber sein, nur um sie mit seiner Gegenwart zu ärgern.

Julie wandte sich mit ausgebreiteten Armen den anderen zu, die eingezwängt in dem kleinen Konferenzraum »Ingressen« saßen, erntete aber keine Resonanz. Sie blickten entweder auf die Tischplatte oder drehten den Kopf weg. Chefredakteur Johan Øveraas übersah sie und schraubte sich mühsam aus dem Stuhl, der seine korpulente Gestalt umschloss. Der Mann hätte einen Sitzsack gebraucht, keinen Bürostuhl. Als er sich endlich befreit hatte, musste er einen kleinen Hüpfer machen, um auf den Boden zu kommen, weil er den Sitz so hochgefahren hatte, dass seine Beine nicht ganz bis nach unten reichten.

»Wenn Gudmundsson seine Lunge mit dem Dreckszeug marinieren will, kann er das ruhig. Wir sparen eine halbe Vollzeitstelle dadurch, dass er auf Raucherpausen verzichtet.«

Solange Øveraas unterm Strich einen soliden Überschuss vorweisen konnte, hätte Viljar auf den Redaktionskonferenzen Marihuana rauchen können, ohne dass sein Chef auch nur eine Augenbraue gehoben hätte. Julie Moksheim war neu im Spiel und glaubte natürlich, die internen Vorschriften seien etwas, das man befolgen müsse.

»Dieser Kerl hier …«

Johan Øveraas verteilte ein Fahndungsfoto der Polizei. Die körnige, schlechte Auflösung machte es außerordentlich schwer, die Gesichtszüge zu erkennen. Aber es zeigte einen Mann mit langem, buschigem Vollbart und weißem Turban. Und freundlichen Augen, soweit sich das sagen ließ, aber das war auch das einzig Vorteilhafte. Nachdem alle das Foto zusammen mit einer dünnen grünen Mappe erhalten hatten, fuhr Øveraas fort:

»Ahmed Jazeem Karjoli, dreiundzwanzig Jahre alt. Die Polizei hat ihn gestern Nachmittag zur Fahndung ausgeschrieben, wegen des Mordes an Geirmund Bakken im März. Nicht unerwartet, dass es ein Mullahbart war, der den Nazi in die Hölle geschickt hat, aber das ist nicht das Interessanteste. Der Kerl ist nämlich *tot.*«

»Hä? Wie, tot? Was meinst du damit?«

Der Ausruf war noch ein Beispiel für Julie Moksheims fehlende Erfahrung. Øveraas umrundete den Tisch und stellte sich neben sie. Sein Blick war scheinbar väterlich und voller Fürsorge, aber wer ihn kannte, wusste es besser …

»Das Wort ›tot‹ bedeutet schlicht und einfach ›nicht lebendig‹, Moksheim. Er hat ins Gras gebissen, das Zeitliche gesegnet, den Löffel abgegeben, den letzten Atemzug getan, ist krepiert, abgekratzt, in die ewigen Jagdgründe gegangen. Reicht das, oder soll ich es dir noch genauer erklären?«

Flammende Röte überzog ihre Wangen, und Viljar hätte wetten können, dass sie den Rücken noch eine Idee gerader machte, obwohl das genau genommen physisch unmöglich war. Er konnte sich ein kleines Lächeln nicht verkneifen. Øveraas reagierte sofort, als er das sah.

»Wisch dir das Grinsen aus dem Gesicht, Gudmundsson. Jedes einzelne dieser Synonyme ist eine passende Beschreibung deiner derzeitigen Journalistenkarriere.«

Viljar schmunzelte in sich hinein. Im Gegensatz zu Julie Moksheim wusste er, dass die Schmähworte des Chefredakteurs nur heiße Luft waren. Øveraas berichtete über die Geschichte des Fremdkämpfers, bevor er eine kurze Pause machte.

»Julie, du gräbst alles aus, was du über den Mann finden kannst. Wer war er? Wofür hat er gesessen? Wie war er als kleiner Junge? Treib alte Klageweiber auf, entfernte Verwandte, Lehrer, Ex-Freundinnen, den Hausarzt und des Teufels Großmutter. Ich will *alles* wissen, was es über den Kerl zu wissen gibt, bis hin zu den Kuscheltieren in seinem Kinderbett und wo er seine Pornohefte versteckt hat, als er vierzehn war.«

Julie Moksheim sagte ausnahmsweise nichts.

»Sevland und Gudmundsson … Ihr habt genug mit euren Reportagen und Podcasts um die Ohren, aber ihr helft Julie, falls nötig, okay?«

Nach der Sitzung verschwand Julie Moksheim eilig zu ihrem Platz im Inneren des Großraumbüros. Viljar betrachtete ein letztes Mal das Foto von Ahmed. Meinte, etwas in seinen Augen zu sehen, was ihm vage bekannt vorkam, aber er schüttelte das Unbehagen ab. Die Sache ging ihn nichts an. Er stand auf, steckte die E-Zigarette zum Tabakpäckchen in der Hemdtasche, angelte sich einen Snus heraus und klopfte Jossen auf den Rücken. Jossen blickte aus seinem Rollstuhl zu ihm hoch, ein schelmisches Aufblitzen in den Augen.

»Ja, ja, Viljar, dann sind wir also noch ein paar Wochen zu zweit. Was meinst du … Sollen wir so tief sinken, dass wir Julie erzählen, was Øveraas in Wirklichkeit gemeint hat, als er sagte, sie könne uns um Hilfe bitten?«

Viljar stützte sich auf den Stock und hinkte neben Jossen her. Er grinste.

»Na klar, Joss. Wir dürfen unsere Mentorenrolle nicht auf die leichte Schulter nehmen.«

Polizeistation Haugesund
Mittwoch, 5. August, tagsüber

»Ich glaube, Sie sollten auch mit Signe reden. Ich habe gesehen, dass sie an dem Samstag, als der Lieferwagen kam, morgens im Garten war. Vielleicht hat sie was bemerkt.«

Lotte Skeisvoll betrachtete den Bauern vor sich. Die Befragung von Kjell Roar Steinvik hatte eine halbe Stunde gedauert, und der Mann war ein Quell putziger Details. Ein sonderbarer Kauz, gemächlich und viel altmodischer, als es seine vierzig Jahre vermuten ließen. Trotzdem bekam er mit, was passierte, und hatte ein Gedächtnis, das bewundernswert war.

Sie lehnte sich auf ihrem Stuhl zurück. Nickte Olav Scheldup Hansen zu, um ihm zu signalisieren, dass sie sich die Nachbarin des Fjæra-Bauern genauer ansehen mussten. Die Frau war nicht zu Hause gewesen, als sie die Nachbarschaftsbefragung gemacht hatten. Olav verstand ihren Wink und verließ den Vernehmungsraum. Lotte versuchte sich darauf zu konzentrieren, die richtigen Fragen zu stellen. Der Raum war knapp sechs Quadratmeter groß, die Luft war verbraucht und stickig, und der Mann roch nach Stall. Sie atmete durch den Mund, hoffte, dass der Bauer es nicht bemerkte.

»Haben Sie gesehen, ob Signe Kontakt zu der Person hatte, die Sie an dem Samstag oben an der Schule beobachtet haben?«

Kjell Roar Steinvik lachte in sich hinein und schüttelte den Kopf. Sein Doppelkinn bebte, und Schuppen rieselten auf seine Schultern. Die Schweißflecken unter den Achseln waren inzwischen faustgroß.

»Nee, soweit kommt's noch. Sie mag keine Fremden. Letztes Jahr hat sie sich nicht mal an der Gemeinschaftsarbeit beteiligt … Verdammtes Weibsstück.«

Lotte nickte zustimmend, hütete sich aber, sie zu verurteilen. Die Nachbarin war also ein bisschen menschenscheu und selbstgenügsam. Solche Frauen waren wachsam. Selbst wenn du sie nicht siehst, *sie* sehen dich immer.

»Sie sind sich immer noch unsicher, ob die Person, die Sie an der Schule gesehen haben, ein Mann oder eine Frau war? Verstehe ich das richtig?«

Steinvik wand sich auf seinem Stuhl und lüftete ein paarmal seine Schirmmütze.

»Na ja, also … Wie ich Ihrem Kollegen schon gesagt habe … Es *könnte* eine große Frau gewesen sein, die sich als Mann verkleidet hat, aber besonders wahrscheinlich ist das nicht.«

»Es deutet also alles darauf hin, dass es ein Mann war, den Sie gesehen haben. Ein großer und kräftiger Mann in für Ihre Begriffe typischer Männerkleidung?«

Der Mann schwieg eine Weile. Lotte ließ ihm Zeit. Nutzte die Pause, um die Notizen vor sich zu ordnen. Nummerierte seine Beobachtungen chronologisch entlang einer Zeitachse und unterstrich Schlüsselwörter in den Aussagen.

»Ja, muss wohl so sein«, sagte er plötzlich.

Lotte blickte von ihrem Notizblock auf. Wartete wieder, bis er soweit war.

»Heute ist ja alles so modern, aber es sind wohl immer noch meistens Männer, die einen Blaumann tragen. Und er hat schwer geschleppt. Er war einsfünfundachtzig groß.«

Da kam es wieder ganz geballt. Plötzliche Behauptungen,

die in den Raum gespuckt wurden. Lotte ließ den Stift einen Moment auf dem Block ruhen. Versuchte herauszufinden, wie der Mann tickte.

»Aha. Einhundertfünfundachtzig Zentimeter groß … Woran machen Sie das fest?«

»Er stand neben dem Transporter, und er war genauso hoch wie das Auto. Einsfünfundachtzig.«

Der Mann benutzte jetzt konsequent das Pronomen »er«. Offenbar war er sich mittlerweile sehr sicher.

»Stand das Auto am nächsten Tag noch an der Schule?«

»Nein.«

Kurz und präzise. Ohne Umschweife. Lotte gefiel der Typ immer besser.

»Erzählen Sie!«

»Ja. Ich bin aufgestanden, so wie immer, und als ich die Tür aufmachte, um Olga rauszulassen, war das Auto weg.«

»Und wie spät war es, wenn Sie sagen ›früh aufgestanden‹?«

Steinvik lachte und tätschelte seine Wampe.

»Haha, ihr Stadtmenschen, also wirklich … *Früh* ist keine Uhrzeit. Das ist dasselbe wie Morgengrauen oder Tagesanbruch, wenn Sie wollen. Ich brauche keine Uhr. Das Vieh weckt mich.«

Ein Leben ohne Uhr und Stundenplan. Das war etwas, das Lotte sich nicht vorstellen konnte. Ihre Gedanken wurden unterbrochen, als es an der Tür zum Vernehmungsraum klopfte. Draußen standen Olav Scheldrup Hansen und ein verwirrter Knut Veldetun. Die Haare des jungen Beamten standen am Hinterkopf ab, was darauf hindeutete, dass man ihn aus seinem Schönheitsschlaf gerissen hatte. Seine Uniform war nicht gebügelt, und er hatte sein Hemd falsch zugeknöpft. Veldetun starrte zu Boden wie ein gescholtener Hund. So, wie sie Scheldrup Hansen kannte, hatte er den Jungen gerade eben zusammengestaucht, weil er ihre Vernehmung unterbrochen hatte.

»Geht's dir gut, Lotte? Ich habe ein paarmal versucht, dich anzurufen, seit ich im Urlaub bin …«

Knut blieb ein wenig linkisch an der Tür stehen. Murmelte etwas, das sicher tröstend gemeint war oder sein Mitgefühl ausdrücken sollte, aber Lotte bekam in der Eile nicht ganz mit, was er sagte. Sie brachte ihn mit einer Armbewegung zum Schweigen. Das war weder die Zeit noch der Ort, um ihre Probleme zu diskutieren.

Sie ging hinaus auf den Flur, während Olav Scheldrup Hansen ihren Platz im Vernehmungsraum einnahm, und schloss die Tür hinter sich. Knut Veldetun drehte und wand sich, als würde sein langer, kräftiger Körper nicht die rechte Balance finden.

»Wir beide sollen raus nach Røvær.«

Er deutete mit einer Kopfbewegung auf Arnstein Guldbrandsens Bürotür.

»Røvær? Ist da draußen was passiert?«

Lotte hörte selbst, wie misstrauisch ihre Frage klang. Røvær war eine kleine Inselgemeinde rund zehn Kilometer nordwestlich von Haugesund und der friedlichste Vorort der Stadt. Da passierte nie etwas.

»Na ja … Wahrscheinlich geht es um einen Selbstmord. Einer der Jugendlichen auf der Insel hat einen Abschiedsbrief an seine Eltern zurückgelassen, und sie können ihn nicht erreichen. Sie haben Angst, dass er sich ertränkt hat, weil auch ihr Boot verschwunden ist.«

»Aha. Und wieso braucht ihr mich dafür? Ich bin mitten in der Zeugenbefragung zu einem Mordfall. Das passt jetzt wirklich ganz schlecht.«

Knut Veldetun ließ ihre Einwände nicht gelten. Er schüttelte nur den Kopf.

»Du bist die Einzige hier im Haus, die eine Ausbildung zum Einsatzleiter hat, und die entsprechende Erfahrung. Wir müssen eine Suche nach dem Jungen organisieren. Außerdem muss jemand mit den Angehörigen sprechen. Die sind völlig verzweifelt, und wir dachten, dass …«

Der Rest des Satzes endete in unverständlichem Gemurmel.

»Und ihr dachtet, weil ich selbst eine nahe Angehörige verloren habe, bin *ich* die Richtige, um Seelsorge zu betreiben?«

Der größte und kräftigste Mann der Polizeistation schrumpfte unter ihren Worten zusammen. Lotte seufzte und nahm kopfschüttelnd Kurs auf das Büro des Polizeidirektors. Die psychosoziale Kompetenz in diesem Haus befand sich offenbar auf einem historischen Tiefpunkt.

Røvær
Mittwochnachmittag, 5. August

Røvær war Haugesunds beste Wohngegend. Und die schlechteste … Das Inselwetter war ebenso launisch wie ein Liverpool-Fan im August. Himmel oder Hölle waren nie weiter als einen kurzen Querpass entfernt. Die knapp hundert Bewohner der Insel trugen es mit Fassung. Sie hatten ihre Zeltpflöcke längst in Salzwasserpriele und nackte Felsnasen geschlagen. Ein raubeiniger Menschenschlag, der sein Leben in Symbiose mit dem Wetter lebte – den einen Tag mit heulenden Stürmen, den nächsten mit windstiller See.

An diesem Nachmittag war das Wetter schön. Das Meer spiegelte den blauen Himmel wider, und die MS Røværfjord glitt ruhig durch den Sund auf den Anleger zu. Lotte Skeisvoll ließ sich von dem warmen Sommerwetter nicht aufmuntern. Sie stand düster und mürrisch am Bug der Fähre, und ohne dass sie etwas sagte, signalisierte ihre Körpersprache: Abstand halten! Sie legte den Kopf zurück und beobachtete eine Heringsmöwe, die lautlos neben dem Schiff dahinglitt und plötzlich auf der Jagd nach einem Leckerbissen kopfüber in den Sund hinabstieß.

Während die Fähre rückwärts an den Kai manövrierte, absolvierte Lotte die Prozedur, die sie immer durchlief, bevor sie sich mit Angehörigen traf. Sie musterte ihre Uniform und überzeugte sich, dass sie frei von Flecken und Staub war. Kontrollierte doppelt, dass alle Knöpfe so geknöpft waren, wie sie sollten, und dass die Uniformmütze korrekt saß. Sie zog ein flaches, versilbertes Etui aus der Handtasche, in dem sie einen kleinen Lappen verwahrte, den sie dazu benutzte, ein letztes Mal über ihre Schuhe zu wischen. Anschließend faltete sie ihn zusammen und legte ihn genauso wieder hinein, wie er aus der Fabrik gekommen war. Dann straffte sie die Schultern und zog sicherheitshalber noch einmal die Uniformbluse glatt. Die Angehörigen hatten genug Sorgen, da brauchten sie nicht auch noch den Anblick einer ungepflegten Polizistin.

Knut Veldetun hielt sich während der Überfahrt im Hintergrund. Als die Gangway der Fähre ausgeklappt wurde, trat er vor und stellte sich neben Lotte. Ihr gefiel, was sie sah. Nach dem schlampigen Auftritt am Morgen war er jetzt korrekt angezogen. Groß, souverän und aufrecht. Außerdem kannte er sie gut genug, um zu wissen, wann er sie ansprechen konnte und wann sie ihre Ruhe haben wollte. Er nickte kurz und bedeutete ihr mit einer Armbewegung, dass er ihr den Vortritt ließ.

Die Betonplattform des Fähranlegers von Røvær war voller Menschen, die aber rasch Platz machten, als Lotte und Knut an Land gingen. Vor dem Dorfladen standen drei ältere Frauen und warfen ihnen lange Blicke zu. Lotte vermied den Augenkontakt mit ihnen. Sie wusste, dass sie nur neugierig waren. Denn mittlerweile gab es wohl niemanden mehr, der nicht bereits wusste, was los war. Seit dem frühen Morgen waren die Boote der Insel unterwegs und suchten nach dem achtzehnjährigen Stig Øyvind Gautesen. Die Leute von Røvær waren eine große Familie, hier kümmerte man sich umeinander.

Am großen roten Sjøhuset, direkt am Kai, saßen Massen

von sommerlich gekleideten Touristen und aßen Kartoffelklöße, während kleine Kinder in sorglosem Spiel herumtollten. Einer der Inselbewohner kam Lotte und Knut entgegen. Ein stämmiger Kerl mit graumeliertem Vollbart und groben Arbeitshänden. Er begrüßte sie kurz und bat sie, ihm zu folgen. Ob er zur Familie des vermissten Jungen gehörte, war der kurzen Vorstellung nicht zu entnehmen. Der Kraftbolzen hieß mit Nachnamen ebenfalls Gautesen, aber so hieß die halbe Inselbevölkerung, das musste also nichts bedeuten.

Als sie das in die Jahre gekommene weiße Bethaus passierten, drehte der Mann sich um und blieb stehen. Er wirkte ein wenig verlegen und räusperte sich einige Male, bevor er damit herausrückte, was er auf dem Herzen hatte. Eine Wespe ließ sich auf seinem Handrücken nieder, ohne dass er Notiz davon nahm.

»Ja, ich sollte Sie vielleicht vorwarnen, meine Tochter Ruth, also Stig Øyvinds Mutter, ist ein bisschen … tja, speziell, kann man wohl sagen. Aber sie hat sich nun mal in den Kopf gesetzt, Sie zu Hause zu begrüßen, und dann ist sie nicht davon abzubringen, deshalb …«

Lotte verstand nicht, was der Mann zu sagen versuchte, aber sie nickte als Antwort, und sie setzten ihren Weg schweigend fort.

Das Haus, zu dem sie geführt wurden, stand auf einer Hügelkuppe gleich rechts neben dem kleinen Kunstrasenplatz der Insel. Einige Kinder unterbrachen ihr Spiel und starrten die kleine Gruppe an. Knut salutierte mit der Hand an der Mütze, während sie vorbeimarschierten. Der Mann, der sie den Hügel hinaufbrachte, schien sich im Haus gut auszukennen, denn als sie eingetreten waren, führte er sie durch einen schmalen Flur, in dem es nach einer Mischung aus Sägespänen, Schimmel und feuchter Kleidung roch. Eine Treppe brachte sie ins Obergeschoss, wo die Dame des Hauses sie empfing.

Lotte wusste nicht, was sie erwartete hatte, aber das hier jedenfalls nicht. Vor ihr stand eine Frau, die nicht viel älter als vierzig sein konnte, aber gekleidet war wie eine Kirchenälteste in den Fünfzigerjahren des letzten Jahrhunderts. Bis zum Hals zugeknöpft, sah sie streng und kalt aus. Der Holzfußboden im Zimmer roch stark nach Schmierseife. Die Fenster zum Hof waren spiegelblank. Auf dem Tisch standen frisch gebackene Waffeln, eine Schüssel Sauerrahm und passierte Erdbeeren. Sie hatte das gute Service gedeckt, kleine, zarte Porzellantassen mit dazugehörenden dünnen Tellern. Das schlichte rote Alpenveilchen, das jede Tasse zierte, schien handgemalt zu sein. Alle Teller standen in genau dem gleichen Abstand von der Tischkante. Auf jedem lag ein silberner Teelöffel.

Normalerweise schätzte Lotte eine derartige Sorgfalt, aber hier wirkte sie aufgesetzt. Hinter der Frau stand ein Mann, nicht ganz so altmodisch angezogen. Er trat einen Schritt vor, beugte den Kopf, sein Händedruck war schlaff und feucht. Lotte widerstand dem Drang, sich anschließend die Hand an der Uniform abzuwischen.

Während die Gastgeberin sie wortlos zu Tisch bat, drehte ihr Vater sich in der Tür um und machte Anstalten zu gehen.

»Ich geh dann wieder, ja, Ruth …?«

Die Frau betrachtete ihn eine ganze Weile mit einem Blick, der nichts Gutes verhieß, ehe sie ihm schließlich kurz zunickte. Der Alte stieg die Treppe hinunter. Ruth Gautesen wandte sich Knut Veldetun zu. Sprach ihn an, nicht Lotte.

»Sie müssen meinen Vater entschuldigen, Herr Wachtmeister, aber er ist mit den Nachbarn draußen und sucht nach Stig Øyvind. Ich hoffe, das ist in Ordnung?«

Knut Veldetun war so verblüfft darüber, angesprochen zu werden, dass er ihr im selben Stil und Ton antwortete.

»Aber ich bitte Sie, Frau Gautesen. Das ist doch selbstverständlich …«

Lotte hätte ihm am liebsten gegen das Schienbein getreten, aber sie hielt sich zurück. Versuchte stattdessen, Blickkontakt zu Ruth Gautesens Mann herzustellen. Er wich ihr jedesmal aus, wenn sie in seine Richtung sah. Da sie keinen Erfolg hatte, ging sie dazu über, das massive Bücherregal zu betrachten, das neben den Sitzmöbeln stand. Bücherregale sind die Seele des Hauses, hatte ihr Mentor auf der Polizeihochschule gesagt. Es war von dort, wo sie saß, nicht sehr gut zu sehen, aber sie meinte, einige der alten norwegischen Klassiker zu erkennen, Hamsun, Duun, Bjørnson … und ganz rechts oben schien eine Reihe von Bibeln in verschiedenen Größen und Ausgaben zu stehen. Nicht zufällig. Das war genau die Ecke, wo man zuerst hinsah, wenn man etwas betrachtete.

Um herauszufinden, dass dies ein frommes Heim war, hätte es den Blick aufs Bücherregal nicht gebraucht. Das Einzige, was außer den alten Familienfotos an der Wand hing, war ein Kruzifix und ein bestickter Glockenstrang mit dem Text »Ehre sei Dir«. Lotte schüttelte sich. Sie fühlte sich immer unwohl in Gesellschaft von streng religiösen Menschen. Sie hatten etwas Erhabenes an sich, was sie nie richtig verstand. Als würden sie sich über Recht und Ordnung hinwegsetzen.

Knut streckte die Hand aus, um sich eine Waffel zu nehmen, als ihm die Hausherrin unvermittelt auf die Finger schlug. Er zog die Hand zurück und blickte die Frau verwirrt an. Plötzlich kam Leben in ihren Ehemann:

»Ruth … Das kannst du doch nicht machen, wenn wir Gäste haben.«

Sie sah ihn mit seltsam leeren Augen an und schüttelte nachdrücklich den Kopf.

»Ich habe nicht gesagt, *Greifen Sie zu …*«

Der Mann seufzte und fiel wieder in sich zusammen. Er wirkte nicht nur ausweichend, ihm fehlte es offensichtlich auch an Rückgrat. Lotte beschloss, die Situation unter Kontrolle zu bringen, bevor das hier ausartete.

»Sie haben Ihren Sohn als vermisst gemeldet, und mir tut wirklich leid, was passiert ist. Wir haben Unterstützung von der Küstenwache und vom Roten Kreuz angefordert und werden in den nächsten Stunden eine geordnete Suche nach Stig Øyvind in die Wege leiten. Wenn ich das richtig verstanden habe, hat er Ihnen einen Brief hinterlassen? Können wir uns den mal ansehen? Und wir würden auch gern einen Blick in das Zimmer Ihres Sohnes werfen.«

Ruth Gautesens Mann, dessen Vornamen Lotte schon wieder vergessen hatte, stand sofort auf.

»Also, wir gehen dann, Ruth. Ruf mich einfach an, wenn du Gesellschaft brauchst, ja?«

Knut und Lotte blieben sitzen, unsicher, ob sie dem Mann folgen sollten oder nicht. Er winkte sie vorsichtig mit sich. Als sie aufstanden, wurde Ruths maskenhafter Gesichtsausdruck merklich strenger.

»Jetzt überstürzt du es, Sindre. Sie haben doch noch gar nichts gegessen.«

Lotte hätte am liebsten eingeworfen, dass sie es ja versucht hatten, aber sie schaffte es, den Impuls zu unterdrücken. Als sie draußen waren, hielt sie den Mann zurück.

»Entschuldigung, aber wohin gehen wir? Ich hatte darum gebeten, sein Zimmer sehen zu dürfen.«

»Ja, der Auftritt eben tut mir wirklich leid. Meine Frau

ist nicht gesund. Nach der Geburt unserer jüngsten Tochter, Karen, bekam sie eine schwere Wochenbettdepression. Sie lebt in ihrer eigenen Welt, leider … Schon seit vielen Jahren. Wir wohnen nicht zusammen. Ich kann unsere Kinder dem nicht aussetzen, deshalb wohnt Ruth hier bei ihrem Vater, Oskar, der Sie hergebracht hat.«

»Sie sind also geschieden?«

Sindre Gautesen hob die Augenbrauen und starrte Lotte einen Moment verwundert an, bevor er antwortete.

»Nein, natürlich nicht. Was Gott zusammengefügt hat, soll der Mensch nicht scheiden. Ganz einfach.«

Der Mann schluckte schwer und fuhr sich mit der Hand übers Gesicht. Dann warf er einen schnellen Blick hinauf zum Wohnzimmerfenster, als wollte er sichergehen, dass Ruth nicht dort oben stand, und zeigte auf eine Gruppe von Häusern, zweihundert Meter weiter auf einer Wiese.

»Wir gehen zu mir, dann können Sie sein Zimmer sehen. Ich begreife nicht, dass er getan haben soll, was er in dem Brief schreibt, aber …«

Lotte schloss zu ihm auf.

»Aber was?«

Sindre Gautesen zuckte die Schultern.

»Psychische Krankheiten sind erblich, nicht wahr?«

Røvær
Mittwochnachmittag, 5. August

Grüne, fruchtbare Hügel erstreckten sich bis hinab zu den rundgeschliffenen Felsen, die ihre Schultern in der launischen Brandung der Nordsee kühlten. Ein kleiner Junge in weißen Fußballshorts übte sich auf einer Wiese im Purzelbaumschlagen, während die Mutter zurückgelehnt auf einer grauen Bank saß und auf einem Smartphone herumtippte. Neben ihr stand ein Kinderwagen. Die Idylle, die Lotte Skeisvoll aus Stig Øyvind Gautesens Schlafzimmerfenster betrachtete, stand in grellem Kontrast zur Stimmung im Haus.

»Das ist alles, was Sie gefunden haben?«

Lotte hielt einen kleinen Zettel in den Händen. Er war aus einem Notizblock herausgerissen worden. Sie drehte sich zum Vater des Jungen um und musterte ihn. Der Mann stand mit hängenden Schultern da und strich mit der Hand über eine Wolldecke, die auf einem schmalen Holzstuhl lag. Er wirkte erschöpft, vielleicht resigniert, aber die Verzweiflung fehlte, die Panik, die Ungläubigkeit … Das hier sah eher nach altem Kummer aus.

»Ja, der Zettel lag auf seinem Nachttisch«, antwortete er. »Ich habe ihn gefunden, als ich Stig Øyvind heute Morgen wecken wollte.« Er räusperte sich. »Nachdem ich das gelesen hatte, bin ich runtergegangen, um nach dem Boot zu sehen, aber es war nicht mehr da. Er muss es genommen haben.«

Eigenartig, dachte Lotte. Er bricht nicht zusammen, sondern geht in aller Ruhe zum Wasser hinunter, um nachzusehen, ob sein Sohn sich das Leben genommen hat … Sie wandte sich ab und überlegte, wie sie zu ihm vordringen konnte. Der kleine Junge unten auf der Wiese hatte es plötzlich eilig, er rannte auf seine Mutter zu, die sich aufgesetzt hatte und ihm mit einer Colaflasche in der Hand zuwinkte.

»Sagen Sie … Hat Stig Øyvind so etwas schon öfter gemacht? Solche Zettel geschrieben, vielleicht? Oder sich für ein paar Stunden von zu Hause abgesetzt?«

Sie lehnte sich mit dem Rücken an den Fensterrahmen, während sie Sindre Gautesens verwirrten Blick erwiderte. Er öffnete zwei, dreimal den Mund, als wollte er etwas sagen, schloss ihn aber wieder. Lotte wartete.

»Nein … Das heißt … Wie ich schon sagte, er leidet ziemlich oft unter schwermütigen Gedanken«, kam es schließlich. »Sowas vererbt sich ja, solche Krankheiten, und Ruth …«

In seinen Augen glänzte es feucht. Über seine Frau zu sprechen ging ihm offenbar nahe.

»Wochenbettdepressionen vererben sich nicht, Gautesen. Hat Stig Øyvind versucht, Hilfe für seine Probleme zu finden? Hat er sich an die Jugendpsychiatrie gewandt? An einen Schulpsychologen, einen Arzt oder sonst jemanden, der ihm hätte helfen können, mit seinen düsteren Gedanken fertigzuwerden?«

»Nein. Das hilft ja doch nicht«, antwortete er, plötzlich regelrecht verbittert. »Ruth ist in Therapie bei so einem Seelenklempner, aber mit jeder Sitzung wird es nur schlimmer.«

Lotte machte sich fleißig Notizen, während er sprach.

»Ich habe Sie nicht nach Ruth gefragt, sondern nach Stig Øyvind, Ihrem Sohn. Gibt es niemanden, der sich um Hilfe für ihn bemüht hat?«

Diesmal schüttelte Sindre Gautesen nur den Kopf.

Lotte blickte auf den Zettel.

»Ich kann nicht mehr. Das Leben hier draußen ist kein Leben. Sucht nicht nach mir, denn das Boot wird leer sein. Hab euch lieb.«

Ein paar wenige Worte, hastig hingeworfen. Lotte hatte solche Abschiedsbriefe schon öfter gesehen. Lange Briefe mit schwülstigen Formulierungen. Oft mit Vorwürfen und Gedanken über ein Leben danach. Ein Schrei nach Freiheit von Bedrohung, Gewalt oder Mobbing. Nach Freiheit von Schmerzen und Traumata. Die Briefe waren mit schönen, fließenden Buchstaben geschrieben. Die Worte durchdacht und sorgfältig gewählt. Dieser Abschiedsbrief dagegen war in zwanzig Sekunden hingeschmiert worden.

Sie schickte den Vater hinaus und versuchte, die Details im Zimmer zu erfassen. Es war ein Teenagerzimmer, dessen Bewohner nur kurz zum Fußballtraining oder an den Badestrand gegangen war. Nichts in diesem Raum sagte Lebwohl …

Knut Veldetun räusperte sich, ging zu ihr und legte ihr vorsichtig die Hand auf die Schulter.

»Ziemlich anders als das, was wir gewohnt sind«, sagte er.

»Dann lass mal hören!«

Es vergingen ein paar Sekunden, in denen Knut offensichtlich versuchte, die Stimmung in sich aufzunehmen. Lotte lächelte ihm beruhigend zu. Sie wusste, dass er es unangenehm fand, auf diese Weise ausgefragt zu werden, so als würde man ihn auf die Probe stellen, aber sie brauchte jemanden, mit dem sie sich die Bälle zuspielen konnte.

»Da du so fragst, meinst du wohl, dass jemand, der sich das Leben nehmen will, sein Zimmer nicht so verlassen würde. Hier sieht es aus wie nach einem Bombeneinschlag. Aber wir sind alle verschieden. Manchmal ist eine solche Handlung ein Impuls. Ein plötzlicher Gedanke, der keinen Platz dafür lässt, alles aufzuräumen, zu ordnen und zurechtzulegen. Manche Menschen, die sich das Leben nehmen, machen sich keine Gedanken darüber, dass andere die Hinterlassenschaften ihres Lebens wegräumen müssen.«

Lotte nickte. Natürlich konnte es so sein. Sie selbst würde es nicht so machen, aber das hieß ja nicht, dass alle ihrer rationalen Linie folgten. Sie musste mehr über Stig Øyvind erfahren. Wer sagte denn, dass er nicht im Haukeli-Express nach Oslo saß? In dem Brief, den er hinterlassen hatte, stand nichts davon, dass er sich umbringen wollte, sondern nur, dass das Boot leer sein würde. Der Rest stand zwischen den Zeilen.

»Irgendwas Neues von den Suchmannschaften?«

Knut schüttelte den Kopf. Er griff nach einem Foto, das auf der Ecke des Schreibtisches stand. Eine junge und vermutlich gesunde Ausgabe der Mutter. Lächelnd vor einem Kiosk mit hohen Bergen im Hintergrund.

»Nein. Wir weiten die Suche jetzt auf die umliegenden Inseln aus. Es bleibt noch etliche Stunden hell, und für morgen früh haben wir einen Hubschrauber organisiert.«

Lotte drehte sich zu ihm um. Lächelte.

»Gute Arbeit, Knut. Du bist ein fähiger Polizist. Ich hoffe, der Polizeidirektor sagt es dir oft genug.«

Captain's Cabin, Haugesund
Mittwochnachmittag, 5. August

Viljar blickte zu Jossen, der mit missmutigem Gesicht am Ausgang zur Raucherterrasse des Captain's Cabin saß. Sie hatten beschlossen, sich hier niederzulassen. Der einzige Ort in der Stadt, wo es möglich war, gleichzeitig zu arbeiten, zu trinken und zu rauchen. Jossen bewegte seinen Rollstuhl auf Viljars Tisch zu, griff, ohne zu fragen, nach dem Tabakpäckchen und drehte sich eine, während er die betrübliche Aussicht auf eine dunkle, enge Gasse studierte.

»Die Sonne scheint, Sildajazz ist im Gange, auf dem Indre Kai fließt eiskaltes, schäumendes Bier in Strömen, und du suchst dir als Treffpunkt ausgerechnet das Captain's aus … Einen Ort im Universum, der sich am besten mit ›Dark side of the moon‹ beschreiben lässt. Die Macht der Gewohnheit, oder wie?«

»Hör auf, Joss. Du bist genauso mariniert von dem Fuselbier hier wie der Wischlappen hinterm Tresen. Hätte ich einen anderen Ort vorgeschlagen, wärst du doch auf Autopilot hierhergerollt. Hier können wir wenigstens in Ruhe arbeiten, ohne die Ohren mit Happyjazz vollgepumpt zu kriegen.«

Jossen lachte in sich hinein und gab sich damit zufrieden.

»Kommt Julie Moksheim auch? So wie ich verstanden habe, will sie was mit uns besprechen?«

Viljar zog die Augenbrauen hoch. Der Kerl musste was geraucht haben, was sie nicht im Laden verkauften.

»Hierher ins Captain's? Für Julie ist es doch schon der Gipfel der Dreistigkeit, während der Arbeitszeit an einem Glas Prosecco im Theatercafé zu nippen. Die kommt nicht hierher.«

Jossen zuckte die Schultern, zündete seine Selbstgedrehte an und nahm ein paar gierige Züge. Dann warf er seine Mähne zurück und kratzte sich den wildwachsenden Backenbart.

Viljar stellte Augenkontakt zum Wirt hinter der Theke her und bestellte per Handzeichen zwei neue Halbe, bevor er seine Kippe in dem überquellenden Aschenbecher ausdrückte, einen Snus unter die Oberlippe schob und seinen Notizblock aufschlug.

»Sieh mal, Joss. Ich habe mal probehalber die Reihenfolge der Reportagen und Podcasts ein bisschen geändert. Es sieht nicht danach aus, dass wir es schaffen, Lotte ins Netz zu bringen, damit wir die Hollekim-Sache senden können. Das stellt uns vor eine Herausforderung, denn damit kommen wir zu einigen der Fälle, die wir noch nicht vorbereitet haben. Wir haben noch nicht mal mit den Angehörigen gesprochen, ob sie einverstanden sind.«

Jossen nickte und nahm den Notizblock entgegen. Sah sich rasch an, was Viljar geschrieben hatte, und schob ihm den Block wieder hin.

»Okay … schieß los! Woran denkst du?«

Viljar blätterte sich zum ersten Fall durch.

»Die Agnethe-Sache. Ich bin fertig. Kann Samstag gesendet werden. Alex und ich haben mit dem letzten Zeugen gesprochen, der sie an dem Tag beim Joggen im Djupadalen gesehen hat. Er bestätigt, dass sie ihr Handy dabeihatte. Wie es aussieht, könnte diese Information zu einer Wiederaufnahme der Ermittlungen führen. Das jedenfalls hat der Polizeichef angedeutet, als ich ihn interviewt habe. Der Artikel liegt auf dem Newsdesk, und wir haben reichlich Bildmaterial.«

»Schön. Das gibt uns eine Woche Luft, um die anderen Sachen fertigzumachen. Hör mal, Viljar, was hältst du davon, wenn ich die Angehörigen der übrigen Vermissten anrufe und sie für morgen zu einem Treffen einlade? Dann können wir alle zusammen darüber informieren, wie wir arbeiten. Das erspart uns die Vorgespräche, und wir bekommen einen Eindruck davon, wer medienfreundlich genug ist, um mitzumachen. Die Frage ist, welche von den Fällen auf der Liste wir behalten sollen.«

Jossen spielte mit den Knöpfen an seinem Hemd und trommelte mit der linken Hand auf dem Rad seines Rollstuhls. Viljar nutzte die Gelegenheit, um einen der Fälle vorzuschlagen, die ihm am Herzen lagen.

»Ich finde, mit dem hier sollten wir bald was machen. Stein Håvard Solli. Im Jahr 2000 verschwunden. Sein Auto wurde drei Tage später im Åkrafjord gefunden, aber der Junge nicht. Er war zwanzig, als das passierte. Die Suchaktionen an Land und im Fjord blieben ergebnislos. Erinnerst du dich?«

»Ja, ich weiß, dass wir ihn auf die Liste gesetzt haben, Viljar. Weil *du* gemeint hast, der gibt was her. Obwohl das wie ein weiterer Selbstmord aussieht. Davon haben wir ja langsam genug beisammen. Ich finde, die Sache wirkt zu zahm, es lohnt nicht, dass wir uns damit befassen.«

Viljar hatte damit gerechnet, dass Jossen so reagieren würde. Er ließ nicht locker.

»Da bin ich anderer Meinung. Das Interessante hier ist seine Mutter. Die Frau ist wie geschaffen für ein Interview, sie hat die letzten zwölf Jahre damit verbracht, Leuten zu helfen, die ihre vermissten Angehörigen suchen. Sie ist eine Quelle von nützlichen Informationen für uns. Sie weigert sich zu glauben, dass ihr Sohn tot ist, und hat in einer ganzen Reihe von Interviews und Fernsehsendungen auf dieselben Fälle hingewiesen, die auch bei uns auf der Liste stehen. Mir hat sie versprochen, uns jede Menge Informationen über ähnliche Fälle zu geben. Nicht zuletzt über den Andreassen-Fall, einen der merkwürdigsten in unserem Haufen.«

Jossen griente und nahm einen großen Schluck aus seinem Bierglas.

»Okay... Die Alte ist schrullig, aber mediengeil. Und sie hat etwas, das wir brauchen. Ich hab verstanden. Dann schlage ich vor, dass wir den Podcast um ein tiefgehendes Interview mit ihr aufbauen und ihre Behauptungen fortlaufend nachprüfen. Kannst du für morgen früh einen Termin mit ihr machen? Dann mische ich das hinterher ab.«

Sie gingen die restlichen Fälle auf der Liste durch, und als Viljar fünf Minuten später aufstand, hielt Jossen ihn am T-Shirt fest.

»Sprich mit Julie, Viljar... Ich will lieber nicht noch mal mit unserem Chefredakteur aneinandergeraten. Sie wollte über was Wichtiges reden. Schaffst du es, professionell genug zu sein, um es mit ihr auszuhalten? Nur so lange, bis wir herausgefunden haben, was sie will?«

Viljar setzte ein Lächeln auf und beruhigte den Freund. Er würde mit Julie Moksheim reden, aber sie stand nicht ganz oben auf der Prioritätenliste. Dafür war der Abend zu jung, das Wetter zu schön und das Bier aus dem Zapfhahn viel zu kalt.

Polizeistation Haugesund
Mittwochnachmittag, 5. August

»Es kann nicht angehen, dass die Hälfte meines Teams in jedes kleinste Hinterwaldfkaff ausschwärmt, während wir mitten in einer Morduntersuchung stecken, Guldbrandsen. Das müssen Sie doch auch verstehen. Wie soll ich die Ermittlungen leiten, wenn Sie meine Leute zum Inselhopping oder Landluftschnuppern wegschicken?«

Olav Scheldrup Hansen hatte das Gespräch mit dem Polizeichef lange hinausgeschoben. Guldbrandsen war keiner, mit dem man sich ohne Weiteres anlegte, und er machte sich anscheinend einen Sport daraus, an seinen Entscheidungen festzuhalten, selbst wenn sie nachweislich falsch waren. Jetzt saß er zurückgelehnt auf seinem Bürostuhl und betrachtete Olav mit beneidenswerter Gelassenheit.

»Ich kann verstehen, dass es frustrierend für Sie ist, aber verglichen mit den Gegebenheiten in Oslo ist das hier eine kleine Polizeidienststelle. Unsere Ressourcen sind begrenzt, und wir müssen unsere Spezialisten dort einsetzen, wo sie am meisten gebraucht werden. Heute sind zwei Sachen hereingekommen, die nicht warten konnten. Ein Todesfall in Sveio, der von einem Tatortermittler untersucht werden muss. Dafür haben wir nur Åse. Lotte ist die Einzige hier im Haus mit einer Spezialausbildung als Einsatzleiter. Die Suche nach dem Jungen auf Røvær erfordert jemanden mit solcher Erfahrung.«

Olav seufzte und folgte der Einladung des Polizeidirektors, sich zu setzen. Es war ja nicht so, dass er es nicht verstand, aber es kam sehr ungelegen, dass ihm zwei oder drei Leute von einem so gravierenden Fall wie dem Mord in Fjæra abgezogen wurden. Ohne Lotte und Åse hatte er nur noch Bauern auf dem Schachbrett. Er versuchte, eine Sitzhaltung in dem überdimensionierten Besuchersessel zu finden, die ihn nicht aussehen ließ wie einen Hobbit.

»Das verstehe ich natürlich, aber so kann es nicht weitergehen. Wir haben einen Durchbruch in Bezug auf den weißen Lieferwagen, und wir haben zwei Zeugen, die den Fahrer gesehen haben. Außerdem haben wir ernstzunehmende Hinweise in der Karjoli-Sache erhalten, denen wir nachgehen müssen.«

Der Polizeidirektor beugte sich über den Schreibtisch. Offenbar eine Idee interessierter. Das mit dem Lieferwagen einen Durchbruch zu nennen war vielleicht ein bisschen hoch gegriffen, aber Olav brauchte Leute an dem Fall, und zwar sofort. Nicht erst nach der nächsten Quartalsabrechnung.

»Was für einen Durchbruch? Habt ihr das Auto gefunden?«

Olav schluckte ein paarmal und versuchte, so gut er konnte zu vertuschen, dass er geflunkert hatte. Am besten, er schob die Schuld einem anderen in die Schuhe.

»Lars Stople glaubt das. Eine Überwachungskamera der Tankstelle in Knapphus hat einen weißen Transporter, auf den die Beschreibung passt, an dem Sonntag aufgenommen, an dem der Wagen nach Angaben des Bauern in Fjæra den Tatort verlassen hat. Das Kennzeichen kann unmöglich stimmen, da es ursprünglich für einen alten Ford Fiesta vergeben worden ist. Wahrscheinlich wurde es gestohlen, und der Besitzer hat es nur noch nicht bemerkt. Der Fiesta gehört einem serbischen Gemüsehändler auf Grønland in Oslo. Wir haben ihn noch nicht erreicht, aber Lars hat das Kennzeichen mit den Aufzeichnungen der Mautstellen abgeglichen und herausgefunden, in welchem Gebiet der Transporter sich befunden hat. Er hat eine interne Fahndung herausgegeben, und vor einer Stunde hat ihn eine Streife auf dem Parkplatz am Kvalacenter gefunden.«

Polizeidirektor Arnstein Guldbrandsen nickte wiederholt und murmelte etwas, das in Olavs Ohren wie Anerkennung klang.

»Gut. Und es gibt Zeugen, sagen Sie?«

»Ja. Zwei Frauen, die bei Rema 1000 arbeiten, haben gesehen, wie ein Mann gestern Abend aus dem Transporter gestiegen ist, als sie draußen die Einkaufswagen zusammengeschoben haben.«

»Aha. Schön … Und Sie brauchen Åse, um das Auto auf Spuren zu untersuchen, verstehe ich das richtig?«

Genauso hatte Olav sich das vorgestellt, zunächst. Aber während der Unterhaltung mit dem Polizeichef war ihm eine andere Idee gekommen. Einerseits wussten sie nicht, ob es sich tatsächlich um das Fahrzeug handelte, das sie suchten. Andererseits würde der Fahrer vermutlich ziemlich bald auftauchen, um das Auto zu holen. Wenn sie es geschickt anstellten, konnten sie den Transporter und den Mann gleichzeitig einkassieren.

»Ja, oder eigentlich nein. Es wäre vielleicht keine schlechte Idee abzuwarten, ob der Mann zurückkommt. Aber wir brauchen auf jeden Fall Beamte in Zivil, die das Auto beobachten, und außerdem jemanden, der die Zeugenaussage der beiden Frauen aufnimmt. Es sollte möglich sein, eine gute Personenbeschreibung des Mannes zu erhalten. Laut Lars wirkten die beiden Frauen aufmerksam und kooperativ.«

»Gut. Dann schlage ich folgendes vor. Lars ist ziemlich gut bei solchen Vernehmungen. Holen Sie die Damen her, und ich rufe unseren Zeichner an. Vielleicht reicht es ja für eine Phantomzeichnung. Und wir postieren sofort ein paar Männer in Kvala, um das Auto bis morgen früh zu observieren. Wenn der Fahrer bis dahin nicht gekommen ist, um es zu holen, werden wir es kriminaltechnisch untersuchen. Was halten Sie davon?«

Olav zögerte. Ihm wäre es lieber gewesen, dass Lotte die Zeuginnen vernahm. Wenn Lars Stople einen guten Tag hatte, war er lahmarschig, schwerfällig und träge, und an einem schlechten Tag… Na ja, es musste gehen. Er selbst hatte mehr als genug damit zu tun, den Fremdkämpfer aufzuspüren. Es war nicht besonders schwer, sich auszurechnen, was ihn eher auf die Titelseite der *VG* bringen würde: Terror übertrumpfte Mord in zehn von zehn Fällen.

Hotel Scandic Maritim, Haugesund Mittwochabend, 5. August

Die Terrasse des Café René belegte den größten Teil des gepflasterten Platzes vor dem Eingang des Hotels Scandic Maritim. Die tiefstehende Abendsonne schickte einen Streifen Licht in die Halblitergläser. Weiße Möwen schwebten lautlos über den Menschen am Kai. Klirrende Gläser und lautes Gelächter an den langen Tischen markierten den ersten Tag des Sildajazz-Festivals. Vor dem Hotel war es ein klein wenig ruhiger als auf dem Indre Kai einige Hundert Meter weiter nördlich am Sund.

Die Einwohner der Stadt hatten ein ambivalentes Verhältnis zu diesen vier Tagen. Einige von ihnen sahen darin die vielleicht einzige Chance im Jahr, den angestaubten Ehepartner vom Sofa hochzujagen und mal wieder um die Häuser zu ziehen. Andere wiederum flohen aus der Stadt. Sie konnten gut auf verrückte alte Knacker verzichten, die nicht mal den Unterschied zwischen Cool Jazz und Free Jazz kannten. Geldgierige Kneipenwirte pfiffen auf den ganzen Jazzrummel und buchten Bluesrockbands mit Mitgröl-Repertoire, um Festivalbesucher mit mehr Promille als Selbsteinsicht anzulocken.

Lotte Skeisvoll gehörte zu den Skeptikern. Sie mochte keinen Jazz und bekam Hautausschlag bei dem Gedanken, sich in das klaustrophobische Gedränge am Indre Kai zu begeben. Sie saß kerzengerade auf ihrem Stuhl und nippte an dem großen Bier, dass Åse Frugård ihr spendiert hatte. Die Kriminaltechnikerin hatte anscheinend mehr Sinn für die vielen Verlockungen des Festivals.

»Magst du keinen Jazz, Lotte?«

»Nein. Ich mag das Konzept nicht. Die Musik ist sicher ganz okay.«

Åse Frugård rümpfte die Nase und schüttelte resigniert den Kopf.

»Du magst das *Konzept* von Jazz nicht?«

»Nein. Ein Haufen Musiker, die sich beim Improvisieren ablösen. Musik nach der Zufallsmethode. Kein Plan. Keine Regeln. Keine Normen. Rhythmus und Tonart wechseln mittendrin. Wenn es eine Hölle gibt, wird dort Jazz gespielt.«

»Ach, so siehst du das … Also für mich macht das die Vorstellung ewiger Verdammnis um einiges verlockender«, sagte Åse und lachte.

Lotte lächelte zurück. Mehr aus Höflichkeit. Sie hatte nicht vor, länger hier sitzen zu bleiben als unbedingt notwendig. Jedes Mal, wenn die Bedienung auch nur die Tür des Cafés öffnete, waren die schiefen Töne aus den Lautsprechern zu hören.

»Was wolltest du mit mir besprechen, Åse?«

Die alte Kriminaltechnikerin legte ihr Gesicht in Falten. Die Runzeln bildeten ein malerisches Muster vom Haaransatz bis hinunter zum Hals. Sie hatte ein Gesicht, bei dem man erahnen konnte, wie der Schädel aussehen würde, wenn man die Haut entfernte. Åse ließ sich Zeit. Sie angelte eine Zigarette aus einem Päckchen Camel ohne Filter. Gab sich Feuer, blies den Rauch aus und legte die gichtbrüchigen Finger auf Lottes Hände.

»Wir haben noch einen Mord.«

Lotte holte tief Luft und starrte lange vor sich hin.

Was war mit dieser Stadt los?

Sie meinte, Ähnlichkeiten mit Sodom und Gomorrha aus der Bibel zu erkennen. Seit dem letzten Jahr war ihre friedliche Heimatstadt durchsäuert von Tod und Elend, Sünde, Bestialität und Mord. Sie fühlte sich wie eine Statistin in einem Oliver-Stone-Film. Lotte seufzte und rieb sich die Augen mit dem Handrücken. Sie erinnerte sich vage, dass Åse Frugård früher am Tag zu einem Todesfall gerufen worden war.

»Aha? Erzähl.«

»Die Leitung der Wache in Sveio hat die Spurensicherung angefordert. In Førde wurde ein Mann von seinem Nachbarn tot in seiner offenen Garage aufgefunden. Er starb an einem allergischen Schock, aber die Umstände seines Todes sind unklar. Die Leiche wurde zur Rechtsmedizin in Bergen geschickt.«

»Allergischer Schock …? Du hast doch was von einem Mord gesagt. Hat ihm jemand Nüsse in den Mund gestopft?«

»Nein, keine Nüsse … Wespen!«

Lotte lehnte sich langsam auf dem Stuhl zurück. Versuchte, Åses Angaben in eine logische Reihenfolge zu bringen.

Åse nahm einen tiefen Lungenzug und spülte mit dem Rest ihres Biers nach. Aus ihrem Mund kam nicht das kleinste bisschen Rauch.

»Hör zu. Ich sag dir, was ich da draußen gesehen habe … Der Mann wurde einige Dutzend Mal gestochen. Die Wespenstiche sind über den ganzen Körper verteilt, mehrere davon befinden sich in der Mundhöhle. Das heißt, er muss von einer enormen Menge Wespen angegriffen worden sein und hat es nicht geschafft, sich rechtzeitig in Sicherheit zu bringen. Kannst du mir folgen?«

Lotte nickte und versuchte, das Bild von wimmelnden Wespen, die in Mund und Nase hinein- und herauskrabbelten, von ihrer Netzhaut zu verdrängen.

»Der Mann war hyperallergisch, deshalb erlitt er nach kurzer Zeit das, was wir einen anaphylaktischen Schock nennen. Das ist eine extreme Reaktion des Körpers auf einen Stoff, gegen den man allergisch ist. Die Immunreaktion läuft so ab, dass sich das Allergen im Körper an sogenannte Mastzellen bindet und sie zerstört. Die zerstörten Mastzellen sondern eine Reihe von Stoffen ab, die ursächlich für die heftige Reaktion sind. In der Folge sickert Flüssigkeit aus den Blutgefäßen ins Gewebe und löst eine starke Entzündungsreaktion aus. Man sieht es daran, dass Haut und Schleimhäute anschwellen und sich Flüssigkeit unter der Haut, um die Augen und an anderen Stellen sammelt. Nach einer Weile ist nur noch so wenig Blutflüssigkeit in den Adern, dass der Kreislauf zusammenbricht. Der Allergiker erleidet einen Schock.«

»Du musst mir keine Vorlesung halten, Åse.«

»Ich weiß, aber es ist wichtig, dass du das verstehst. Durch einen solchen Schock werden die meisten Organe im Körper in Mitleidenschaft gezogen, aber es ist vor allem die Wirkung auf den Blutkreislauf und die Atemwege, die die Sache so lebensbedrohlich macht. Es kommt immer weniger Sauerstoff in den Körper. Das Versagen der Blutzirkulation und die Verengung der Luftwege können zu Atemnot und Erstickungsanfällen führen.«

Lotte merkte, dass es keinen Zweck hatte, Åse zu bremsen. Wenn sie in diesem Modus war, konnte sie einen Menschen über den Haufen reden. Åse war jetzt in ihrem Element, sie steckte sich eine neue Zigarette an und schwenkte die Arme, um einen Kellner zu rufen.

»Nachdem man Kontakt mit dem auslösenden Stoff gehabt hat, dauert es in der Regel einige Minuten, bevor die Reaktion einsetzt. Allerdings kann sich die Zeit in Extremsituationen auf wenige Sekunden verkürzen, oder aber auf bis zu einer Stunde verlängern.«

»Und das heißt …?«

Die Kriminaltechnikerin wedelte mit einem Hunderter und wurde ihn sogleich los, als der Kellner eine taufrische Halbe vor ihr abstellte.

»Das heißt, dass es der Mann in neunzig von hundert Fällen geschafft hätte, ins Haus zu laufen, zum Telefon zu greifen und 113 anzurufen. Oder – noch besser – sich das Gegengift zu spritzen, das im Badezimmer lag, und anschließend den Rettungswagen zu alarmieren.«

»Jetzt spielst du Detektiv, Åse. Das bist du nicht. Der Mann könnte unterwegs ohnmächtig geworden sein, oder sowas.«

»Ja, genau darum geht's … Der Mann ist nicht weiter als drei Meter gekommen, nachdem er im Auto die ersten Stiche abbekommen hatte. Ich glaube, dass das Garagentor zu und abgeschlossen war, als es passierte. Dass er deshalb nicht rechtzeitig rausgekommen ist.«

»Aber hast du nicht gesagt, dass das Tor offen war, als der Nachbar ihn gefunden hat?«

Åse Frugård klemmte sich die Zigarette zwischen die Zähne und grinste von einem Ohr zum anderen. Sie hatte zweifellos noch ein Ass in der Hinterhand …

»Sind das nur Spekulationen, oder hast du Spuren gefunden, auf die du deine Annahme stützt?«

Eine Rauchwolke trieb auf Lotte zu. Es wirkte beinahe, als hätte Åse sie mit voller Absicht in ihre Richtung geblasen.

»Unter den Nägeln des Toten fanden sich Spuren von

Holzfasern. Das passt zu Kratzspuren an der Innenseite des Garagentors. Das Tor war zu und vermutlich von außen abgeschlossen. Des Weiteren haben wir die Reste eines halben Wespennests auf dem Zementboden innen in der Garage gefunden, aber von der anderen Hälfte ist weit und breit nichts zu sehen. Ich habe die ganze Garage abgesucht. Außerdem …«

»Ja?«

»Das ist natürlich reine Spekulation, aber wir haben ja jetzt August. Den Monat mit den meisten Wespen. An warmen, sonnigen Tagen wimmelt es überall von den Biestern. Wie wahrscheinlich ist es, dass ein Hyperallergiker an einem solchen Tag sein Notfallset im Bad liegen lässt? Und hätte er ein Wespennest in seiner Garage nicht entfernen lassen?«

Darin stimmte Lotte ihr zu, aber es erschien ihr einfach zu verrückt, um wahr zu sein. Insekten als Mordwaffe zu benutzen … Sie konnte sich nicht erinnern, sowas schon mal irgendwo gelesen zu haben, und es musste auch eine sehr unsichere Art sein, jemanden umzubringen.

»Und wie hat der Täter es dann deiner Meinung nach angestellt? Man trägt doch kein volles Wespennest mit sich herum und bewirft Leute damit.«

Åse seufzte resigniert und studierte die Tischplatte. Es schien nicht so, als hätte sie eine gute Antwort auf die Frage. Lotte ließ sie grübeln und betrachtete stattdessen ein asiatisches Paar, das Selfies vor der Statue von Marilyn Monroe schoss. *Ein Denkmal für einen Mythos*, dachte Lotte und schüttelte den Kopf. Nils Aas' Statue einer leichtbekleideten Marilyn in entspannter Pose schaute seit 1994 auf den Karmsund, dabei stammte Marilyns Vater gar nicht aus Haugesund, wie der Mythos behauptete. Lottes Gedanken über die junge

Norma Jean wurden jäh unterbrochen, als Åse Frugård wieder zu sprechen begann.

»Ich weiß es nicht, Lotte. Deshalb wollte ich hören, was du dazu sagst, bevor ich damit zum Ermittlungsleiter gehe. Siehst du eine natürliche Erklärung dafür?«

»So aus dem Stegreif nicht… Du hast Scheldrup Hansen also nichts davon gesagt? Wenn du so einen Verdacht hast, musst du ihn darüber informieren.«

Åse fegte das Thema beiseite, als wäre es eine lästige Fliege.

»Das ist Sache des Dienststellenleiters in Sveio. Er wollte bis morgen warten, bevor er die ganze Truppe zusammentrommelt. Der Hauptwachtmeister da draußen ist nicht gerade begeistert, dass wir in seinem Revier herumschnüffeln. Ich konnte ihn mit Mühe und Not überreden, Eirik Simostrand in die Rechtsmedizin zu schicken.«

Lotte Skeisvoll schnappte nach Luft und knickte im Kreuz ein. Nicht viel, aber genug, dass ihr Körper sich ein wenig vornüberbeugte. Ihr Mund wurde trocken, sie spürte ein Kratzen im Hals und musste sich an der Tischplatte festhalten. Erinnerungen flogen vor ihrem geistigen Auge vorbei, während ihr Brustkorb sich zusammenzog, sodass ihre Lunge keine Luft bekam. Es war schon lange her, aber sie erinnerte sich bis heute an den Geschmack von Stimorol in seinem Mund. Eirik Simostrand war ihre allererste Liebe gewesen.

»… und doch hatte sie so etwas wie Würde, eine Art Reinheit besessen, ganz einfach deswegen, weil die Maßstäbe, nach denen sie lebte, ihre eigenen waren.«

Der tote Mann streckte die Beine auf dem Pflaster aus und verschränkte die Hände hinter dem Kopf. Er war länger tot gewesen, als er zurückdenken konnte, aber genau hier – genau jetzt – fühlte er sich lebendig. Das Blut hatte langsam begonnen, wieder durch die Adern zu fließen, und er atmete tief durch. Frische norwegische Seeluft, das Geräusch der Wellen, die gegen Boote schlugen, der Duft von Teer und Seetang. Er probierte das Leben und beschloss, es so lange zu genießen, wie es dauerte.

»Wir leben so kurz – und sind so schrecklich lange tot…«

Der Mann musste lächeln, er konnte nicht anders. Er richtete das kleine Ding, das wie eine E-Zigarette aussah, so aus, dass es auf die beiden Frauen zeigte, die direkt links von ihm saßen. Dann schob er seine Ohrstöpsel zurecht und nahm einen Schluck von dem großen Bier, das er bestellt hatte, um den Schein zu wahren.

Die Unterhaltung der beiden kam klar und deutlich rüber und wurde durch die Geräuschkulisse an den Tischen um sie herum nicht gestört. Sie würde ihn sicher nicht wiedererkennen. Niemand würde das. Dazu hatte der Tod ihn zu lange in den Klauen gehabt. Vielleicht wenn sie sich direkt ihm gegenüber hingesetzt hätte, ihn genau betrachtet hätte, sich seinen Bart, die getönten Linsen, die Brille, die Falten, die Narben und Tätowierungen weggedacht hätte, aber er glaubte nicht daran. Er war zerfurcht, wettergegerbt, vom Leben gezeichnet. Und davon, es verloren zu haben.

Der Impuls, sich zu erkennen zu geben, meldete sich wieder, aber er wusste, dass es zu früh war. Er musste sich damit begnügen, ihren Duft einzusaugen, ohne dass sie etwas davon mitbekam. Vielleicht verspürte sie einen kühlen Luftzug, der ihr die Nackenhaare sträubte, den Schatten eines Vorspuks, der sie frösteln ließ oder sie dazu brachte, einen ängstlichen Blick über die Schulter zu werfen? Als Toter hatte er den Vorteil, an ihr vorbeistreifen zu können, sodass sie ihn für den Bruchteil einer Sekunde wahrnahm, ohne ihn je zu sehen. Nur ahnte, dass da etwas war. Etwas Unheimliches.

Ihre Gesprächspartnerin redete unaufhörlich. Eifrig, unbeirrbar und hartnäckig. Ihm fiel ihre Fähigkeit auf, logische Schlüsse zu ziehen, genauso wie er es von ihr erwartet hatte. Sie sollten *entdecken*, aber nicht *sehen*. Die *Entdeckung*, dass es sich um einen Mord handelte, würde sie übereifrig, selbstsicher und überheblich machen. Sie würden sich einbilden, dass sie das Steuer in der Hand hatten. Dass sie die Jäger waren.

Hochmut war immer noch ein Teil von ihr. Er konnte es an ihrem ganzen Wesen erkennen, an der Haltung, am Blick, am Klang ihrer Worte. Die lässige Arroganz, mit der sie sich über die Menschen erhob und sich zum Richter über ihre Gedanken und Taten machte. Der tote Mann öffnete das Buch, das vor ihm lag. Strich mit dem Zeigefinger unter den Worten entlang.

»… Denn wer sich selbst erhöht, der soll erniedrigt werden; und wer sich selbst erniedrigt, der soll erhöht werden …«

Er nahm die Worte des Lukasevangeliums in sich auf und

machte sie zu seinen. Es war sein Recht, *sie zu erniedrigen.* Er hätte es damals tun sollen, aber er hatte sich nicht getraut. Wie ein geprügelter Hund war er im Morgengrauen von ihnen gegangen und hatte sein Leben verebben lassen, während die Sonne über den Bergkamm gestiegen war.

»... Wer daher meint, er stehe fest, der sehe zu, dass er nicht falle ...«

Lotte Skeisvoll würde fallen, aber noch hatte sie nicht erkannt, dass sie kurz davor war, das Gleichgewicht zu verlieren. Der *Hochmut* machte sie verwundbar. Machte sie kurzsichtig und schwerfällig. Machte sie zu einem stillstehenden Ziel. Einem Reh in der Dämmerung, erstarrt im Lichtkegel der Autoscheinwerfer.

Die alte Frau, die mit Lotte sprach, erzählte von dem Vorfall in Sveio, aber sie sagte nichts von dem intensiven Schmerz, von der lähmenden Todesangst, von der bodenlosen Verzweiflung oder von der Reue. Sie sagte auch nichts von Eiriks grenzenloser Feigheit. Von der Verleugnung, die eine Lawine von Ereignissen ausgelöst hatte. Von Konsequenzen. Eirik Simostrand hatte sein Schicksal in jener Nacht, die so viele Jahre zurücklag, selbst besiegelt.

»Nein ... Das ist falsch. Ich weiß nichts über seine Reue. *Nur über den Schmerz – und die Angst.«*

Der tote Mann hegte die Hoffnung, dass Eirik bereut hatte, als er mit den Fingernägeln an der Garagentür kratzte, während die Wespen auf ihm krabbelten, um ihn herum und in ihn hinein. Aber wissen konnte er es nicht. Ein Lächeln spielte um seine Mundwinkel, während er die Schreie aus der Garage noch einmal hörte. Als Lotte einen Augenblick später zu ihm herübersah, hob er das Bierglas und nickte. Es schien beinahe, als stutzte sie für einen kurzen Moment.

Signe hatte bereut. Sie hatte ihre Reue herausgeschrien in den letzten Minuten, bevor die Schmerzen durch das Nagen der Ratten sie in eine gnädige Bewusstlosigkeit geschickt hatten. Er hatte sie ein paarmal geweckt, nur um ihre himmlischen Schmerzen weiter genießen zu können, aber es war ein kurzes Vergnügen gewesen. Das letzte Mal hatte sie nicht mehr als einige wenige Sekunden durchgehalten.

Endlich fiel Eiriks Name im Gespräch der beiden Frauen, und er beugte sich unmerklich vor, um Lottes Reaktion zu beobachten. Zuerst Unglaube, dann Verwunderung und schließlich nacktes Entsetzen, das über ihr Gesicht zuckte. In ihm kribbelte es. Für eine kurze, gedankenlose Sekunde riss er die Arme hoch und ballte die Fäuste. Er merkte im selben Moment, dass er unerwünschte Aufmerksamkeit erregte, als ein älterer Mann mit Ziegenbart und langen grauen Haaren ihn anstarrte.

Er vergewisserte sich mit einem Seitenblick, dass die bei den Damen seinen Ausrutscher nicht bemerkt hatten, zeigte auf sein Ohr und beugte sich zu dem Jazzliebhaber mit dem Ziegenbart hinüber.

»Höre gerade Radio. Real Madrid führt 1:0. Ronaldo …«

Er sah, wie das Interesse in den Augen des Mannes erlosch, und kam zu dem beruhigenden Ergebnis, dass der Typ kaum die Fußballergebnisse in der morgigen Zeitung verfolgen würde.

Direkt danach stand Lotte Skeisvoll auf. Der tote Mann erhob sich ebenfalls und folgte ihr mit fünfzig Meter Abstand die Haraldsgate hinunter. Ein paar Minuten später stellte er fest, dass sie auf dem Heimweg war. Als sie zur Unterführung an der Lillesundschule abbog, wurde er langsamer. Er setzte sich auf einen Stein und betrachtete die Aussicht auf ihr Haus.

Der tote Mann konnte den bitteren Geruch bis dorthin ahnen, wo er saß. *Den Geruch von Angst.* Für ihn gab es nichts Schöneres.

Karmsundgata, Haugesund
Mittwochabend, 5. August

Der Lärm aus der Stadt hatte sich gelegt und war nur noch als atonaler Unterton aus einer fernen Welt zu hören. Lotte Skeisvoll nahm ihn kaum noch wahr, als sie die Treppen zur dunklen Unterführung gleich neben der Lillesundschule hinunterging. Sie schüttelte sich. Spürte einen kalten Hauch im Nacken. Sie hatte nie wirkliche Angst verspürt, nie Furcht vor der Dunkelheit oder das unheimliche Gefühl, nicht allein zu sein. Von unsichtbaren Augen beobachtet zu werden. In ihrer Welt gab es keine Grautöne. Nur Schwarz und Weiß. Recht und Unrecht. System und Chaos. *Ungewissheit* machte sie unsicher. Das war ein abstrakter Zustand. Nicht greifbar und mit fließenden Konturen.

Entscheidungen auf Basis von Gefühlen zu treffen, war ungewohnt. Sie wurde linkisch in einer solchen Welt. Das war nichts für sie. Aber es half weder, die Gedanken unter den Teppich zu kehren, noch sie ans Licht zu holen und sie beim Namen zu nennen. Sie waren trotzdem da. Schlichen sich an, wenn sie für sich war. So wie jetzt, auf dem Weg nach Hause, scheinbar allein …

Lotte zwang sich, nicht über die Schulter zurückzublicken, aber ihr Unterbewusstsein trieb sie an, schneller zu gehen. Sie ahnte Schatten in den Ecken. Am Ende der Unterführung. Auf der Treppe hinauf zum Fußweg. Am Sitzstein vor dem Haus …

Eine verräterische Träne quoll hervor, während sie ging. Das war alles zu viel für sie. Der gesuchte Mann, der nichts verbrochen hatte. Die Leichen, die sich wieder um sie herum stapelten. Der Junge, nach dem sie das Meer vor Røvær absuchten. Und Eirik … Unmöglich zu lieben. Unmöglich zu vergessen.

Es waren die *Hundstage* … Hätte sie den geringsten Hang zum Aberglauben gehabt, hätte ihr die Erklärung aus den finsteren Winkeln entlang des Weges zugezwinkert. In diesen Wochen im Juli und August ging immer alles schief, sagte man. Nichts hatte ein gültiges Haltbarkeitsdatum. Alles verrottete direkt an der Wurzel. Lotte warf den Kopf zurück und ging mit entschlossenen Schritten weiter.

Sie näherte sich ihrem Haus, einem gemütlichen weißen Holzhaus aus den frühen Fünfzigerjahren mit verborgenen Ecken und freundlichen Räumen. Lotte konnte das Licht der Außenlampe an der Treppe sehen. Ihr gelber Schein fiel auf ein paar traurige Topfpflanzen, ein Wagenrad, mit dem sie den Eingangsbereich dekoriert hatte, und ein altes Damenfahrrad mit plattem Hinterreifen, das schläfrig am Geländer lehnte. Alles war ganz normal. Aus einem Reflex heraus warf sie trotzdem einen Blick über die Schulter zur anderen Seite der Karmsundgata. Und seufzte resigniert über sich selbst.

Da ist keiner!

Als sie zehn Sekunden später auf den Hof kam und den Fuß auf den knirschenden Kies setzte, hielt sie inne. Blieb einen Moment stehen und horchte. Blickte an der Außenlampe vorbei ins dahinter liegende Dunkel.

Hatte sie eine Bewegung gesehen? Oder war es ein Geräusch, das sie veranlasst hatte stehenzubleiben?

Noch vor einem Jahr wäre sie ohne Zögern in die Dunkelheit hineingegangen und hätte die Person oder das Tier, oder was immer sich dort verbarg, mit lauter Stimme angesprochen. Jetzt blieb sie stattdessen stehen. Versuchte, ihre Atmung unter Kontrolle zu bringen. Wich instinktiv einen Schritt zurück, als sie wieder eine Bewegung ahnte. Eine Gestalt trat ins Licht der Außenlampe, und Lotte spürte die Erleichterung wie einen kühlen Luftzug, als sie erkannte, wer es war. Eine glühende Zigarettenkippe flog in hohem Bogen an die Grundstücksmauer, und der Mann drehte sich um. Er zuckte zusammen, als er sie bemerkte.

»Herrgott, Lotte, hast du mich erschreckt. Schleichst du dich immer so an Leute an?«

Lotte Skeisvoll betrachtete Viljar Ravn Gudmundsson. Sein flatterndes weißes Hemd hatte seit der Jahrtausendwende kein Bügeleisen mehr gesehen, und die ehemalige verwaschene Jeans war jetzt zu Shorts mit baumelnden weißen Fäden an den Stellen verkürzt, wo die Schere ein bisschen unsauber geschnitten hatte. Er stützte sich mit der linken Hand auf den Stock, den ihm das Zentrum für Orthopädie nach seiner Schussverletzung im Frühjahr zur Verfügung gestellt hatte.

»Ja, Viljar. Ich schleiche mich an Leute an. Besonders wenn sie sich uneingeladen in meinem Vorgarten aufhalten.«

Viljar schüttelte den Kopf und zog eine Snusdose aus seiner Gesäßtasche.

»Wenn ich warten würde, bis du mich einlädst, könnte ich genauso gut darauf warten, dass Charlies Imbiss einen Michelin-Stern erhält.«

»Charlies Imbiss hat dicht gemacht, Viljar. Schon vor Jahren.«

Viljar grinste breit und enthüllte, dass es nicht der erste Priem des Tages war, den er sich in den Mund schob. Der vorige klebte ihm immer noch unter der Oberlippe.

»Eben …«

Er fragte nicht, ob sein Kommen in Ordnung war. Machte keine Anstalten zu fragen, wie es ihr ging oder ob sie Zeit hatte. Stattdessen hinkte er die Steinstufen hinauf und stellte sich vor ihre Haustür. Sie hatte keine Lust, mit ihm zu diskutieren, und ließ ihn ins Haus. Er zog die Sandalen aus und humpelte ins Wohnzimmer. Lotte hob sie mit spitzen Fingern auf und stellte sie an die Wand zu den anderen Schuhen, die dort säuberlich aufgereiht standen. Die Sandalen waren zu groß und durchbrachen die Symmetrie, aber sie fand keine praktikable Lösung, also gab sie es auf und folgte ihm. Zum Ausgleich stellte sie seinen Stock, den er achtlos hatte fallen lassen, ordentlich an die Wand.

Sie fand Viljar vor dem größten von Vikshålands Bildern im Wohnzimmer. Das mit dem schwertschwingenden Engel hinter einem kleinen Mädchen, das einen grünen Apfel in der Hand hielt. Es gefiel ihr nicht, dass er das Bild studierte, deshalb räusperte sie sich, um sich bemerkbar zu machen.

»Ich wusste gar nicht, dass du religiös bist, Lotte?«

Sie schnaubte verächtlich. Wer es schaffte, in Vikshålands Bildern irgendetwas Religiöses zu finden, hatte keine Ahnung von moderner Kunst. Viljar wusste, wie man *das Motiv* darstellte. Das Konkrete. Das Handfeste. Das, was man mit dem bloßen Auge sehen konnte. Was dagegen das Thema und die unterschwellige Botschaft betraf …

»Setz dich, Viljar. Ich nehme an, du hast einen Grund, hierherzukommen?«

Lotte merkte, dass sie schroff war. Das war sie Viljar gegenüber oft. Ein bisschen brüsk und herablassend. Das wollte sie gar nicht. Das Problem war, dass sie es nie schaffte, ihn richtig einzuordnen. War er Erlöser oder Nemesis? Freund oder

Parasit? Sicherheit oder Gefahr? Die Zeit nach dem Mord an Geirmund Bakken hatte sie außerdem asozial werden lassen. Sie war nicht in der Lage, die Sperren zu durchbrechen, die zwischen ihr und der Außenwelt standen. Leute an sich heranzulassen fiel ihr schwer, und bei Viljar ganz besonders. Sie zwang sich zu einem Lächeln, von dem sie hoffte, dass es echt aussah.

»Ich habe noch etwas Wein im Kühlschrank. Möchtest du ein Glas?«

Viljar blickte vom Sessel hoch. Sie sah ein flüchtiges Grinsen über sein Gesicht huschen. *Wann würde sie lernen, Menschen zu deuten?* Sie konnte nicht begreifen, warum sie eine intuitive Fähigkeit entwickelt hatte, *Dinge* zu interpretieren, Gegenstände, Räume und logische Handlungsverläufe, aber bei Menschen hoffnungslos versagte.

»Oder lieber ein Bier? Ich habe ein paar Dosen Ringnes da.«

Seine Schultern senkten sich wieder.

Nachdem sie die Getränke geholt hatte, setzte sie sich ans Ende des Dreisitzers, gleich neben den Sessel. Stellte eine Schale mit trockenen Keksen und schrumpeligen Weintrauben in die Mitte des Tisches. Schob das weiße Häkeldeckchen unter der Schale zurecht, sodass das Muster zu beiden Seiten sichtbar wurde.

»Hast du noch mal über das nachgedacht, worüber wir gestern gesprochen haben?«, fragte sie schließlich. »Über den Fremdkämpfer? Was wir tun sollen, falls sie ihn festnehmen?«

Viljar wurde unruhig. Er spielte mit seinem untersten Hemdknopf und drehte die Snusdose zwischen den Fingern. Sein Blick flackerte.

»Was gibt es darüber denn nachzudenken? Haben wir eine Wahl?«

Lotte wusste nicht genau, wie er das meinte. Sie beschloss, das Beste anzunehmen, und hoffte inständig, dass er es genauso sah wie sie.

»Er ist zur Fahndung ausgeschrieben. Das weißt du genau, denn ich habe den Artikel gelesen, den Julie Moksheim am Nachmittag ins Netz gestellt hat. Ich gehe davon aus, dass du ihn ebenfalls gelesen hast?«

Viljar zuckte gleichgültig die Schultern.

»Nein. Ich lese nichts von dem, was sie schreibt. Sie ist eine Egomanin, die Erfolg daran festmacht, wie oft etwas gelikt und geteilt wird. Klickjournalismus ist nicht so mein Ding, aber ich weiß natürlich von der Fahndung. Ich war auf der Redaktionskonferenz.«

»Okay. Dann will ich dich nicht mit Details langweilen, aber wir haben ein ernstes Problem. Sie werden den Kerl ausfindig machen, und ich tippe mal, dass er noch vor Ende der Woche in U-Haft sitzt. Und was machen wir dann? Wir können nicht einfach den Kopf in den Sand stecken und hoffen, dass er nicht verurteilt wird.«

Viljar seufzte. Seine Finger trommelten rastlos auf der Armlehne.

»Ich mag es nicht, Probleme vorwegzunehmen, Lotte. Durch meinen Kopf geistern gerade genug Dämonen, da muss ich mich nicht auch noch damit verrückt machen, ob vielleicht noch mehr kommen.«

Lotte verstand, konnte seine Erklärung jedoch nicht akzeptieren.

»Und ich mag es, vorbereitet zu sein. Das weißt du. Ich will wissen, was ich tun muss, wenn die Probleme auftauchen, und hör genau zu, ich sage bewusst *wenn* und nicht *falls*… Das hier verschwindet nicht einfach. *Du* hast einen Mann getötet, und *ich* habe dir geholfen, es zu vertuschen. Ahmed Jazeem Karjoli wird für diesen Totschlag verurteilt werden, sofern du und ich ihn nicht freisprechen.«

»Bist du dir da ganz sicher?«

»Herrgott noch mal, Viljar, hast du heute keine Nachrichten gesehen? Seit gestern ist der Mann mehrfach gesehen worden. Er ist ein geflohener IS-Kämpfer, den seine Glaubensgenossen fallengelassen haben, und sämtliche Medien haben ihn längst schuldig gesprochen.«

Viljar gab auf. Er studierte das Muster im Teppichboden.

»Okay. Falls sie ihn schnappen, stelle ich mich. Ich weiß, dass du das von mir hören willst. In deiner Schachbrettmusterwelt ist alles so verdammt einfach, Lotte.«

Sie ging zum Fenster. Ein Liebespaar im Sildajazzrausch schwankte die Karmsundgata entlang. *So unbekümmert*, zuckte ihr durch den Kopf. Sie spürte, wie Panik sie ergriff. *War es wirklich das, was sie wollte? War das der Grund, warum sie ihn so unnachgiebig drängte?* Ein Frösteln lief ihr über den Rücken, und sie hatte das dringende Bedürfnis, sich in Embryostellung in eine Wolldecke einzurollen. Sie *wollte*, dass er gestand. Dass *sie beide* gestanden, was passiert war. Aber sie wollte nicht, dass er bestraft wurde. Er war kein Mörder. Nur unvorsichtig, jemand, der extremes Pech gehabt hatte. Außerdem wäre es das Ende ihrer beruflichen Karriere. *War sie bereit dafür?* Sie drehte sich wieder zu Viljar um.

»Nein. Ich will das nicht. Du kannst dich nicht stellen.«

»Was willst du denn überhaupt …?

Die nächsten Worte, die sie sagte, hatte sie sich vorher nicht überlegt.

»Wir können ihn vor der Polizei finden. Ihn in Sicherheit bringen.«

Viljar drehte sich langsam zu ihr um. Sein Gesicht war kantig und verzerrt. So unsymmetrisch, dass es ihr Schauer über den Rücken jagte. Gleichzeitig wünschte sie sich nichts sehnlicher, als sein Gesicht in ihre Hände zu nehmen. Die Falten wegzustreichen.

»Du willst, dass wir einem IS-Terroristen helfen zu entkommen?«

Lotte begriff den Irrsinn, aber ihr fehlten die Worte, um sich verständlich zu machen. Viljar erhob sich und tastete nach seinem Stock. Er stand einen Moment schwankend da, bevor er sich am Fensterrahmen festhielt. Er wollte etwas sagen, wartete aber darauf, dass sie weitersprach.

»Du hast recht, Viljar. Das geht nicht. Auf die Art können wir es nicht machen.«

Sie griff nach seiner Hand und versuchte ihn dazu zu bringen, sich wieder hinzusetzen, aber er rührte sich nicht.

»Bitte… Kannst du nicht einfach hierbleiben? Mein Kopf ist eine Rumpelkammer, ich weiß überhaupt nichts mehr. Ich muss darüber reden.«

Er blieb noch eine Weile stehen. Dann war es, als würde alle Luft aus ihm entweichen, und er sank wieder zurück auf den Sessel. Lotte begrub den Kopf in den Händen. Und dann spürte sie, dass er ihr behutsam übers Haar strich, so wie ihr Vater es getan hatte, als sie ein kleines Kind gewesen war.

»Na klar, Lotte. Ich bleibe hier, wenn du mich brauchst…«

Kvalacenter, Haugesund
Donnerstagmorgen, 6. August

Die Wolfsstunde ist die Stunde zwischen Nacht und Morgengrauen. Es ist die Stunde, in der die meisten Menschen sterben, in der der Schlaf am tiefsten ist und die Albträume auf deine Brust drücken. Es ist die Stunde am Scheidepunkt von Nacht und Tag, wenn alle Probleme sich zu großen Ungeheuern auswachsen und die Engel des Jüngsten Gerichts zu Tisch gebeten werden.

Lotte rang nach Luft und spürte, wie die Panik ihr Schauer über den Rücken jagte. Sie kämpfte verzweifelt darum, sich aus dem klammen Bettbezug zu befreien, der sich wie eine Zwangsjacke um sie gewickelt hatte. Der Traum war so real, dass sie nicht mit Bestimmtheit sagen konnte, ob er vorbei war oder sich immer noch in den Winkeln ihres Unterbewusstseins verbarg.

Sie lief durch einen dichten Wald in einer Winterlandschaft, ohne Schuhe und mit nichts als einem dünnen Kleid an. Plötzlich öffnete sich der Wald, und sie stand am Ufer eines zugefrorenen Sees. Mitten auf dem Eis stand Viljar, barfuß, und spielte einen Leierkasten. Lotte lief auf ihn zu, merkte aber zu spät, dass das Eis sie nicht beide trug. Es brach unter ihr, und als sie sich umdrehte, um an Land zu kommen, hatte sich die Distanz zum Ufer auf mehrere hundert Meter vergrößert, und die Risse im Eis kreisten sie ein. Als sie die Augen aufschlug und nach Luft schnappte, konnte sie immer noch spüren, wie sich das eiskalte Wasser in ihre Poren fraß. Das Letzte, was sie noch von dem Traum in Erinnerung hatte, war, dass Viljar ruhig stehenblieb und den Leierkasten spielte. Selbst als das Wasser sie umschloss, machte er keine Anstalten, ihr zu Hilfe zu kommen.

Immer noch benommen, stieß Lotte die Bettdecke auf den Fußboden. Ihre Beine waren so kalt, dass es unter ihren Fußsohlen kribbelte. Es vergingen noch ein paar Sekunden, bevor sie begriff, was sie aus dem Albtraum geweckt hatte: Ihr Handy vibrierte leise auf dem Nachttisch. Ein fast lautloses Summen. Ihr Herz raste immer noch, als sie das Telefon vom Nachttisch nahm und aufs Display schaute. Sie sah sofort, dass sie recht gehabt hatte. *Es war tatsächlich die Stunde des Wolfs.* Genauer gesagt, 04:30 Uhr morgens.

Lotte stutzte über den Anruf. Er war von Knut Veldetun. Es gab keinen Grund, warum er sie um diese Zeit anrufen sollte, es sei denn, man hatte Stig Øyvind gefunden. Aber selbst dann hätte er doch bis zum Morgen gewartet? Sie überlegte kurz, ob sie ihn zurückrufen und nachfragen sollte, ließ es dann aber bleiben. Legte sich zurück in die Kissen, atmete tief durch und versuchte, ihren Puls wieder zu beruhigen, um die dringend benötigten Stunden Schlaf zu bekommen. Draußen türmten sich die Sorgen auf. Streckten ihre gichtbrüchigen Finger nach ihr aus und kratzten an den Scheiben. Winselten, schrien und wollten herein. Lotte schlug die Augen wieder auf und atmete schwer. Sie setzte sich im Bett auf, warf dem Handy einen finsteren Blick zu, nahm es und rief Knut an.

»Morgen, Lotte. Ich hatte schon befürchtet, du würdest nicht zurückrufen. Schläfst du noch?«

»Jetzt nicht mehr …«

Es wurde für einen Moment still. Lotte ging auf den Flur, sah nach, ob Viljar noch auf dem Sofa im Wohnzimmer lag, und tappste zur Toilette. Hoffte, dass Knut nicht hörte, wie sie die Brille herunterklappte, und setzte sich.

»Lars und ich sitzen in einem Zivilfahrzeug und observieren den weißen Lieferwagen. Ich nehme an, du weißt, dass wir ihn gestern in Kvala gefunden haben?«

»Mhm … Und weil Lars keine große Lust zum Reden hat, war dein erster Gedanke, mich morgens um halb fünf anzurufen?«

»Nein, nicht deswegen. Wir haben hier was entdeckt, und ich weiß, dass du das mit eigenen Augen sehen willst. Du musst herkommen.«

»Jetzt …? Mitten in der Nacht?«

»Das kann nicht warten, Lotte.«

»Zum Kuckuck noch mal, Knut … Du könntest mir wenigstens sagen, worum es geht, dann kann ich selbst entscheiden, ob es wirklich so dringend ist.«

Wieder war für ein paar Sekunden Stille. Lotte zog sich mit langsamen Bewegungen an, während sie das Handy zwischen Wange und Schulter geklemmt hielt. Das Gesicht im Badezimmerspiegel bestätigte ihr, dass sie so früh am Morgen nichts in der Öffentlichkeit zu suchen hatte. Knuts Stimme unterbrach ihre Gedanken.

»Okay. Vor einer halben Stunde kam ein Mann über den Parkplatz. Sturzbetrunken und auf dem Weg nach Hause, wie es schien. Aber dann sah es so aus, als würde er kurz bei dem Transporter stehenbleiben, den wir beobachten, bevor er Sekunden später weitertorkelte.«

»Und …?«

»Ja, eigentlich ist uns weiter nichts aufgefallen, bis ich vor zehn Minuten zum Pinkeln raus bin, und da habe ich gesehen, dass an dem einen Seitenspiegel eine weiße Einkaufstüte hing. Von unserem Wagen aus ist der Spiegel im toten Winkel, daher konnten wir sie vorher nicht sehen.«

»Aha. Habt ihr euch die Tüte näher angesehen?«

Sie konnte hören, wie Knut und Lars gedämpft miteinander sprachen, bevor er wieder dran war. Er räusperte sich, als wollte er auf sich aufmerksam machen.

»Ja. Die Tüte ist fast leer, aber auf dem Boden liegt ein Strauß Blumen, die aussehen, als wären sie mit der Wurzel ausgerissen worden. Da ist Erde an den Wurzeln.«

Lotte verstand nicht, was in die beiden Kollegen gefahren war. Sie wollte einfach nur wieder ins Bett.

»Warum in aller Welt soll ich mir mitten in der Nacht einen Blumenstrauß ansehen, den irgendein Betrunkener aus einem Garten ausgerissen hat?«

Knut räusperte sich wieder. Eine hässliche Angewohnheit, die immer dann auftrat, wenn er etwas Unangenehmes mitzuteilen hatte. Lotte wartete geduldig.

»Na ja … also … Da hängt eine Dankeskarte an dem Strauß und darauf steht: ›Für Lotte von Anne.‹«

Sofort presste ein unangenehmer Druck gegen ihr Brustbein. Sie merkte, wie ihr das Atmen schwerer fiel.

»Was sind das für Blumen, Knut?«

»Ich bin kein großer Kenner, aber die sehen aus wie Margeriten. Fünf Stück.«

Indre Kai, Haugesund
Donnerstagmorgen, 6. August

Die Luft auf dem Kai stand. Es gab nicht mal die Andeutung eines Windhauchs, und Knut merkte, dass er unter der Polizeimütze schwitzte. Es war erst acht Uhr. Genau genommen hätte er nach der Nachtschicht in Kvala jetzt zu Hause im Bett liegen müssen, aber Lotte hatte ihn hierher beordert. Er öffnete den obersten Knopf seiner Uniformjacke und erntete sofort einen strengen Blick. Aber heute hatte er keine Lust, sich zu fügen.

»Du meinst also, wir sollen die Fähre nach Røvær nehmen und ihnen sagen, dass wir die Sache vorläufig auf Eis legen? Das ist schlechte Polizeiarbeit, Lotte. Das können wir nicht machen.«

Lotte, die neben ihm stand, blickte mit verbissenem Gesichtsausdruck hinüber nach Risøy auf der anderen Seite des Karmsunds. Der Vorfall mit der Plastiktüte in der Nacht hatte sie erschüttert. Knut merkte es ihr bei jeder Bewegung an. Sah es an ihrer Mimik. Über ihnen wölbte sich ein endlos blauer Himmel. Sie drehte sich zu ihm um und musterte ihn mit einem Blick, in dem er Skepsis las.

»Glaubst du das wirklich? Dass ich vorhabe, die Sache zu den Akten zu legen? *Das* habe ich nicht gesagt, Knut. Ich bin immer noch Einsatzleiterin, das Rote Kreuz und die Freiwilligen laufen jeden Zentimeter Strand ab, und die Suche wird mindestens noch ein paar Tage fortgesetzt.«

Knut gab sich alle Mühe, seinen wachsenden Ärger nicht zu zeigen. Das war wieder mal typisch Lotte. Erst etwas zu sagen, und das Gesagte im nächsten Satz zu relativieren. Auf die Art hatte sie scheinbar immer recht, und die Leute glaubten, sie handelten nach ihrem Willen, egal ob sie das eine oder das andere taten.

»Was hast du dann gesagt?«, fragte er ärgerlich. »Könntest du dich etwas genauer ausdrücken?«

Wie um seine Worte zu unterstreichen, kickte er einen Stein vom Kai hinunter in den Sund. Dem Platschen folgten Ringe, die sich im glasklaren Wasser verbreiteten. Lotte setzte sich auf eine stählerne Bank, die unmittelbar neben dem Anleger der MS Røværfjord befestigt war. Hängte ihre Handtasche ziellos von ihrer rechten Körperseite auf die linke. Knut begriff nicht, warum sie sowas tat. Wie alle anderen hatte er sich jedoch einfach damit abgefunden, dass sie nun mal so war.

»Was ich gesagt habe, ist, dass die Suche weitergeht wie bisher. Wir sind heute nicht weniger daran interessiert, Stig Øyvind zu finden, als wir es gestern waren. Aber in dieser Situation, mit anscheinend zwei Morden in drei Tagen, kann ich meine Zeit nicht auf dem Sonnendeck der MS Røværfjord verplempern.«

»Ich glaube nicht, dass die Fähre ein Sonnendeck hat …«

»Herrgott noch mal, Mann. Das ist bildlich gemeint, begreif das doch. Der Polizeidirektor will, dass ich mich verstärkt an den Mordermittlungen beteilige, und dann habe ich keine Zeit, auf Røvær herumzulaufen. Außerdem war die Plastiktüte, die ihr heute Nacht gefunden habt, eine Warnung. Der Mörder versucht, durch mich zu kommunizieren.«

Knut Veldetun verstand. Im Grunde seines Herzens tat er das, aber er konnte die Sache nicht auf sich beruhen lassen.

Ein halbwüchsiger Junge war verschwunden, und es war etwas faul an diesem Selbstmordbrief und der Art, wie er das Haus und die Eltern verlassen hatte. Er wischte sich den Schweiß von der Stirn und setzte die Mütze diesmal nicht wieder auf. Zog sich etwas in den Schatten zurück.

»Aber es gibt eine Lösung für das Problem.«

Knut Veldetun drehte den Kopf in Lottes Richtung. *Was auch immer, Hauptsache, wir tun was*, dachte er.

»Ich habe vorhin mit Guldbrandsen telefoniert und ein paar Gedanken mit ihm ausgetauscht. Er ist einverstanden. Hör zu …«

Sie zog einen Ordner aus ihrer Tasche, nahm ein paar Blätter aus einem Seitenfach und heftete sie im Ordner dort ab, wo sie hingehörten. Dann zog sie ein Trennblatt aus einem anderen Fach und wollte es beschriften, entschied sich aber offenbar anders. Sie verzog das Gesicht und reichte Knut den Ordner.

»Hier. In diesem Ordner befinden sich alle Unterlagen zum Røvær-Fall, außer denen, die mit meiner Aufgabe als Einsatzleiterin der Suchaktion zu tun haben. Fahr du hin. Sprich mit den Leuten. Finde mehr über Stig Øyvind heraus. Tauch in sein Leben ein. Sieh zu, ob du etwas in Erfahrung bringen kannst, das uns weiterhilft.«

Knuts Herz setzte für ein paar Schläge aus, und er merkte, wie ihm das Blut zu Kopf stieg. Sollte er in einem Fall richtig *ermitteln*? Er war jetzt seit zwei Jahren auf der Dienststelle, und das Höchste an Ermittlungsverantwortung, was man ihm bisher übertragen hatte, waren simple Autodiebstähle und hin und wieder ein Einbruch in einem Werkzeugschuppen gewesen. Er starrte Lotte verwundert an. Es sah ihr nicht ähnlich, Verantwortung abzugeben. Sie schien zu ahnen, was er dachte, denn sie lächelte plötzlich.

»Lieber Knut. Früher oder später musst du ins kalte Wasser springen. Du hast dich ja für mehrere Ermittlungslehrgänge in Oslo beworben, von daher nehme ich an, dass es das ist, was du willst. Als ich zwei Jahre bei der Polizei war, hatte ich schon mehrere Fälle hinter mir. Wird höchste Zeit, dass du dir deine Sporen verdienst.«

Knut verspürte eine intensive Freude. Nicht darüber, dass er endlich die Chance bekam, richtige Polizeiarbeit zu machen. Nein, die Freude bezog sich darauf, dass sich jetzt jemand ernsthaft ins Zeug legen würde, um Stig Øyvind Gautesen zu finden. Er wusste, dass er seine Dienststunden nicht zählen würde, solange der Fall nicht aufgeklärt war. Es zuckte ihm schon in den Füßen, er konnte es kaum abwarten, an Bord der Fähre zu springen.

»Ich weiß gar nicht, was ich sagen soll, Lotte. Guldbrandsen will, dass ich den Fall übernehme?«

Lotte Skeisvoll lächelte übers ganze Gesicht. Ein merkwürdiger Anblick. Es war sehr, sehr lange her, dass er sie hatte lächeln sehen. Zum ersten Mal seit vielen Monaten sah er, dass sie wirklich eine schöne Frau war.

»Ich fürchte, du wirst enttäuscht sein, wenn du erkennst, wie viel Arbeit in solchen Ermittlungen steckt und wie wenig dabei herauskommt, aber mach nur. Ein bisschen jugendlicher Unternehmungsgeist kann nicht schaden. Nur … bevor du mit deinen langen Beinen durch die Wellen pflügst … Kann ich dir noch einen kleinen Rat mit auf den Weg geben?«

»Ja, na klar …«

»Fang immer im nahen Beziehungsumfeld an. Bei Fällen wie diesem – wenn junge Menschen sich anscheinend das Leben genommen haben – finden sich die Antworten meistens in der Familie, in Liebesbeziehungen und im Freundeskreis.«

Er verzichtete darauf, sich zu notieren, was sie sagte, aber er wusste, dass ihre Worte sich in sein Gedächtnis brennen würden. Wenn es etwas gab, was der Polizeidirektor ihm eingeschärft hatte, dann dass er Lotte Skeisvoll *zuhören* sollte. Als er sah, dass sie aufbrechen wollte, ging er zu ihr. Sie nahm seine Hand.

»Und noch was, Knut…«

Er nickte kurz.

»Falls Stig Øyvind etwas zugestoßen ist… etwas, das er sich nicht selbst zugefügt hat…«

»Dann gebe ich dir Bescheid?«

»Nein, Knut… Dann hängst du den Schuldigen an der Spitze des Bethauses da draußen auf. Verstanden?«

Polizeistation Haugesund
Donnerstagvormittag, 6. August

Olav Scheldrup Hansen blinzelte zur Ecke der Südwand im Besprechungsraum, wo sich wohl die Klimaanlage befinden sollte. Aber alles, was er sah, war ein Lüftungsgitter, und dass die Pflanze daneben die Blätter hängen ließ.

Vor einem Jahr hatte er kaum gewusst, dass diese Stadt existierte, und jetzt war er schon zum dritten Mal als Ermittler hier im Einsatz. Sie wateten in Leichen – wie üblich – und wenn er nicht ein gewisses Verständnis dafür gehabt hätte, dass die Leute sich in diesem gottverlassenen Kaff gegenseitig umbrachten, hätte er sich gefragt, ob die Welt dabei war, vor die Hunde zu gehen.

Er blickte auf die versammelten Polizeikräfte und begriff, dass er tief graben musste, um den notwendigen Enthusiasmus zu finden. Stumme, ernste Gesichter warteten auf eine Offenbarung. Er hätte eine Kurbel gut gebrauchen können, denn der Motor hier würde nicht anspringen, bevor er nicht unfassbar viele Tassen Kaffee und ein Jammertal voller zähem, leerem Geschwätz abgehustet hatte.

Olav klopfte mit dem Stift auf die Tischplatte und registrierte, dass es unter all den stumpfen Gesichtern einige gab, in denen Leben war. Lotte Skeisvoll, Polizeidirektor Arnstein Guldbrandsen und Åse Frugård wirkten zumindest wach. Es wurde still um den ovalen Tisch herum, deshalb ging er davon aus, dass er auch die Aufmerksamkeit der übrigen Anwesenden hatte.

»Wir machen das hier kurz und effektiv. Kein Herumschleichen um den heißen Brei, wenn ich bitten darf. Ich muss wissen, was ihr wisst und wo wir stehen.«

Ihm war klar, dass er damit das Seil zum Zerreißen spannte. Wenn es eines gab, was die Dienststelle in Haugesund kennzeichnete, dann dass alles seine Zeit brauchte. Der Stationsälteste meldete sich als Erster.

»Bitte, Stople. Haben Sie was?«

Der Polizeibeamte rückte einige Papiere vor sich gerade.

»Wir haben eine Personenidentifikation. Bei der Toten in Fjæra handelt es sich um die sechsunddreißigjährige Signe Røyrvik. Sie war die nächste Nachbarin der Schule und arbeitete bis 2009, als der Unterrichtsbetrieb eingestellt wurde, dort als Schulsekretärin. Ja, also für diejenigen von euch, die im Thema drin sind: Sie ist die Nachbarin, die wir vergeblich zu erreichen versucht hatten.«

»Wie haben wir herausgefunden, dass sie es ist?«

Die Frage kam vom Polizeidirektor. Er nahm sich einen der trockenen Kekse, die als Tischschmuck in der Mitte standen.

Lars Stople schien sich unbehaglich zu fühlen. Es sah fast so aus, als würde er sich schämen.

»Äh … durch Gerüchte eigentlich …«

Polizeidirektor Arnstein Guldbrandsen hustete Kekskrümel.

»Wie bitte? *Gerüchte*?«

»Ja, das beruht auf einem Missverständnis, hoffe ich …«

Lars Stople verirrte sich schnell in seinen eigenen Überlegungen. Olav winkte ihn weiter, als er merkte, in welche Richtung es ging.

»Ja, also … Der Rentner, der sie gefunden hat, rief die Polizei in Etne an, und die haben einen Beamten zur Schule geschickt, um nachzusehen, während sie gleichzeitig unsere Unterstützung angefordert haben. Åse war schon eine halbe Stunde, nachdem Signe gefunden worden war, vor Ort.«

»Und …?«

Guldbrandsens Kopf rötete sich merklich.

»Knut und ich haben den Beamten weggeschickt, nachdem wir angekommen waren, aber keiner von uns hat daran gedacht, den Kollegen vor Ort zu fragen, ob ihm die Tote vielleicht bekannt ist.«

Für ein paar Sekunden wurde es ganz still am Konferenztisch. Olav Scheldrup Hansen fand es an der Zeit, Lars aus dem Graben herauszuhelfen, bevor er sich noch tiefer hineingrub.

»Was Lars damit sagen will, ist, dass wir, die am Tatort waren, nicht auf die Idee gekommen sind, dass dieser Beamte, der an der Tür Wache stand, wissen könnte, wer in dem Gebäude lag, zumal er nicht zu uns gekommen ist und es von sich aus gesagt hat.«

Der Polizeidirektor lockerte seinen Schlips und schickte einen panischen Blick zur Klimaanlage. Er saß mit einem leeren Wasserglas in der Hand da und starrte in die Luft. Es lag eine gewisse Resignation in seiner Stimme, als er das Wort ergriff.

»Aber das tat er also … Er wusste, wer die Frau war?«

»Ja, und das hat er jemandem erzählt, der uns gestern Abend angerufen und es uns mitgeteilt hat. Der Betreffende hatte in der Zeitung gelesen, dass wir die Frau immer noch nicht identifiziert hatten.«

»Großer Gott, und was sagt dieser Idiot zu seiner Verteidigung?«

»Das wissen wir nicht, Guldbrandsen. Er ist auf Mallorca. Hat am Dienstag seinen Urlaub angetreten.«

Eine Hand winkte aus der langen Reihe zur Rechten. Åse Frugård hielt eine Zigarette hoch. Zwar nicht angezündet, aber die stille Demonstration war dennoch zweifellos ein Kommentar zu seiner Sitzungsleitung. Besser, er erteilte ihr das Wort, damit sie schnell raus auf die Treppe gehen konnte.

»Ich habe einen neuen Fall, den wir uns ansehen müssen.«

Sie blickte fragend zum Polizeidirektor. Guldbrandsen machte eine einladende Handbewegung.

»Ja, ich hätte wohl warten müssen, bis der Revierleiter in Sveio offiziell Kontakt aufnimmt, Arnstein, aber die Sache ist so ernst, dass wir nicht auf ihn warten können.«

Åse Frugård rechnete offenbar mit einer Reaktion von jemandem der Anwesenden, aber da keine kam, erhob sie sich von ihrem Stuhl, legte ihr Gesicht in eine verblüffende Anzahl von Falten und begann einen Monolog, der mindestens zehn Minuten dauerte.

Wenn das, was sie schilderte, auch nur im Mindesten der Wirklichkeit entsprach, wäre das der erste Wespenmord der Geschichte. Als sie fertig war und Lotte noch hinzugefügt hatte, dass sie das Opfer dieses Vorfalls kannte, versuchte Olav, die Hoheit über den Raum zurückzugewinnen.

»Schön. Faszinierende Sache, Åse. Aber solange wir nicht mit Sicherheit sagen können, dass es sich um ein Tötungsdelikt handelt, müssen wir abwarten, was die Rechtsmedizin sagt. In der Zwischenzeit haben wir mehr als genug mit dem Mord an Signe Røyrvik zu tun.«

Åse versuchte, sich noch einmal zu Wort zu melden, wahrscheinlich um Einwände vorzubringen, aber diesmal stoppte er sie, bevor sie einen neuen Vortrag halten konnte.

»Wir müssen weitermachen. Der Fall Geirmund Bakken. Die Fahndung nach Ahmed Jazeem Karjoli ist gestern landesweit rausgegangen, zusammen mit Namen und Foto. Wir haben in der Zwischenzeit mehrere interessante Hinweise bekommen, und wie es aussieht, nähern wir uns langsam der Lösung des Falles. Das ist ja der eigentliche Grund, warum ich in diesem Sommer hier bin, nicht, weil ich euch alle so wahnsinnig lieb habe.«

Olav wartete auf allgemeines Gelächter am Tisch, aber das blieb aus.

»Gut... Wir haben Verstärkung aus den umliegenden Polizeidistrikten erhalten, die Kollegen werden die Hinweise sichten und weiterverfolgen. Ich habe außerdem zusätzliche Unterstützung von KRIPOS angefordert, die heute Nachmittag eintreffen wird.«

Olav griff zum letzten Blatt, das vor ihm lag. Blickte in die Runde und stellte fest, dass die Anwesenden langsam zum Leben erwachten.

»Die Aufgaben des Tages. Da wir nun die Identität der Toten in Fjæra kennen, müssen wir ihre Vergangenheit unter die Lupe nehmen. Lotte übernimmt das. Wir müssen auch den Bauern mit dem Hund noch mal vorladen. Er hat die Frau an jenem Tag gesehen, und es kann gut sein, dass er noch mehr beobachtet hat. Dann haben wir den weißen Lieferwagen. Er muss untersucht werden, und wir müssen damit rechnen, dass der Betrunkene, der die Tüte mit den Blumen ans Auto gehängt hat, der Mann ist, den wir suchen. Der Transporter steht in einem toten Winkel, und die Überwachungskameras der Tankstelle in Kvala haben nichts aufgenommen, als der Wagen auf den Parkplatz gefahren ist. Aber der Mann, der heute Nacht da war, ist vielleicht an einer der Kameras vorbeigekommen. Åse, Sie haben die ganze technische Seite unter Kontrolle, nehme ich an?«

Åse Frugård nickte kurz und blätterte in den Papieren, die vor ihr lagen.

»Ja, ich warte noch auf die Auswertung der Spuren, die wir an der Wasserflasche gefunden haben, und ob an der Zigarettenkippe vom Tatort DNA-Spuren festgestellt werden konnten. Sie wollten mir die Ergebnisse heute zukommen lassen, haben sie gesagt.«

»Okay. Rufen Sie im Gades-Institut an und machen Sie denen ein bisschen Druck, dass wir den vorläufigen Obduktionsbericht für Signe Røyrvik brauchen. Bei der Gelegenheit können Sie gleich mal nachfragen, wann wir damit rechnen können, mehr über das Opfer mit den Wespenstichen zu erfahren.«

Olav holte tief Luft und sah mit einer gewissen Befriedigung zu, wie die Stühle zurückgeschoben wurden und die Leute auf die Tür zusteuerten. Alle bis auf Lotte Skeisvoll. Sie kam zu ihm, aber nicht mit der feindseligen Körperhaltung, die er mittlerweile so gewohnt war.

»Ist noch was, Skeisvoll?«

Ihre Selbstsicherheit und Arroganz waren verschwunden. Von der einst fähigsten Ermittlerin der Polizeistation war nur noch die äußere Schale übrig. Sie strahlte eine Wehmut aus, die er sich nicht ganz erklären konnte.

»Ja. Sie sollten das, was Åse über die Sveio-Sache berichtet hat, nicht so einfach vom Tisch wischen.«

Olav spürte, wie sich sofort seine Nackenhaare aufrichteten. Lotte hatte in der Regel einen guten Riecher für das, was wert war, genauer untersucht zu werden.

»Ach nein?«

»Ich habe mir die Akte über den Mord in Fjæra durchgelesen. Die Fotos hatte ich ja gestern schon gesehen, aber da ist mir nichts Besonderes aufgefallen, erst als …«

Wieder schien es, als wäre sie irgendwie gehemmt. Sie suchte nach Worten und wand sich unbehaglich.

»Ja …? Haben Sie auf den Fotos etwas entdeckt?«

»Das nicht, aber mir ist der Name aufgefallen. Also, ihr Mädchenname, nicht Røyrvik, den sie bei der Heirat angenommen hat.«

»Mhm … *Heimly*, richtig?«

»Ja. Signe Heimly, aufgewachsen in Haugesund, war ein paar Jahre älter als ich, und … Ich hätte sie eigentlich auf dem Foto vom Tatort wiedererkennen müssen.«

»Was sagen Sie da? Sie haben sie gekannt?«

»Ja, als Jugendliche haben wir uns ein paarmal auf Partys getroffen. Durch Signe habe ich damals Eirik Simostrand kennengelernt. Den Mann, der gestern in Sveio von Wespen totgestochen wurde.«

Kulturhotel Røvær
Donnerstagvormittag, 6. August

»Ich weiß nicht, ob es Sinn hat, die Suchaktion fortzusetzen. Sie können sie wohl beenden.«

Knut Veldetun saß vorgebeugt auf einem Holzstuhl auf der Terrasse des Kulturhotels. Die Sonne funkelte auf dem Sund unterhalb der Terrasse, und das Uniformhemd klebte ihm am Rücken. Einige wenige Gäste hatten die Tische am anderen Ende belegt, aber außer Knut konnte niemand Sindre Gautesens Worte hören.

Er wusste selbst nicht, was er von dem Gespräch mit Stig Øyvinds Vater erwartet hatte. Verzweiflung, Tränen, Hoffnungslosigkeit vielleicht? Aber *das hier* jedenfalls nicht. Die Worte hingen zwischen ihnen in der Luft, und für eine Weile sagten sie beide nichts.

Irgendetwas stimmte nicht mit der Familie Gautesen. Ruth Gautesens psychische Probleme lagen wie klebrige Fliegenfänger um die Familie, und die rationale Annäherung des Ehemanns an das Verschwinden des Sohnes hatte einen merkwürdigen Beigeschmack. Es war, als würde er abschätzen, ob der Kartoffelacker im Herbst genug Ertrag abwarf.

»Entschuldigung, wenn ich das sage, Gautesen, aber Sie wirken nicht besonders versessen darauf, dass wir Stig Øyvind finden. Auch wenn das Boot, das wir heute Morgen gefunden haben, leer war, heißt das nicht, dass der Junge …«

Sindre Gautesen winkte ab, bevor er den Satz vollenden konnte. Er atmete schwer, und Knut konnte sehen, dass er sich alle Mühe gab, gefasst zu wirken.

»Das verstehen Sie nicht. Ich bin auf dieser Insel geboren und habe mein ganzes Leben hier verbracht. Sie wissen nichts darüber, wie wir hier mit solchen Situationen umgehen.«

»Aha … Dann klären Sie mich doch mal auf.«

Sindre Gautesen zeigte mit den Händen auf den Sandesund unterhalb des Kulturhotels, wo die Boote auf ihrem Weg ins offene Meer vorbeiglitten.

»*Das Meer* … Es gibt und nimmt. Schon immer. Wir haben gelernt, damit zu leben, dass manche von uns nie mehr zurückkehren. Røvær hat mehr nasse Gräber als Grabsteine.«

Gautesen warf den Kopf zurück und nickte zu seiner eigenen Formulierung. Knut dagegen verspürte eine schwelende Wut.

»Bei allem Respekt, Gautesen. Das ist Blödsinn, und das wissen Sie. Hier ist seit einer halben Ewigkeit kein Fischer oder Seemann mehr ertrunken. Und Ihr Sohn … Wir reden nicht von einem Schiffsunglück, bei dem die Mannschaft untergegangen ist. Wenn wir seinem Abschiedsbrief glauben wollen, ist er aus eigenem Willen ins Wasser gegangen.«

Sindre Gautesen blickte Knut aus schmalen Augen an. Es blieb lange still, und Knut konnte hören, wie die Fähre weiter hinten in der Suggevågen-Bucht die Motoren anwarf. Eine Möwe schrie hoch über ihnen und stürzte sich auf die Wellen hinab.

»Sie missverstehen das. Es reicht jetzt. Wir müssen zur Ruhe kommen. Wir brauchen Zeit, um das Geschehene zu verarbeiten und hinter uns zu lassen. Ich spreche nicht nur für mich und meine Familie. Die ganze Gemeinde ist in Trauer vereint. Aber solange die Suche weitergeht …«

Knut Veldetun stand auf. Er ertrug es nicht, sich diese Scheinheiligkeit noch länger anzuhören. Eine Stunde hatte das Gespräch gedauert, und es hatte zu nichts anderem geführt, als zu einer enormen Abscheu, die er empfand. Während des ganzen Gesprächs hatte er nicht eine einzige Träne gesehen.

Auf dem Weg über die Brücke, die Urd mit der Hauptinsel von Røvær verband, blieb er stehen und schüttelte den schlimmsten Frust ab. Ein kühler Windstoß vom Meer ließ ihn frösteln.

Unten am Kai sah er vier Jugendliche, die auf einer Bank lümmelten. Drei von ihnen tranken Brause, führten das große Wort und schubsten sich gegenseitig. Der vierte Teenager, ein schmächtiges Mädchen mit langem Pony, der die Augen verbarg, saß einen unsichtbaren halben Meter abseits. Knut überlegte einen Moment. Er blieb stehen und betrachtete das Gehabe der Jugendlichen, dann ging er hin und setzte sich zu ihnen auf die Bank. Das Gerede verstummte. Das Mädchen war weggerückt und starrte auf den Kies zu ihren Füßen.

»Kennt jemand von euch Stig Øyvind?«

Die Teenager wanden sich unbehaglich und schwiegen. Knut erkannte, dass er aufhören musste, Uniform zu tragen, wenn er auf diese Weise mit Leuten reden wollte. Nach einer Weile schien einer der Jungen, ein kräftiger Kerl von siebzehn oder achtzehn, beschlossen zu haben, die Situation in die Hand zu nehmen.

»*Kannte* … nicht kennt. Er hat sich umgebracht.«

Die Stimme des Kraftbolzens war überraschend hell, aber es war dennoch deutlich, dass er das Alphamännchen war. Alle anderen nickten.

»Aha. Das weißt du also. Wer hat dir das erzählt?«

Die Bewegungen des Jungen wurden ein bisschen eckiger. Er warf seine sonnengebleichten Haare zurück.

»Alle wissen das, nach der Fürbitte im Bethaus gestern. Sie haben gebetet, Gott möge sich *seiner sündigen Seele erbarmen* … Das ist so verdammt pathetisch.«

Knut verschränkte die Arme vor der Brust und machte den Rücken gerade, sodass er größer und länger wirkte, als er war.

»Was ist pathetisch? Dass die Gemeinde für ihn betet, oder dass er gesündigt haben soll?«

Der Junge wollte gerade antworten, aber bevor er dazu kam, stand das schmächtige Mädchen auf und lief weg. Ihr langes dunkles Haar flatterte hinter ihr. Sie setzte sich ein Stück weiter auf eine leere Bank.

»Wer ist das?«

Knut nickte zu dem Mädchen.

»Anne Mari. Weiß der Geier, was sie hat. Sie war ja nicht gerade ein großer Fan von Stig Øyvind, sie auch nicht … Die ganze Insel ist völlig durchgeknallt.«

Knut stand auf. Ging zu dem Jungen und legte ihm schwer die Hand auf die Schulter. Er merkte, wie der Halbwüchsige sich krümmte.

»Ein Glück, dass Stig Øyvind so gute Freunde wie euch hat. Solche, die stark genug sind, um damit klarzukommen, dass es anderen Menschen schlecht geht, und die ihnen beistehen, wenn sie es am meisten brauchen.«

Knut drehte sich um und ging zu der Bank, auf der Anne Mari saß. Er bekam noch mit, dass der Junge den anderen etwas von *Psycho-Bulle* zuflüsterte, und nahm es als Kompliment.

»Du kennst Stig Øyvind besser als die anderen, stimmt's?«

Zwei ängstliche Augen blickten abwechselnd Knut Veldetun und die Halbstarken auf der anderen Bank an. Sie nickte vorsichtig. Knut ging in die Hocke und nahm die Hände des Mädchens. Sie machte keine Anstalten, sie ihm zu entziehen.

»Hör mal … Ich habe mich auf diversen Chatseiten in den sozialen Medien umgesehen. Soweit ich das mitbekommen habe, bist du die Einzige, die Stig Øyvind einen gewissen Respekt entgegengebracht hat …«

Sie schüttelte den Kopf. Zog ihre Hände zurück.

»Sie haben überhaupt keine Ahnung. Kristian da drüben …« Sie nickte zu dem Jungen, mit dem Knut gerade gesprochen hatte. »Als die Typen vor einem Monat was Neues gefunden haben, mit dem sie ihn quälen konnten … Das war voll der Horror, verstehen Sie? Stig hat versucht, es zu verheimlichen, so gut es ging. Hat abgestritten, dass an den Gerüchten was dran ist und so, aber …«

»Aber?«

»Egal. Das kümmert ja sowieso keinen. Die ganze Insel ist total irre. Er hatte keine Chance, okay?«

Knut glaubte zu wissen, worauf sie anspielte. Er hatte die Schikanen, die Verhöhnungen und das offene Mobbing gesehen, das vor ein paar Wochen in den sozialen Medien begonnen hatte. Als das Gerücht erst in der Inselgemeinde angekommen war, war alles zu spät gewesen, ganz gleich, was der Junge behauptet hatte.

Das Geräusch der Gangway, die auf den Kai geklappt wurde, erinnerte Knut daran, dass er zur Fähre musste. Nach wenigen Schritten blieb er stehen und drehte sich ein letztes Mal zu dem Mädchen um:

»Wart ihr die Einzigen, die von dem Gerücht wussten, oder haben die Erwachsenen auch Wind davon bekommen?«

Für einen Moment hellte sich das Gesicht des Mädchens

auf. Sie lächelte schief und wischte sich eine verräterische Träne aus dem Augenwinkel.

»Hah… Hier sind die Buschtrommeln so schnell, dass die Leute deine Gedanken kennen, bevor du sie überhaupt gedacht hast.«

Fjellhaug, Frakkagjerd
Donnerstag, 6. August, tagsüber

Viljar hatte sich früher am Tag mit Ingrid Solli in der Stadt getroffen. Sie hatten lange im Café MM gesessen und sich über das Verschwinden ihres Sohnes unterhalten, bevor sie beschlossen hatten, zu ihr nach Hause zu fahren. Jetzt standen sie vor ihrem weißen Haus in Frakkagjerd. Sie war dort hingezogen, nachdem ihr Sohn Stein Håvard vor fast fünfzehn Jahren verschwunden war und man sein Auto im Åkrafjord gefunden hatte.

Viljar kaute auf dem Wort *verschwinden* herum. In der letzten Zeit hatte er immer öfter das Gefühl, dass Leute um ihn herum verschwanden. Menschen, die für ihn eine Selbstverständlichkeit gewesen waren. Stützbalken. Eines der deprimierenden Dinge, wenn man auf Mitte vierzig zusteuerte, war, dass man immer öfter auf Begräbnisse gehen musste, aber eigentlich hatte er keinen Grund zur Klage. Ingrid Solli hatte ihren Sohn verloren. Das war etwas ganz anderes.

Man merkte Ingrid den Verlust nicht unbedingt an. Sie war eine Frau mit einer guten Portion Humor, aber im Laufe des Vormittags erkannte Viljar, dass sie auch gefährlich schnell aufbrausen konnte und wenig für Leute übrig hatte, die nichts aushielten. So gesehen erinnerte sie ihn an seine Mutter. Streng, aber gerecht. Eine gute Mutter, aber eine Frau, die verweichlichte Männer verachtete. Viljar erinnerte sich gut an den Sommer, als sein Vater mit Gipsbein und Halskrause eine wacklige Leiter hochklettern musste, von der er am Tag zuvor heruntergefallen war.

Ingrid kramte einen alten Hausschlüssel hervor, schloss auf und ging vor Viljar in den Flur. Im selben Moment war aus dem oberen Stockwerk ein dumpfer Knall zu hören, und sie blieben beide stehen und lauschten.

»Ist jemand im Haus?«

Viljar flüsterte, was eigentlich unsinnig war, da sie zehn Sekunden vorher zur Eingangstür hereingepoltert waren. Ingrid stand eine Weile da, ohne etwas zu sagen. Es sah aus, als würde sie Witterung aufnehmen, aber dann zuckte sie nur die Schultern.

»Alte Häuser, Durchzug … Vielleicht ein Fenster, das zugeschlagen ist, als ich die Haustür aufgemacht habe.«

Viljar schüttelte den Kopf und hielt Ingrid zurück, als sie durch den schmalen Flur weitergehen wollte.

»Das war kein Knacken im Holz oder ein zuschlagendes Fenster. Das hat da oben richtig geknallt.«

Ingrid wischte Viljars Einwand beiseite und führte ihn ins Fernsehzimmer an der Südseite des Hauses. Von hier aus hatte man Aussicht auf den Aksdalsvannet. Viljar stellte den Stock ab und ließ sich auf einen weichen Zweisitzer fallen. Er fröstelte und fühlte sich unwohl, glaubte, überall Geräusche zu hören. Aber Ingrid war offenbar unbeeindruckt. Sie ging von Zimmer zu Zimmer, anscheinend suchte sie etwas. Vermutlich die Ordner mit Hintergrundmaterial, über die sie im Café gesprochen hatten.

Schließlich kam sie mit einem großen Karton herein, den sie mit einem Knall auf dem Fußboden absetzte. Sie wischte sich mit dem Handrücken über die Stirn, blickte in den Karton und schüttelte resigniert den Kopf.

»Ich begreife das nicht! Da fehlt ein Ordner, es waren acht, aber jetzt sind hier nur noch sieben drin. Die schwarzen und blauen sind da, aber der grüne fehlt.«

»Vielleicht haben Sie ihn woanders im Haus abgelegt?«

»Still!«

Das kam wie ein Peitschenhieb, und Viljar war so verblüfft, dass es ein paar Sekunden dauerte, bevor er ihr antwortete.

»Entschuldigen Sie mal, Frau Solli, wieso soll ich still sein? Ich lasse mir nicht den Mund …«

»Schhh! Sie sollen still sein, weil ich was gehört habe«, flüsterte sie.

Viljar versuchte aufzustehen. Hielt sich mit einer Hand am Stuhl fest und mit der anderen an der Tischplatte. Wie ein altersschwacher Ziegenbock stand er da und sah zu, wie Ingrid Solli sich seinen Stock schnappte und die Treppe zum Obergeschoss hinaufschlich, den Stock schlagbereit über den Kopf erhoben.

Im selben Moment hörte auch Viljar es. Das Geräusch von Holzdielen, die unter einer Gewichtsverlagerung nachgeben. Hilflos beobachtete er, wie Ingrid Solli sich dem oberen Ende der Treppe näherte.

Er machte den Rücken gerade und versuchte, ein paar Schritte vorwärtszugehen, blieb aber auf halber Strecke stehen und suchte wieder Halt an einem Stuhl. Ohne Stock konnte er nichts anderes tun als zuzusehen. Ingrid stand auf dem oberen Treppenabsatz. Abwartend. Ruhig und aufrecht. Er kannte sie erst ein paar Stunden, aber ihr ganzes Wesen ließ sich mit genau diesen drei Adjektiven zusammenfassen. Offenbar legte sich niemand ungestraft mit Ingrid Solli an.

Viljar schnappte nach Luft, als er jemanden in voller Fahrt aus einem der Zimmer kommen sah. Dass Ingrid an der

Treppe stand, ahnte derjenige nicht. In dem Moment, als er an ihr vorbeilief, schlug sie mit voller Kraft zu und traf ihn im Nacken, sodass er zu Boden sackte.

»Was hast du hier zu suchen?!«

Ingrid Solli schrie den Mann an, der mühsam wieder auf die Beine kam. Aber diesmal war er vorbereitet. Wie ein Widder rammte er sie mit gesenktem Kopf und stieß sie um.

Viljar schrie vor Schreck auf, als er sah, dass Ingrid das Gleichgewicht verlor. Er lief auf das Fußende der Treppe zu, aber sein Knie hielt nicht länger als zwei Schritte durch, dann brach er mit höllischen Schmerzen im Bein zusammen. Er musste hilflos mit ansehen, wie Ingrid schreiend die Treppe herunterfiel und sich zweimal überschlug, bevor sie auf der untersten Stufe liegenblieb. Der Mann, der sie umgestoßen hatte, sprang über sie beide hinweg und rannte zur Tür hinaus. Das Ganze hatte keine zehn Sekunden gedauert.

Viljar kroch zu Ingrid, die leblos unten an der Treppe lag. Ihre Augen waren geschlossen, und aus einer großen Platzwunde an der Stirn lief Blut. Er legte ihren Kopf auf seinen Schoß, angelte sein Handy aus der Tasche und rief Polizei und Rettungsdienst an. Währenddessen kam sie langsam wieder zu Bewusstsein. Ihm fiel ein Stein vom Herzen, als er sah, dass sie den Sturz überlebt hatte. Sie machte ein paarmal die Augen auf und zu, bevor es ihr gelang, den Blick zu fokussieren. Sie stöhnte vor Schmerzen, als sie versuchte, sich zu bewegen.

»Verfluchte Scheiße!«

Viljar atmete auf. Da war noch Feuer in der Dame, stellte er fest. Er blickte zum Treppengeländer im Obergeschoss, wo Ingrid Solli gestanden hatte, als sie geschubst worden war. Die Treppe war sehr steil, und es hätte wesentlich schlimmer ausgehen können. An der Stelle, wo der Mann nach dem Schlag in den Nacken zu Boden gegangen war, bemerkte er durch die Gitterstäbe des Geländers etwas, das verdächtig nach einem grünen Aktenordner aussah.

Haugesund Zentrum
Donnerstag, 6. August, tagsüber

Dass die Sonne von einem wolkenlosen Himmel lachte, war so verkehrt, wie es nur sein konnte. Eigentlich hätten drohende Gewitterwolken den Himmel verfinstern müssen, aus denen sich Regenmassen ergossen, die an Sintflut und Weltuntergang denken ließen. Für Lotte Skeisvoll waren die Hitze, das Kinderlachen und die fröhliche Musik in den Straßen der Innenstadt ein Paradox. In Wirklichkeit waren die Menschen tot. Aufgefressen von Ratten und Insekten. In Wirklichkeit herrschten pechschwarze Trauer und alttestamentarische Zustände. Alles, was der Stadt fehlte, waren blutrote Flüsse und Heuschreckenschwärme. Aber hier, mitten in der belebten Fußgängerzone, gab es keine Schrecken. Keine Angst. Kein *Fährmann* fuhr im Shuttleverkehr über den Karmsund. Lotte wandte den Blick ab von lächelnden Menschen, die sie freundlich grüßten. Sie war inzwischen ein bekanntes Gesicht im Stadtbild, und sie hasste die Aufmerksamkeit, die das mit sich brachte.

Olav Scheldrup Hansen fiel nicht auf, dass die Leute sich nach ihnen umdrehten und ihnen nachblickten, während sie mit schnellen Schritten auf die Buchhandlung Ark Sund zugingen, Eirik Simostrands Arbeitsplatz in den letzten fünf Jahren. Als sie den Gemüsehändler gleich neben der Buchhandlung erreichten, griff Lotte nach Olavs Hemdärmel, um ihn zurückzuhalten.

»Sehen Sie kein Problem darin, dass ich die beiden Opfer gekannt habe? Es ist ein merkwürdiges Gefühl, den Mord an zwei ehemaligen Freunden zu untersuchen.«

Der KRIPOS-Ermittler blieb stehen und wippte einen Moment auf den Zehenballen. Er wirkte abwesend und zerstreut und blickte sich um, als fürchtete er, jemand könnte sie belauschen.

»Wollen Sie damit sagen, Sie stehen das nicht durch? Dass Ihnen das zu nahe geht?«

Lotte wusste nicht recht, was sie antworten sollte. Einerseits wollte sie nichts lieber als die Fälle aufklären, aber es war üblich, dass man sich aus einer Ermittlung zurückzog, wenn man eine Beziehung zu einem Beteiligten hatte. Außerdem war da die Sache mit den Margeriten, die aus Annes Grab gerissen worden waren ... Das konnte nur eine Warnung sein. Sie blickte auf eine Kiste Gurken, die vor ihnen stand, wandte aber den Blick sofort wieder ab. In der Kiste herrschte ein komplettes Chaos von Gurken in verschiedenen Längen und Formen.

»Zu nahe nicht ... Ich habe seit fünfzehn Jahren mit keinem der beiden ein Wort gewechselt, und auch davor habe ich sie nicht besonders gut gekannt. Aber ...«

Olav Scheldrup Hansen machte einen Schritt auf sie zu und legte ihr vorsichtig die Hand auf die Schulter.

»Gibt es etwas, das Sie mir erzählen wollen, Lotte?«

Olav würde sich wundern, wenn er wüsste, wie viel sie ihm nicht erzählte. Genug, um einen langen Vortrag zu halten. Aber Olav Scheldrup Hansen war kein Mann, dem man sich anvertraute.

»Nein. Das heißt ... Eirik Simostrand war meine erste Liebe. Ich könnte mir vorstellen, dass ich nicht ganz unbefangen in einer Ermittlung wäre.«

Lotte hasste es, das sagen zu müssen, aber sie wollte, dass alles seine Ordnung hatte. Wie es im Moment aussah, zeigten allzu viele Finger auf sie selbst und ihre ehemaligen Freunde.

»Okay. Das ändert die Sache natürlich. Hat die Beziehung länger gedauert? Sie sagen, dass Sie danach keinen Kontakt mehr hatten?«

Zum ersten Mal, solange sie zurückdenken konnte, war Lotte peinlich berührt. Sie merkte, wie sie rot wurde, und wusste, dass es unmöglich war, ihren Zustand vor dem aufmerksamen Ermittler zu verheimlichen. Allerdings zeigte er keinerlei Anzeichen, sich über sie lustig machen zu wollen.

»Eine Nacht. Es war nur eine Nacht ... Genau genommen wohl eigentlich keine Beziehung ...«

Lotte wandte sich ab, als sie das sagte. Sie wollte Scheldrup Hansens Reaktion nicht sehen. Die ganze Geschichte war so lächerlich, dass sie bereute, überhaupt etwas gesagt zu haben. Sie waren kein Liebespaar gewesen, nie. Als der Morgen vor dem Fenster der Hütte heraufgedämmert war, hatte Eirik sich zurück in Liv Annes Bett geschlichen. Lotte hatte sich in die Einsamkeit verkrochen. Und war darin geblieben.

Wieder spürte sie Scheldrup Hansens Hand auf ihrer Schulter. Sie versuchte, sie abzuschütteln, aber er packte sie nur noch fester.

»Lotte ... Hören Sie zu. Ich verstehe, dass dies schwierig für Sie ist, und Sie sollten tun, was Sie für richtig halten. Wenn es Ihnen zu nah ist, dann ziehen Sie sich eben zurück. Aber Sie haben mein vollstes Vertrauen. Ich weiß, dass ich mich manchmal wie ein Idiot benehme, aber ich bin nicht blöd. Ich sehe sehr wohl, wer kompetent ist, an einer Ermittlung mitzuwirken, und wer nicht. Hier in diesem gottverlassenen Winkel der Welt gibt es niemanden, der Ihnen das Wasser reichen kann. Ich brauche Sie.«

Das Letzte kam so leise, dass sie sich für einen Moment fragte, ob es nur das Wispern eines Windhauchs war, der vorüberwehte. *Er brauchte sie …?* Sie schüttelte leicht den Kopf. *Dass sie das noch erleben durfte.* Olav wartete ihre Antwort nicht ab.

»Haben Sie seine Exfrau auch gekannt? Liv Anne Irgendwas … Sie arbeitet im Haugesund Aerobic- und Trainingscenter.«

Lotte nickte.

»Gut. Wenn es Ihnen recht ist, könnten Sie vielleicht mit ihr reden? Sie wird Ihnen vielleicht mehr sagen als einem Osloer Grobian wie mir. Dann kann ich mir den Buchhändler vorknöpfen.«

Sie antwortete nicht, hob nur die Hand grüßend an die Uniformmütze, als sie ging. Nach ein paar Metern drehte sie sich um und blickte Scheldrup Hansen nach, wie er die Buchhandlung betrat. Dann ging sie mit langsamen Schritten zum Gemüseladen zurück und räumte die Gurkenkiste auf. Wenn sie nun doch etwas zu dieser Ermittlung beitragen sollte, dann mussten die Dinge wenigstens ihre Ordnung haben.

Clarion Amanda Hotel, Haugesund
Donnerstag, 6. August, tagsüber

»Ich muss mit Arve Sundgot sprechen, ist er da?«

Knut Veldetun bereute, dass er sich nicht umgezogen hatte, nachdem er den ganzen Vormittag auf Røvær gewesen war. Ihm war bewusst, dass er ziemlich einschüchternd wirkte, wenn er in Uniform auftrat, und die junge Frau an der Rezeption des Clarion Amanda zeigte denn auch alle Anzeichen von Stress. Er versuchte, sich etwas zurückzunehmen.

»Ich habe nur ein paar kurze Fragen an ihn. Arve ist Zeuge in einer Sache, die wir bearbeiten. Falls er heute nicht im Haus ist, melde ich mich später noch mal. Es eilt nicht.«

Die Frau entspannte sich ein wenig und bat ihn zu warten. Sie werde ihn holen, sagte sie.

Knut Veldetun sah sich ein bisschen in der Lobby um. Betrachtete die Bilder an den Wänden, Momentaufnahmen aus der norwegischen und der internationalen Filmgeschichte. Nach einer Weile nahm er auf einem grauen Ledersofa Platz und blätterte die Papiere durch, die Lotte ihm in die Mappe geheftet hatte. Es waren noch einige neue hinzugekommen, die er nach seinem Besuch auf der Insel hineingelegt hatte. Nicht zuletzt die Ausdrucke von Stig Øyvinds Kommunikation in den sozialen Medien erwiesen sich als interessant.

Arve Sundgot war einer von Stig Øyvind Gautesens hundertzweiunddreißig Facebook-Freunden. Ein Ausreißer auf der Liste. Er war kein Familienangehöriger oder Verwandter des Jungen, gehörte aufgrund seines Alters nicht zum natürlichen Bekanntenkreis, hatte keine Verbindungen zu Røvær, soweit Knut das überblicken konnte, und sie hatten keine gemeinsamen Freunde. Trotzdem hatten die beiden eifrig die Statusupdates des jeweils anderen gelikt und kommentiert, wie Knut auch ohne Zugang zu den privaten Chats entdeckt hatte.

Das gleiche Bild bot sich, als Knut Veldetun die Snapchat- und Instagram-Accounts von Stig Øyvind überprüft hatte. Die beiden Männer waren offensichtlich gute Bekannte, ohne es in der Öffentlichkeit zu sein …

Als Arve Sundgot drei Minuten später in die Hotelhalle kam, wurde rasch deutlich, dass er nicht in der hiesigen Gegend aufgewachsen war. Ein unbestimmter Dialekt verriet, dass der Barkeeper des Hotels nicht viele Jahre am Smedasund verbracht hatte.

Aufgrund des Gedränges im Hotel beschlossen sie, nach draußen zu gehen. Genau genommen war es dort nicht weniger voll, aber in dem Trubel würden Langohren es ein bisschen schwerer haben, sie zu belauschen. Sie fanden ein friedliches Plätzchen ein Stück die Torggata hinauf, neben der bekannten Sehenswürdigkeit »Fiskerne«. Die grünspangrüne Statue der beiden Fischer, von denen einer auf den Smedasund zeigte, stand schon seit ihrer Enthüllung im Jahr 1920 an derselben Stelle. Die beiden Männer setzten sich auf den Rand des Springbrunnens direkt darunter.

»Worum geht es? Ich habe mir nichts zuschulden kommen lassen … glaube ich.«

Knut Veldetun lächelte leicht über die Nervosität des Mannes. Er schlug den Ordner auf, nahm ein Foto von Stig

Øyvind Gautesen heraus und eröffnete das Gespräch so, wie Lotte Skeisvoll es ihn gelehrt hatte. *Frag nicht, ob sie etwas wissen, sondern bitte sie einfach zu erzählen.* Er zeigte auf das Foto.

»Erzählen Sie mal.«

Arve Sundgot wurde sofort blass. Er hatte das pechschwarze Haar auf der linken Kopfseite fast komplett abrasiert und auf der rechten Seite lang wachsen lassen. Jetzt warf Sundgot die Halbmähne zurück und strich sie wiederholt hinters Ohr. Fingerte mit beiden Händen an allem, was sich in Armeslänge Abstand befand.

»Ich weiß nicht …«

»Doch. Sie wissen. Wir brauchen keine Unmengen von Zeit damit zu verschwenden, dass Sie sich in Lügen und Ausreden verheddern. Sie kennen Stig Øyvind Gautesen gut, und Sie wissen, dass er vermisst wird. Meine Frage ist, wie Sie miteinander in Kontakt gekommen sind und was Sie über sein Verschwinden wissen.«

Sundgots Augäpfel drohten nach hinten zu rollen, und für einen kurzen Moment fürchtete Knut Veldetun, dass der schmächtige Mann ohnmächtig werden könnte.

»Werde ich verdächtigt?«

Knut ließ die Frage ein paar Sekunden in der Luft hängen, ohne sie herunterzunehmen.

»Ich stelle hier die Fragen, Sundgot. Aber wenn Sie sich schon erkundigen … Ist denn etwas Kriminelles passiert?«

Der Barkeeper war kein Schauspieler und ziemlich leicht zu lesen. Seine Augenbrauen schnellten hoch, bevor er die Hände abwehrend in die Luft reckte.

»Nein, nein … Ich weiß ja nicht, ich dachte nur … Ich meine, wenn die Polizei kommt und alles?«

»Sie haben also nicht damit gerechnet, dass wir zu Ihnen

kommen? Sie beide unterhalten doch einen ganz offenen Kontakt über die sozialen Medien.«

»Gerechnet habe ich schon mit Ihnen …«

»Also noch einmal, und diesmal ohne Wischiwaschi … Erzählen Sie!«

Arve Sundgot seufzte schwer. Rieb sich unsichtbaren Sand von den Händen. Gleichzeitig erschien ein verbissener Ausdruck auf seinem Gesicht.

»Wir haben eine Zeit lang gechattet, ein paar Monate vielleicht. So hin und wieder mal.«

Er schwieg. Knut wartete.

»Ja, und dann haben wir uns ein paarmal auf dem Kai getroffen. Haben was gegessen oder ein paar Bier getrunken. Wir kommen aus ziemlich ähnlichen Familien, wissen Sie. Haben uns durch eine Facebookgruppe kennengelernt, in der Leute, die aus streng religiösen Elternhäusern kommen, sich austauschen. Wir teilen unsere Erfahrungen miteinander.«

»Und das Bett, vielleicht …?«

»Was zum Teufel wollen Sie …«

»Ach, cut the crap, Sundgot. Die Facebookgruppe, von der Sie reden, ist nicht für irgendwen. Die ist für Homosexuelle, die in einem religiösen Elternhaus aufgewachsen sind. Ich bin nicht von der Sitte. Wenn Sie sich bis jetzt nicht geoutet haben, wäre das hier vielleicht die Gelegenheit dazu.«

Er protestierte nicht. Saß nur da und starrte aufs Pflaster. Knut konnte sehen, dass seine Augen blank geworden waren.

»Ich weiß nicht …«

»Doch, das tun Sie, Sundgot. Sie wissen viel mehr, als Sie bisher gesagt haben, auch über Stig Øyvinds Verschwinden. Vielleicht wissen Sie nicht, was genau passiert ist, aber Sie haben sich Ihre Gedanken gemacht.«

Arve Sundgot schüttelte den Kopf.

»Ich werde nicht von hier weggehen, bevor ich mehr habe«, sagte Veldetun. »Wenn Sie Stig Øyvind helfen wollen, ist das Allerbeste, was Sie tun können, mir zu sagen, was Sie wissen. Oder was Sie *glauben* ...«

Der Mann schlang die Arme um den Körper, und gleich darauf begann er leise zu weinen. Ein kaum hörbarer Zusammenbruch. Nach einer Weile blickte er auf und rieb sich mit dem Handrücken über die Augen.

»Glauben Sie, was Sie wollen«, sagte er trotzig, »aber *ich* bin nicht der, mit dem Sie reden sollten. Unterhalten Sie sich mal mit seiner Familie. Da liegt die Antwort.«

Knut erhob sich langsam. Betrachtete die Menschenmenge, die auf dem Weg zum Indre Kai war, um an den Festivitäten teilzunehmen. Unmittelbar bevor er ging, drehte er sich zu Arve Sundgot um.

»Das werde ich, Sundgot. Ich spreche mit seiner Familie. Danach komme ich wieder, und dann will ich hören, was Sie *wirklich* über die Sache wissen. Sie verlassen die Stadt nicht, ohne uns Bescheid zu geben. Klar?«

Haugesund Aerobic- und Trainingscenter Donnerstag, 6. August, tagsüber

Die Lautsprecher in Saal zwei des Aerobiccenters behaupteten hartnäckig, dass es dort drinnen Männer regne, aber die Wahrheit war eine ganz andere. Zwanzig mehr oder weniger reife Damen keuchten sich durch den Song der »Weather Girls«, während eine dreißigjährige Ausgabe von Jane Fonda – übrigens der einzige Mann im Saal – die Anweisungen brüllte.

»Das ist leicht!«, rief er, während er im Takt Kniebeugen machte. »Spürt ihr, wie herrlich es in den Oberschenkeln brennt? Come on. Ihr schafft das!«

Lotte Skeisvoll stand in der Türöffnung und sah zu. Sie war fasziniert von der unbeugsamen Energie, die die Frauen mobilisierten. Direkt vor dem lächelnden Einpeitscher stand das Ziel von Lottes Besuch, Liv Anne Eikedal. Normalerweise Kursleiterin im Center, aber im Moment selbst im Training, laut dem Mädchen an der Rezeption. Es konnte nicht mehr als vierundzwanzig Stunden her sein, dass sie vom Tod ihres Ex-Ehemannes erfahren hatte, und auf Lotte wirkte das verbissene Training pathetisch. Ein bisschen wie Gospel für frisch Bekehrte in einem Erweckungsgottesdienst.

Sie blieb im Hintergrund, während die Musik ruhiger wurde. Die Bewegungen des Vorturners wurden langsamer und graziöser, um schließlich in Stretchübungen zu enden. Liv Anne entdeckte sie und winkte enthusiastisch. Eine Mischung aus Schweiß und teurem Parfüm schlug Lotte entgegen, als zwanzig nasse Leiber an ihr vorbei in die Garderobe drängten. Liv Anne Eikedal wechselte ein paar Worte mit dem Trainer, bevor sie federnd und mit strahlendem Lächeln auf Lotte zuging.

»*Mein Gott*, ist das lange her! Willst du dich bei uns einschreiben? Ich gebe eigentlich Spinningkurse, werde aber für ihn hier einspringen, wenn ihn sein Knie im Stich lässt.«

Der Trainer schlängelte sich an ihnen vorbei, während sein Lächeln im Spiegel kleben blieb.

»Bist du Frühaufsteherin? Wie wär's mit *Kettlebells* freitagmorgens, viertel nach sechs? Du ahnst nicht, was das mit deiner Rückenmuskulatur macht. Oder dachtest du vielleicht an PT-Stunden? Ich könnte in meinem Terminkalender nachsehen, ob ...«

Hätte die Frau ein Kabel gehabt, hätte Lotte den Stecker gezogen. Sie fiel ihr ins Wort und fragte, ob sie irgendwo ungestört reden könnten. Liv Anne beruhigte sich ein klein wenig, als wäre ihr plötzlich aufgegangen, dass ihr Endorphinspiegel unnatürlich hoch war. Sie wirkte seltsam unbekümmert. Eine merkwürdige Reaktion.

Ist sie vollkommen gefühllos?

Liv Anne Eikedal führte Lotte zu einer Sitzgruppe im Empfangsbereich und holte einen Kaffee im Pappbecher, den sie ihr über den Tisch reichte.

»In fünfzehn Minuten fängt mein nächster Kurs an, ich habe also nicht allzu viel Zeit. Ich vermute, es geht um Eirik?«

Lotte verbrannte sich die Zunge und stellte den Becher an der Tischkante ab. Ertappte sich im selben Moment dabei und schob ihn zum Mittelpunkt der runden Tischplatte.

»Ich weiß nicht, ob ich dir da groß weiterhelfen kann. Wir wussten ja, dass er allergisch ist und dass so etwas jeden Tag passieren könnte, aber dass sich ein ganzer Schwarm auf ihn stürzt … Ich hatte noch gar nicht richtig Gelegenheit, darüber nachzudenken, ich bin eigentlich die ganze Zeit hier im Center gewesen, seit das passiert ist.«

Lotte kam nicht dazu, ihr auch nur eine einzige Frage zu stellen. Für einen Moment fragte sie sich, ob das Absicht war – ob Liv Anne sich vielleicht schon alles zurechtgelegt hatte. Um die Situation unter Kontrolle zu bekommen, machte Lotte eine kurze Handbewegung, die Liv Anne davon abhalten sollte weiterzuquasseln. Dann holte sie ihren Notizblock und den zugehörigen blauen Stift heraus, schlug den Abschnitt für die Zeugenvernehmungen auf und überflog die Fragen, die sie vorbereitet hatte.

»Wenn ich das recht verstanden habe, hattet ihr euch getrennt?«

»Ja, oder besser gesagt, *ich* bin diejenige, die gegangen ist. Er war nicht gerade damit einverstanden.«

»Aha?«

»Er war ein kleiner Junge, Lotte. Eifersüchtig bis über beide Ohren.«

»Okay. Ich verstehe. Hatte er denn Grund dazu?«

Liv Anne Eikedal warf die Haare zurück und nahm einen neuen Schluck aus der Wasserflasche. Währenddessen waren ihre Beine die ganze Zeit in Bewegung, als wäre sie nicht in der Lage stillzusitzen.

»Nein. Es gab keine anderen Männer, wenn du das meinst. Aber das war es auch nicht, worauf er eifersüchtig war. Er fand, dass ich zu viel Zeit beim Training verbrachte und zu wenig Zeit mit ihm. Großer Gott … Wenn ich das Center nicht gehabt hätte, wäre ich auseinandergegangen wie ein Nilpferd.« Sie machte eine Kunstpause und richtete die Augen auf Lottes Block. »Ist das ein Verhör über mein Privatleben?«

»Tut mir leid. Mein Interesse gilt nicht dir. Du sagst, du hast gewusst, dass er hyperallergisch war. Wussten noch andere Leute davon?«

»Ja. Er war völlig hysterisch. Sobald eines der Biester auftauchte, führte er sich auf wie ein Irrer. Sprang auf und rannte um die Tische. Hinterher bekamen alle Anwesenden die Geschichte bis ins kleinste Detail serviert. Jedes verdammte Mal. Es war geradezu peinlich.«

»Und trotzdem passierte es, dass er die Ampulle mit dem Gegengift zu Hause vergaß oder woanders?«

»Um Gottes willen, nein! Das Notfallset war an ihm festgewachsen!«

Mit dieser Antwort hatte Lotte gerechnet. Aller Logik zufolge würde jemand, der so hochgradig allergisch war, das Gegengift immer griffbereit haben. Trotzdem hatte er es an diesem Morgen nicht bei sich gehabt. Die Ampulle war im Schrank unter dem Badezimmerwaschbecken gefunden worden. *Warum hatte er sie dort liegen gelassen?*

»Ja, das dachte ich mir schon, aber gestern Morgen hat er sie jedenfalls vergessen. Ich hatte angenommen, dass es vielleicht ab und zu vorgekommen sein könnte.«

Liv Anne Eikedals entgeisterter Gesichtsausdruck war eines Laientheaters würdig.

»Machst du Witze? Ich sag dir was … Wir haben fünfzehn Jahre zusammengewohnt, aber *das* habe ich kein einziges Mal erlebt.«

Lotte machte sich Notizen und setzte ein Fragezeichen hinter Liv Annes Aufrichtigkeit. Ihre Reaktion war überzogen. Um Zeit zu gewinnen, ließ Lotte den Blick für einen Moment auf dem Mädchen hinter dem Empfangstresen ruhen. Eine blonde Siebzehnjährige mit Knackarsch und Sport-BH, die aussah, als würde sie Kniebeugen mit schweren Gewichten machen, während sie Flaschen aus einem Pappkarton hob und ins Regal hinter sich stellte. Als Lotte den Blick wieder auf ihr Gegenüber richtete, hatten sich die einstudierten Linien in Liv Annes Gesicht geglättet. *War da etwas? Ein Anflug von Trauer?* Schwer zu sagen. Lotte spürte einen Stich von Wehmut. Sie erkannte ihre alte Freundin nicht wieder.

»Okay. Weißt du, ob jemand eine Rechnung mit ihm offen hatte? Feinde? Gegner? Irgendwas in der Art?«

Jetzt lehnte Liv Anne sich auf dem Stuhl zurück. Sie verschränkte die Arme vor der Brust.

»Sag mal, Lotte … Habe ich hier irgendwas nicht richtig mitgekriegt? Er ist an *Wespenstichen* gestorben, oder sehe ich das falsch?«

Lotte seufzte. Das war nicht leicht zu erklären.

»Ja, das ist er. An dreiundzwanzig Stichen, sagt der Obduktionsbericht. Aber es gibt so vieles an diesem Vorfall, was wir nicht verstehen. Unser Job ist es, *alle* Möglichkeiten in Betracht zu ziehen. Auch die unwahrscheinlichsten. Wir müssen immer alle Eventualitäten untersuchen.«

Die Spinningtrainerin wurde blass. Ohne dass Lotte es direkt gesagt hatte, war deutlich, was zwischen den Zeilen stand.

»Eirik hatte keine Feinde … Und Freunde auch kaum. Ivar ist wohl der Einzige aus der alten Clique, der immer noch einen lockeren Kontakt zu ihm gehalten hat. Er ist zur Arbeit in der Buchhandlung gegangen, nach Hause gekommen, hat

Abendbrot gegessen, danach ein Nickerchen auf dem Sofa gemacht und sich für den Rest des Abends auf der Terrasse in Kaffee und Selbstmitleid ertränkt. Er hatte kein Leben.«

»Okay. Belassen wir es dabei. Ich kenne Ivar und werde mit ihm reden. Nur noch eine letzte Frage. Weißt du, ob Eirik Kontakt zu Signe Røyrvik hatte? Oder … damals hieß sie wohl Heimly?«

Es war, als hätte sie Haarspray angezündet.

»Jetzt reicht's aber, Lotte! Ich finde es ganz schön dreist von dir, jetzt mit diesem verdammten Flittchen anzukommen. Es ist zwanzig Jahre her, dass sie sich an Eirik rangeschmissen hat, und das weißt du ganz genau. Wenn sie noch einmal in seine Nähe gekommen wäre, hätte ich ihr bei lebendigem Leib die Haut abgezogen!«

Sie sprang von ihrem Stuhl auf und marschierte in Richtung Trainergarderobe. Bevor sie die Tür erreichte, drehte sie sich noch mal um:

»Und jetzt mach, dass du rauskommst! Ich habe zu arbeiten.«

Lotte bemerkte, dass es ganz still im Café geworden war. Alle hatten den Auftritt mitbekommen und starrten sie an. Sie stand auf und schrieb sich hinter die Ohren, dass sie Liv Anne gegenüber niemals erwähnen durfte, was sie und Eirik in einer Nacht vor ebenfalls zwanzig Jahren getan hatten.

Draußen auf der Treppe blieb sie stehen und schrieb auf die grün markierten Seiten ihres Notizblocks: *Termin Befragung Ivar Thorsteinsen.*

Lotte seufzte und rieb sich mit dem Handrücken über die Augen. Sie hatte seit Jahren nicht mehr mit Ivar gesprochen, obwohl er mehrmals versucht hatte, Kontakt zu ihr aufzunehmen. Noch ein Mensch, den sie hinaus in die Kälte gestoßen hatte, um Platz für ihre Dämonen zu schaffen. Anstatt sich in trüben Gedanken zu verlieren, blätterte sie rasch weiter zur orangefarbenen Abteilung des Blocks und notierte drei Punkte: *Explosive Wut. Eifersucht. Alibi überprüfen.*

Frakkagjerd
Donnerstagnachmittag, 6. August

Viljar hörte, wie sich zwei der Rettungssanitäter auf dem Hof unterhielten. Sie vermuteten einen Oberschenkelhalsbruch und Verletzungen im Lendenwirbelbereich. Solche Verletzungen heilten nur schwer, wenn man in so fortgeschrittenem Alter wie Ingrid Solli war. Sie würde eine eiserne Gesundheit brauchen, um wieder auf die Beine zu kommen. Aber es deutete vieles darauf hin, dass die Dame genau das besaß. Als der Rettungswagen den Schotterweg hinunterfuhr, drehte Viljar sich zur Haustür um. Sie stand noch einen Spalt offen. Die Polizisten, die ihn vor einer halben Stunde vernommen hatten, gingen von Tür zu Tür und befragten die Nachbarn, aber sie konnten jeden Moment zurückkommen.

Der Revierleiter der Landpolizei hatte nicht gerade sein bestes Gespann losgeschickt: einen alten Klepper mit knochigen Händen und eingefallenen Wangen und einen langen Lulatsch von Jungfohlen, der unter blühender Akne litt. Es sah aus, als hätten die beiden schon aufgegeben, den Einbrecher zu finden, noch bevor sie den Tatort überhaupt erreicht hatten.

Viljar musste sich schwer auf den Stock stützen und konnte nur kleine Schritte machen, als er sich durch den Flur des Hauses bewegte. Er blieb am Fußende der Treppe stehen, wo er noch vor einer knappen Stunde hilflos gesessen hatte, und lauschte, ob die beiden Polizisten zurückkamen. Aber alles, was er hören konnte, war Kinderlärm vom Spielplatz in der Siedlung und ein paar ferne Möwenschreie. Er stieg die Treppe Stufe für Stufe hoch und klammerte sich dabei ans Geländer. Auf der obersten Stufe sah er keinen anderen Ausweg, als sich hinzusetzen und nach Luft zu schnappen. Das Stechen in der Lunge gab sich nach drei, vier Zügen aus der E-Zigarette, die er aus der Innentasche seiner Jacke geholt hatte. Auf zitternden Beinen schleppte er sich das letzte Stück hinüber zu dem grünen Ordner, der auf dem Fußboden lag. Fragte sich nur, wie er den wieder mit hinunterbekommen sollte. Er musste beide Hände frei haben, um sich festzuhalten. Anstatt sich eine brauchbare Lösung zu überlegen, begann er im Ordner zu blättern.

In Viljars Welt gab es keine Zufälle. Ein Einbruch ausgerechnet an dem Tag, an dem Ingrid Solli vorgehabt hatte, ihm Material über eine Reihe von Vermisstenfällen zu übergeben, und ein Einbrecher, der ein größeres Interesse an einem nichtssagenden grünen Aktenordner zeigte als an einem Flachbildfernseher und einem modernen Computer? Irgendwie hatte Ingrid Solli da etwas aufgewirbelt, und die Antwort lag hoffentlich auf seinem Schoß.

Er blätterte rasch durch die Seiten, die thematisch sortiert in chronologischer Reihenfolge abgeheftet waren. Gespräche mit Familienangehörigen, Gespräche mit Bekannten und Freunden, Zeitungsausschnitte, öffentliche Schriftstücke, Spuren und lose Fäden. Nichts in diesem Ordner betraf Ingrid Sollis eigenen Sohn. Die Ausschnitte und Dokumente gehörten zu anderen Fällen. Mehrere davon waren Vermisstensachen, zu denen Jossen und er bereits recherchiert hatten.

Sie hat eine Verbindung zwischen den Fällen gesehen, aber welche…?

Ein Geräusch im Kies vor dem Haus veranlasste Viljar, den Ordner zuzuklappen. Er hatte nicht vor, ihn der Polizei zu übergeben. Viljar griff nach dem Stock und hievte sich mühsam hoch. Blickte in den Flur, wo ein großer Spiegel so aufgehängt war, dass er die Haustür sehen konnte. Ein kurzer Blick genügte. Es war der Einbrecher, der Ingrid die Treppe hinuntergestoßen hatte. Er hatte noch dieselben Sachen an. Dunkle, locker sitzende Joggingklamotten, Hoodie mit aufgesetzter Kapuze und grüne Sneaker.

Viljar zog sich in den Raum zurück, der vermutlich Ingrids Schlafzimmer war. Weiße Spitzengardinen und Häkeldeckchen auf dem Nachttisch sagten nichts darüber aus, dass das Zimmer benutzt wurde, aber auf dem Doppelbett lag eine gebundene Ausgabe von Tom Egelands Krimi *Der 13. Jünger*. Es hatte deutliche Eselsohren und verriet ihm, dass die Dame einen Sinn für das Spektakuläre hatte.

Es gab kein Versteck im Schlafzimmer. Keinen Kleiderschrank, durch den er in ein Narnia hätte gehen können, und aus dem Fenster zu klettern kam in seinem Zustand nicht in Frage. Ratlos stand Viljar da und horchte. Als er kaum eine Minute später das erste Knacken auf der Treppe hörte, blieb ihm keine andere Möglichkeit als die lächerlichste von allen. Unter dem Bett. Dort würde der Einbrecher garantiert nie suchen …

Die Zimmertür war angelehnt, er konnte also nicht sehen, was draußen auf dem Flur vor sich ging. Aber es dauerte nicht lange, bevor er es hörte. Ein kräftiger Schlag gegen die Wand veranlasste ihn, sich unter dem Bett noch kleiner zu machen. Auf den Schlag folgte eine Tirade hitziger Worte. Viljar kannte die Sprache nicht, aber sie hatte Ähnlichkeit mit der, die er letzten Sommer bei seinem zweiwöchigen Urlaub in Zadar gehört hatte.

Kroatisch?

Die Schlafzimmertür wurde aufgetreten. Immer noch schimpfend, wanderte der Mann mit schnellen, energischen Schritten durchs Zimmer. Als die grünen Sneaker vor dem Bett anhielten und stehenblieben, schloss Viljar lieber die Augen. Er war nicht scharf darauf, das Grinsen des Kerls zu sehen, wenn der sich bückte und den obligatorischen Blick unters Bett warf.

Die Sekunden verstrichen. Still und leise tickten sie auf den unausweichlichen Moment zu, in dem man ihn an den Haaren unter dem Bett hervorzerren würde. Der Stock in seiner rechten Hand konnte dem Mann bestenfalls einen blauen Fleck am Schienbein verpassen. Viljar hatte keine Chance, und er verfluchte sich dafür, dass er zurück ins Haus gegangen war.

Ein plötzlicher Knall direkt vor seinem Gesicht sorgte dafür, dass er die Augen schnell wieder öffnete. Auf dem Fußboden flatterten Buchseiten, bevor das Porträt eines norwegischen Autors mit Kenny-Rogers-Bart sich direkt vor Viljars Nasenspitze zur Ruhe legte und ihn mit nachsichtigem Gesichtsausdruck ansah. Gleichzeitig marschierte der Einbrecher aus dem Schlafzimmer, stieß noch ein paar laute Flüche aus und stapfte die Treppe hinunter. Minutenlang hörte Viljar Gepolter und wütende Rufe aus dem Erdgeschoss, aber er wagte sich nicht aus seinem »genialen« Versteck hervor.

Erst als die Haustür krachend zuschlug, kroch Viljar Ravn Gudmundsson aus seiner Höhle. Das Herz galoppierte wild in seiner Brust und wollte sich gar nicht wieder beruhigen, und es bedurfte einer soliden Dosis Nikotin, um den Blutdruck zu senken. Viljar hielt sich an Tür und Geländer fest und schaffte es auf wunderbare Weise sogar, mit heiler Haut und dem grünen Ordner zwischen den Zähnen nach unten zu kommen.

Das Wohnzimmer war ein einziges Schlachtfeld. Der Fußboden war übersät mit Zeitschriften, Büchern, Strickzeug und dem Inhalt diverser Schubladen. Zwei Stühle waren umgekippt, eine große Vase lag zertrümmert an der Küchentür, und eine Blutspur verriet, dass der Mann sich an den Scherben der Vase geschnitten haben musste.

Viljar stand mitten in dem Chaos, als eine Stimme hinter ihm etwas brüllte. Ehe er sich umdrehen konnte, bekam er einen Schlag in den Rücken, der ihn aufs Parkett schickte. Dabei schlug er mit dem Kopf gegen eine Tischkante, und ihm wurde schwarz vor Augen. Jemand bog ihm mit enormer Kraft die Arme auf den Rücken und rammte ihm ein Knie ins Kreuz. Eine Stimme durchbrach das Chaos.

»Was zum Teufel machst du da? Bist du wahnsinnig?«

Viljar hatte keine Ahnung, wer ihn umgenietet hatte, aber die Stimme aus dem Hintergrund des Zimmers gehörte dem älteren Polizisten mit der Silbermähne.

»Mann, Mann, Amundsen. Mach gefälligst die Augen auf. Siehst du nicht, dass das Gudmundsson ist?«

Der Griff lockerte sich sofort, und das Pickelgesicht eines blonden Jünglings tauchte in Viljars beengtem Gesichtsfeld auf. Bis zur Aufnahme an der Polizeihochschule hatte der Jungbulle wohl noch ein gutes Stück vor sich.

***

Als Viljar Ravn Gudmundsson eine knappe Stunde später auf einen der wenigen freien Parkplätze am Medienhaus *Haugesunds Avis* einbog, klingelte sein Handy. Jossen war dran. Viljar informierte ihn darüber, was in Ingrid Sollis Haus passiert war.

»Wo bist du jetzt, Viljar?«

»Hab gerade vor dem Medienhaus eingeparkt. Ich dachte, ich gehe jetzt mit den Aktenordnern rein und arbeite ein paar Stunden. Wieso?«

»Ich arbeite auch, aber zu Hause. Kannst du noch mal versuchen, Lotte Skeisvoll anzurufen? Wir brauchen dieses Interview mit ihr.«

Viljar merkte, wie es an seinem Angstnerv ziepte, aber er wischte das ungute Gefühl weg, bevor es sich einnisten konnte.

»Aha … Also Lotte. Wieder mal. Brennt es?«

»Ja. Ihr Name taucht in den Vernehmungsprotokollen zur Hollekim-Sache auf. Sie weiß viel mehr, als sie uns gesagt hat.«

Espevær außerhalb von Bømlo Donnerstagabend, 6. August

Ivar Thorsteinsen war glücklich und hoffte, dass es noch ein paar Stunden so blieb. Endlich hatte er Besuch von jemandem, der in der Sommerhitze mit ihm um die Feuerschale herum sitzen und ein paar Bierchen trinken konnte, ohne alle fünf Minuten auf die Uhr zu sehen, aus Angst, der Alltag könnte ihn einholen. Der Mann, der es sich mit einem mitgebrachten Sechserpack im Liegestuhl gemütlich gemacht hatte, war vor einer Stunde bei ihm vor Anker gegangen. Es war sein zweiter Besuch, nachdem sie sich vor drei Wochen zum ersten Mal getroffen hatten. Er war ein lustiger, umgänglicher Typ, der viele von Thorsteins Interessen teilte. Jagd, Bergsteigen, Lachsfischen, Vögel. Durch Letzteres hatten sie sich kennengelernt, auf Utsira bei einem Ausflug, den der örtliche Ornithologenverband organisiert hatte. Normalerweise eine Versammlung von stinklangweiligen Männern weit jenseits ihrer besten Jahre, aber nun hatte Ivar endlich einen Gleichgesinnten gefunden.

In seinem Job als Sachbearbeiter bei der Gemeinde konnte er sich keine Mätzchen erlauben. Klare Arbeitsanweisungen, strenge Planvorgaben und Paragraphentreue waren ein absolutes Muss. Alles war durchorganisiert und systematisiert. Seine Kollegen witzelten manchmal, er sei ebenso spontan wie eine Brandvorschrift. *Wenn die wüssten*, dachte er und nahm wieder einen großen Schluck aus der Bierflasche.

Sein neuer Freund war das glatte Gegenteil von alldem, und deshalb passte er perfekt. Unvorhersagbar und voller witziger Geschichten. Ivar fühlte sich wohl in der Gesellschaft dieses Mannes. Da war etwas Wiedererkennbares. Etwas Undefinierbares, fast Familiäres. Als würden sie sich schon seit einer Ewigkeit kennen.

Ivar hatte im Gästehaus ein Bett bezogen und etwas Essen und Bier kaltgestellt, als der Anruf vor ein paar Stunden gekommen war. Obwohl, *Gästehaus* war vielleicht ein bisschen übertrieben. Es war ein alter Bootsschuppen, den er vor zehn Jahren, als er auf die Insel gezogen war, in monatelanger Arbeit hergerichtet hatte. Bescheiden und einfach, und im Winter zu zugig, um darin zu übernachten. Diese brütend heißen Augusttage dagegen eigneten sich hervorragend, um Gäste zu beherbergen. Die kühle Meeresluft war erfrischend, und bisher hatte es noch niemanden gestört, bei Wellengeplätscher, Möwengeschrei und dem Geruch von Salzwasser und Tang aufzuwachen.

Ivar legte einen neuen Holzscheit in die Feuerschale und zog seine Pfeife hervor. Die Unterhaltung drehte sich unangestrengt um Vogelbeobachtungen an der Westküste und das Binden von Fliegen, um Feste, Urlaubsreisen und Weiber. Nur einmal empfand er ein stechendes Unbehagen; das war, als sein Gast vorschlug, draußen auf dem Holm nach Krabben zu leuchten, wenn es dunkel geworden war.

Ivar versuchte, lächelnd darüber hinwegzugehen. Er war nicht begeistert von der Idee. Was nicht daran lag, dass er Krabben nicht gemocht hätte, im Gegenteil, und manche behaupteten, es sei spannend, sie mit der Lampe aufzustöbern. Aber die Vorstellung, nachts mit dem Boot hinauszufahren, machte ihm Angst. Es war paradox, dass er sich überhaupt hier auf Espevær niedergelassen hatte. Ein Junggeselle, der an einen Ort ohne ledige Frauen zieht. Ein Bergsteiger, der auf einer windigen Insel lebt, deren höchster Punkt knapp dreißig Meter über dem Meeresspiegel liegt. Ein Mann mit Angst vor Wasser, der rundherum von Meer umgeben ist …

Im Licht des Feuers wirkte der Gast beinahe amüsiert über Ivars Versuch, sich zu drücken. Der wilde Vollbart und das lange dunkle Haar ließen den Mann aussehen wie einen tollkühnen Wikinger, aber mit Schalk in den Augen und einer kindlichen Vorfreude in den Mundwinkeln. Trotz seiner Wasserscheu brachte Ivar es nicht über sich, Nein zu sagen, und er wollte um keinen Preis der Welt zugeben, dass ihm eine angstkalte Faust das Herz zusammenpresste. Er ertappte sich dabei, dass er auf eine Gelegenheit wartete, den Plan ein für alle Mal zu begraben. Die Lösung näherte sich eine knappe halbe Stunde später, nach einem weiteren Bier und ein paar halbherzig gesungenen Liedern.

»Na, dann werde ich mal die Lampe holen. Du bist nicht davon abzubringen, wie ich merke.«

Ivar Thorsteinsen erhob sich etwas unsicher und hoffte inständig, dass der Gast seinen plötzlichen Eifer nicht bemerkte. Oder auf die Idee kam, ihm in den Keller zu folgen.

Der Mann lächelte und prostete ihm mit der Flasche zu. Ivar durchquerte den Windfang mit ein paar langen Schritten, senkte aber das Tempo, als er an die Kellertreppe kam. Er öffnete die Tür und meinte, einen kalten Luftzug im Nacken zu spüren. Verdutzt hielt er inne, blickte sich um und blieb einen Moment unentschlossen stehen, ehe er das Gefühl abschüttelte und mit gesenktem Kopf die Treppe hinunterstieg. Er bewegte sich vorsichtig, wusste, dass er ganz schön getankt hatte.

Falls er hier stürzte, würde seine Wirbelsäule aussehen wie eine 5, wenn er unten auf dem Zementfußboden aufschlug.

Die einsame Glühbirne flackerte ein paarmal. Drohte unter der dicken Staubschicht in die Knie zu gehen, fing sich aber nach ein paar Sekunden und spendete ein trübes gelbes Licht, das einen Teil des kleinen Kellers erhellte. Die Ecken lagen weiterhin im Dunkeln. Ivar schüttelte sich und holte tief Luft. Eine plötzliche, irrationale Angst überschattete alles und raubte ihm die Konzentration. Er begann an den falschen Stellen zu suchen, stolperte über Saftflaschen, blickte über die Schulter und schaffte es, sich den Kopf an einem der Deckenbalken zu stoßen. Nachdem er sekundenlang ordentlich geflucht hatte, nahm er sich zusammen und versuchte, sich zu konzentrieren.

Die große Taschenlampe lag genau da, wo er sie zuletzt hingelegt hatte. Schön ordentlich neben dem Zehnerpack Streichhölzer, den Zündbriketts, Sicherungen und Glühbirnen. Er nahm sie vom Regal und wog sie nachdenklich in den Händen, ehe er den Verschluss öffnete, die Batterien herausnahm und Ausschau nach einem geeigneten Platz hielt, wo er sie ablegen konnte.

Urplötzlich ging ihm auf, wie absurd die Situation war. In seinem eigenen Keller zu stehen und nagelneue, unbenutzte Batterien zu verstecken, nur weil er keine Lust hatte, mit dem Boot rauszufahren. Er hätte ja einfach Nein sagen können, und das Thema wäre erledigt gewesen. Mit der Taschenlampe in der Hand ging er zurück zur Treppe. Er hatte gerade den Fuß auf die unterste Stufe gesetzt, als er wieder spürte, dass es aus dem Erdgeschoss zog. Wahrscheinlich stand ein Fenster offen.

Vier Stufen weiter blieb er abrupt stehen. Oben an der Treppe stand eine regungslose Gestalt und beobachtete ihn.

Ivar schnappte nach Luft und packte die Taschenlampe fester. Versuchte, sich nichts anmerken zu lassen, während er weiterging. Er zog den Kopf ein, um sich nicht wieder am Deckenbalken zu stoßen. Als er die oberste Stufe erreichte, ließ der Mann seine Arme vorschnellen, und um ein Haar wäre Ivar rückwärts die Treppe hinuntergefallen.

»Ha ... Du bist aber leicht zu erschrecken.«

Ivar lachte mit, obwohl ihm nicht ganz klar war, was daran witzig sein sollte. Wenn er das Gleichgewicht verloren hätte und hintenübergefallen wäre ... Er legte den Arm um die Schultern seines Kumpels, griff nach der Bierflasche und stieß mit ihm an. Er markierte den Unbekümmerten, seufzte aber erleichtert auf, als er wieder in den Garten kam und frische Luft atmen konnte. Die Fingerknöchel der Hand, die die Taschenlampe umklammerte, waren weiß. Als er an seinem Stuhl ankam, breitete er resigniert die Arme aus.

»Wird wohl nichts mit Krabben für uns heute, leider. In der Taschenlampe sind keine Batterien, und eine andere habe ich nicht. Bier dagegen ...«

Ivar hob einen Sechserpack hoch, den er aus dem Windfang mitgenommen hatte. Dann warf er dem Mann die Taschenlampe zu. Der drehte und wendete sie ein paarmal, während ein schelmisches Lächeln auf seinem Gesicht erschien. Es wirkte beinahe so, als wüsste der Mann, was Ivar getan hatte. Er lachte in sich hinein, dann stand er auf und schlug Ivar freundschaftlich auf den Rücken.

»Ein Glück, dass du mich hast. Letztes Mal bin ich in deinem Bootshaus im Dunkeln rumgetappt, als ich nachts hoch musste, und wäre beinahe ins Wasser gefallen, deshalb habe ich diesmal eine Lampe und extra Batterien im Rucksack. Warte mal ...«

Mit schnellen Schritten ging er hinunter zum Steg, an dem sein kleines Motorboot lag. Gleich darauf kam er mit der nötigen Ausrüstung für die Tour zurück.

»So ... Fertig? Mit meinem Boot sind wir in drei Minuten draußen am Holm. Dunkel genug ist es ja jetzt, denke ich.«

Bei diesen Worten spielte ein kleines Lächeln um seine Lippen. Er warf Ivar eine orangefarbene Schwimmweste zu. Eine von denen, die sich von selbst aufblasen, wenn sie in Kontakt mit Wasser kommen. Ivar saß in der Falle. Ihm fielen keine Ausreden mehr ein, also beschloss er, sich zusammenzureißen. Wahrscheinlich würde es ihm sogar Spaß machen, nach Krabben zu leuchten. Zwei andere Kumpel hatten dasselbe im letzten Jahr auf dem Holm gemacht und waren wenige Stunden später mit einem ganzen Eimer voll zurückgekommen.

Er folgte seinem Gast hinunter zum Boot. Unterdrückte die aufsteigende Angst, als er merkte, dass die unruhige See und das Gewicht von ihnen beiden den Holzsteg zum Schwanken brachten. Sein Puls stieg rasch, ohne dass er etwas dagegen tun konnte, und er versuchte nach besten Kräften zu verbergen, dass er nach Luft schnappte, als er an Bord der Jolle stieg. Es waren die kleinen Boote, die ihm Probleme machten. Größere, wie die Fähre nach Espevær, waren nicht so schlimm, obwohl er auch da immer ein mulmiges Gefühl hatte.

Krampfhaft hielt er sich mit beiden Händen an der Reling fest, als sein Gast sie vom Steg abstieß. Der Mann ging routiniert nach achtern und setzte sich. Im nächsten Moment brüllte der Motor auf, und sie schossen auf den Holm zu. Die kleine Insel war das Einzige, was die Bucht bei schlechtem Wetter vor den mächtigen Wellen der Nordsee schützte. Aber jetzt war das Meer ruhig. Das schwache Mondlicht verriet, dass der Mann im Heck ihn anlächelte.

Die Nervosität rumorte in seinem Magen, sie legte sich erst, als die schwarzen Konturen des Holms neben ihnen auftauchten. Sie waren nur wenige Meter vom Ufer entfernt. Aber das flüchtige Gefühl von Sicherheit wich sofort neuer Angst, als er gleich darauf sah, wie der Holm hinter ihnen verschwand. Keine Minute später waren sie draußen auf dem offenen Meer. Seine Hände und Beine begannen zu zittern. Eine plötzliche Übelkeit überfiel ihn.

Ivar rief, doch seine Stimme ging im Motorlärm unter. Der Mann hatte außerdem den Kopf abgewandt und bemerkte nicht, dass Ivar verzweifelt versuchte, Kontakt zu ihm aufzunehmen. Eine weitere Minute verging, ehe er sich zu Ivar umdrehte. Er stellte sofort den Motor ab, als er sah, dass Ivar mit den Armen wedelte. Nachdem der Lärm verstummt war und der Bug sich wieder aufs Wasser gesenkt hatte, schrie Ivar ihn an:

»Was zum Henker machst du denn? Wir wollten doch zum Holm. Hier draußen ist nichts …«

Der Mann schüttelte den Kopf, rief etwas zurück, was Ivar nicht verstand, und zeigte aufs offene Meer. Ivar ließ die Reling los und spähte in die angezeigte Richtung, konnte jedoch nichts erkennen. Er blinzelte, beschattete die Augen mit der Hand gegen das Mondlicht und versuchte, sie an die Dunkelheit zu gewöhnen. Während er so dasaß, fühlte er plötzlich einen festen Griff um die Stiefel. Wäre er nicht so überrascht gewesen, hätte er vielleicht zugetreten, aber stattdessen versuchte er, sich umzudrehen und nachzusehen, was da los war. Weiter kam er nicht, denn auf einmal wurde sein ganzer Körper mit einem gewaltigen Ruck hochgerissen und über die Reling geworfen. Ivar suchte verzweifelt nach einem Halt, griff aber in die leere Luft. Keine Sekunde später spürte er, wie eiskaltes Wasser ihn umschloss. Er ging unter und schluckte Wasser, ehe er wie wild mit den Händen paddelte, um an die Oberfläche zu kommen. Die schweren Stiefel zogen ihn immer wieder nach unten.

Auf wunderbare Weise schaffte er es trotzdem. Er bekam die Reling zu fassen und klammerte sich fest. Zuerst dachte er nicht über die absurde Situation nach, aber als keine Hände nach ihm griffen, um ihn wieder an Bord zu ziehen, blickte er zu dem Mann hoch. Der saß seelenruhig auf der mittleren Ruderbank und betrachtete ihn. Machte keinerlei Anstalten, ihm zu helfen. Schlagartig begriff Ivar, dass hier etwas ganz und gar nicht stimmte. Seine Rettungsweste hatte sich nicht aufgeblasen. Sie hing noch genauso leer und schlaff an seinem Körper wie vorhin, als er sie übergezogen hatte. Er klammerte sich an die Reling und rief, so laut er konnte, aber sein Gast blieb merkwürdig still sitzen und schaute sich das Drama an.

Plötzlich begann der Mann, sich mit mühsamen und langsamen Bewegungen die Haut vom Gesicht zu ziehen. Der struppige Bart löste sich Stück für Stück, und wenige Sekunden später starrte Ivar in ein glattrasiertes Gesicht, das ihm vage bekannt vorkam, aber ihm wollte nicht einfallen, woher. Ivar brüllte und schrie, wusste jedoch, dass es zwecklos war. Er steckte hellwach in seinem eigenen Albtraum. Die Finger, mit denen er sich an die Reling klammerte, wurden langsam taub, und Ivar wusste mit Sicherheit, wenn er noch einmal unterging, war es aus mit ihm.

Der Mann warf den falschen Bart ins Meer und zog grinsend die Perücke ab. Mehr und mehr kam sein echtes Aussehen zum Vorschein. Ivar kämpfte gegen die Wassermassen, während er fieberhaft zu verstehen suchte, wer der Mann wirklich war. Erst als der Andere aufstand und sich direkt vor ihm an die Bordwand setzte, dämmerte etwas in Ivars Gedächtnis, aber da merkte er auch schon, wie ihn die letzten Kräfte verließen. Eine verirrte Möwe schrie, schlug mit den Flügeln und hob von der Wasseroberfläche ab, als Ivar unterging und verschwand.

Førde, Gemeinde Sveio
Freitagmorgen, 7. August

Es war erst neun Uhr, aber die Sonne brannte schon heiß, als die kriminaltechnische Ermittlerin Åse Frugård unter der Absperrung hindurchtauchte und das Flatterband für ihre beiden Begleiter anhob. Åse strich sich ein paar Haarsträhnen aus dem Gesicht, die an ihren Wangen klebten, und zeigte auf die Eingangstür. Der örtliche Polizeichef richtete sich auf und blickte in die angezeigte Richtung.

»Sagen Sie mal … Sie kennen die Leute hier doch gut … Ist es üblich, dass sie die Alarmanlage ausschalten und die Haustür nicht abschließen, wenn sie morgens zur Arbeit gehen?«

Hauptwachtmeister Kåre Olsen warf sich in die Brust und setzte dieses unselige Lächeln auf, für das er in Polizeikreisen so bekannt war. Eine Art nachsichtiger Überheblichkeit, besonders gegenüber Frauen, die Åse ungemein ärgerte. Er war der Typ Mann, der es als seine Lebensaufgabe ansah, die Menschen um sich herum zu belehren.

»Meine Liebe … Ich kann mir beim besten Willen nicht vorstellen, dass Eirik eine Alarmanlage im Haus hatte. Er war von der sparsamen Sorte. Hat sein Geld nicht für Jux und Dollerei ausgegeben.«

Es hätte Åse nicht gewundert, wenn dieses Landei einen Sørlandsdialekt gesprochen hätte. Sein Lächeln ging ihr auf die Nerven, und seine ganze Art war so betulich, dass er wahrscheinlich den Ausdruck »unerfreulich« benutzt hätte, wenn eine Leiche in seinem eigenen Hinterhof aufgetaucht wäre.

Sie beschloss, den Stier bei den Hörnern zu packen.

»Und das Securitas-Schild, das hier an der Wand hängt …?«

Kåre Olsen kratzte sich den imposanten Schmerbauch, während er das Schild in Augenschein nahm.

»Ja, die Dinger kann man unten am Kai kaufen. Unter der Hand zwar, aber da halt ich mich raus. Wenn es hilft, Landstreicher fernzuhalten, dann meinetwegen gerne.«

Åse Frugård stellte fest, dass der Hauptwachtmeister sich auf seine alten Tage nicht gebessert hatte. Sie wusste aus Erfahrung, dass er das Landleben in Sveio bis zur Parodie romantisierte. Sie öffnete die Haustür und zeigte auf einen weißen Kasten, der an der Innenseite hing.

»Und das Bedienfeld? Kriegt man das auch *am Kai*?«

»Nein, was sagt man dazu … Das hätte ich nun nicht gedacht. Und dann hier, so weit weg von Diebesgesindel und anderem Pack, das sich rumtreibt.«

Kåre Olsen nahm die Uniformmütze ab und strich die spärlichen Haare zurück. Es war müßig, seine Ansichten in Bezug auf die Landbevölkerung und mögliche Ganoven erschüttern zu wollen, also machte Åse einfach weiter.

»Der Alarm war ausgeschaltet, und die Haustür war ebenso wie das Garagentor offen, als wir am Tatort ankamen. Der Haustürschlüssel befand sich jedoch in Eirik Simostrands Hosentasche. Mit anderen Worten, er hatte das Haus nicht abgeschlossen, oder …«

»Oder derjenige, der hier war, hatte selbst einen Schlüssel und ist ins Haus gegangen, nachdem Eirik die Tür hinter sich abgeschlossen hatte.«

Der Einwurf kam von der Seitenlinie. Olav Scheldrup

Hansen hatte begriffen, dass Åse Frugård gar nicht so unrecht damit hatte, sich auf die Haustür und den Alarm zu versteifen. Åse schickte ihm einen dankbaren Blick.

»Fragt sich nur, wer einen eigenen Schlüssel zum Haus hatte und auch den Alarmcode kannte. Eine andere Frage ist, warum diese Person ein Interesse daran hatte, ins Haus zu gehen, nachdem Simostrand tot war.«

Kåre Olsen schüttelte heftig den Kopf, und zum ersten Mal deutete sich eine Bewegung seiner Mundwinkel nach unten an. »Nein, jetzt ist aber mal gut. Soll das heißen, dass es jemand war, der Eirik kannte? Jemand, dem er einen eigenen Schlüssel gegeben hat? Das müsste in dem Fall Liv Anne sein, und für die lege ich meine Hand ins Feuer ...«

Olav gab Åse mit einer knappen Handbewegung zu verstehen, dass er es übernehmen würde, den Hauptwachtmeister in die höhere Kriminologie einzuweihen.

»Ich sehe, dass Sie ein gottesfürchtiger Mann sind, der von allen nur das Beste denkt. Nun ist es aber so, dass ein Mord in den allermeisten Fällen von jemandem begangen wird, der das Opfer kennt. Sehr oft vom derzeitigen oder ehemaligen Ehepartner. Das wissen Sie.«

»Ja, schon ...«

Kåre Olsen wirkte ein Idee kleinlauter. Vermutlich war die Vorstellung, dass so etwas im sicheren Hafen der Ehe passieren konnte, ein harter Brocken für ihn. Åse winkte die beiden mit sich durch einen schmalen Flur und in ein kleines Badezimmer auf der linken Seite.

»Hier drinnen finden sich Spuren von zwei Menschen. Fingerabdrücke von Eirik selbst sowie ein Abdruck von einer anderen Person, die wir nicht im Register haben, aber ... es ist der gleiche Abdruck, den wir an der Wasserflasche in Fjæra sicherstellen konnten. Es handelt sich um denselben Täter, so viel steht fest.«

Olav sah sie streng an.

»Sagen Sie mal, Åse … Betreiben Sie hier Ihre eigene Ermittlung?«

Sie wedelte eine lästige Fliege weg.

»Ich habe mit Lotte gesprochen. Der Punkt ist, dass wir in diesem Schrank die Spritze mit Adrenalin gefunden haben. Also das Gegengift, das Eirik hätte bei sich haben müssen, als er zur Arbeit ging. Es ist August, der schlimmste Monat, was Wespen, Bienen und Hummeln betrifft. Es wimmelt nur so davon. Undenkbar, dass er sein Notfallset nicht mitgenommen haben soll.«

Åse Frugård machte kehrt und führte die beiden Polizisten aus dem Haus und zur Garage.

»Das Garagentor war offen, als der Nachbar Eirik Simostrand fand. Er lag unmittelbar hinter dem Tor. Das Material unter seinen Fingernägeln passt zu den Proben, die wir vom Holz des Garagentors genommen haben. Das bedeutet, dass das Tor zu und abgeschlossen war, als Simostrand von den Wespen angegriffen wurde, und dass er in den letzten Sekunden seines Lebens am Tor gekratzt hat.«

Kåre Olsen schüttelte betrübt den Kopf und gab kleine Seufzer von sich. Das hier war offenbar weit außerhalb seiner Komfortzone.

»Seht her!«

Åse zeigte auf einen Bereich direkt hinter ihnen.

»Hier lagen Reste eines Wespennests, aber die Spuren zeigen, dass es unmöglich hier vom Dach gefallen sein kann. Sonst hätten mehr Überbleibsel davon auf dem Fußboden gelegen, und es hätten noch Reste an den Dachbalken gehangen. Wahrscheinlich wurde es nur hier hingelegt, um uns in die Irre zu führen.«

»Wenn kein Nest in der Garage war … Wie sind dann die Wespen hier hereingekommen?«

Olav musterte die Wände, um eine Stelle zu finden, an der sich eine Öffnung befand. Åse zeigte sie ihm. Kåre Olsen blieb ein wenig im Hintergrund. Wahrscheinlich ahnte er, dass er der Bestialität unangenehm nahe kam.

»Hier wurde mit einer Lochsäge ein Loch gebohrt. Von außen und innen, wie man sehen kann. Ich habe da eine Theorie …«

Olav Scheldrup Hansen lächelte resigniert. Sie wusste, dass sie ihn mit ihren Theorien ärgerte, denn genau genommen war das etwas, worum sich die Ermittler kümmern sollten. Aber es war ja nicht ihre Schuld, dass es so viele inkompetente Polizisten gab.

»Ich glaube, dass derjenige, der Eirik Simostrand in der Garage einschloss, vorher dieses Loch gebohrt hat. Er hatte ein Wespennest bei sich, das er vielleicht ein paar Stunden vorher irgendwo abgenommen und in einem Sack oder irgendeinem Behälter aufbewahrt hat, und dann hat er den Behälter mit der Öffnung an dieses Loch gehalten. Für die Wespen gab es nur einen Weg aus der Gefangenschaft: durch die Öffnung.«

Kåre Olsen kam ein paar Schritte näher und stemmte die Hände resolut in die Seiten, als wollte er darauf hinweisen, dass sie zu weit gegangen war.

»Nein, also jetzt muss ich euch Stadtmenschen mal stoppen. Das ist doch alles Blödsinn. Ein Wespennest abzunehmen ist so gut wie unmöglich. Schon eins zu finden ist ja eine Sache für sich.«

Åse ließ sich nicht beirren. Sie hatte die letzten vierundzwanzig Stunden durchgearbeitet, um eine plausible Erklärung zu finden.

»Da haben Sie in der Schule wohl nicht aufgepasst, Olsen. Wenn wir einen Spaziergang durch die Nachbarschaft machen würden, könnte ich Ihnen in weniger als zwei Stunden ein ganzes Dutzend Wespennester zeigen. In dem Moment, wo Sie zwei oder mehr Wespen in dieselbe Richtung fliegen sehen, können Sie ein Bewegungsmuster erkennen und in relativ kurzer Zeit das Nest aufspüren. In einer Landschaft wie dieser, mit so vielen Ställen, Schuppen und kleinen Hütten und so viel Vegetation, ist das ziemlich einfach.«

»Na gut, wenn Sie meinen … Aber dann müssen Sie die Viecher immer noch einfangen, ohne halbtot gestochen zu werden.«

»Ja, und das ist gar nicht so einfach. Die Schädlingsbekämpfer benutzen Rauch, der in das Nest geblasen wird und die Wespen eine Zeit lang betäubt, sodass sie nicht angreifen. Anschließend können sie das Nest abnehmen, aber das erfordert gute Schutzkleidung, auch wenn die Wespen halb ohnmächtig und nicht besonders aggressiv sind. Ich habe allerdings einen interessanten Videoclip bei Youtube gefunden …«

»Aha?«

»Ja, das war ziemlich genial. Die Aktion muss im Morgengrauen stattfinden, wenn die Wespen im Nest noch schläfrig sind. Man nimmt einen schwarzen Gummisack, wie man ihn für Druckpumpen braucht, und platziert die Öffnung um das Wespennest. Mit einer schnellen Bewegung schiebt man das Nest in den Sack und presst die Öffnung zusammen. Die Wespen stürmen aus dem zerstörten Nest, aber solange die Öffnung zugeschnürt ist, schützt einen das Gummi davor, von wütenden Wespen gestochen zu werden. Man kann solche

Säcke in jedem Clas-Ohlsson-Laden kaufen. Ich hab's überprüft.«

»Sie sagen also, wir suchen nach einem Mann, der im Morgengrauen mit einem schwarzen Gummisack in der Hand durch die Gegend gelaufen ist?«

Åse nickte. Kåre Olsen auch, wie sie bemerkte. Er hatte schließlich aufgegeben.

Medienhaus Haugesunds Avis
Freitagmorgen, 7. August

Viljar reckte und streckte sich auf seinem Bürostuhl. War kurz davor, hintenüberzukippen, fluchte und schob sich vom Schreibtisch weg. Die Sonne knallte durch die Sprossenfenster und verwandelte seinen Arbeitsplatz in ein verschwitztes türkisches Straßencafé. Der altersschwache Tischventilator pfiff aus dem letzten Loch, zu nichts anderem mehr fähig, als ein paar Haarschuppen und Staubkörner über die Tischplatte zu schieben.

Vier Plätze weiter saß Julie Moksheim wie eine Salzsäule vor ihrem PC. Sie hatte sich gerade einen Anschiss aus dem Büro des Chefredakteurs abgeholt, und ihre kühle Fassade war einem hochroten Kopf gewichen. Viljar legte seinen Stock auf einen freien Arbeitsplatz am Newsdesk und rollte mit seinem Stuhl vorsichtig hinüber zu Julie. Sie starrte steif auf einen leeren Bildschirm, als er bei ihr ankam.

»Tut mir leid, Julie. Ich hätte zurückrufen sollen, als du versucht hast, mich zu erreichen, aber ich wusste nicht, dass du auf mich angewiesen warst, um dein Ding fertig zu machen, und später hab ich nicht mehr dran gedacht. Ich nehme das auf meine Kappe.«

Sie drehte ihm den Kopf mit einer abrupten Bewegung zu, bei der allen anderen Menschen die Nackenwirbel gebrochen wären.

»*Deine Kappe!* Du hast keine verdammte Kappe. Du hast einen mottenzerfressenen, verqualmten alten Mantel. Das hier landet auf *meinem* Zeugnis. Dich juckt sowas natürlich nicht mehr, denn alles, was dich noch erwartet, sind jahrelanger Raucherhusten und, wenn du Glück hast, ein früher Herzinfarkt. Wie zum Teufel stellst du dir vor, dass ich mit so einem Zeugnis von Øveraas je einen Job bei *VG* bekommen soll? Hä? Willst du das auch auf deine beschissene *Kappe* nehmen?«

Viljar merkte, wie Speicheltröpfchen sein Gesicht trafen, während sie ihrem tiefsitzenden Frust Luft machte.

»Hör zu, Julie, ich verstehe ja, dass du sauer bist, aber Øveraas hat ein kürzeres Gedächtnis als ein Goldfisch. In dem Moment, wo du ihm eine Schlagzeile lieferst, die die Kasse klingeln lässt, wird er dich in seinem Büro mit Aromatherapie und Fußmassage verwöhnen.«

Sie atmete aus, aber Viljar wagte nicht, an Versöhnung zu glauben. Es lagen immer noch ein paar Schwefelpartikel in der Luft.

»Du meinst also, wenn ich ihm im Fall des gesuchten Terroristen Gold liefere, dann ...«

»Ja, dann rollt Johan Øveraas dir höchstpersönlich den roten Teppich aus.«

Julie Moksheim legte den Kopf in die Hände. Da war eine Menge Ärger, der nicht raus durfte.

»Du bist ein Idiot, weißt du das? Seit dem Tag, als ich hier angefangen habe, behandelst du mich wie Dreck unterm Schuh. Du hast kein einziges Mal mit mir geredet, ohne zu sticheln. Du begreifst nicht, dass der *VG*-Job alles für mich bedeutet. Trond Egil, mein Freund, arbeitet da, und wenn ich nicht bald einen Job in Oslo finde, war's das mit der Beziehung. Aber dir ist das natürlich scheißegal. Hauptsache, du bist fein raus …«

Viljar hätte ihr am liebsten eine runtergehauen und ihr gesagt, sie solle erwachsen werden. Sie saßen alle im selben Boot, und der Nachwuchs musste lernen, den einen oder anderen Hieb wegzustecken. Das gehörte zur Ausbildung. Aber aus Schaden klug geworden, ließ er es bleiben. Er ahnte, dass seine Anmerkungen nicht besonders gut ankommen würden.

»Hör zu, es tut mir leid, wenn ich gemein zu dir war, aber du kannst auch ganz gut austeilen, das wollen wir mal festhalten. Mit dir zu reden ist, als würde man mit einem Igel schmusen. Pass auf, ich mach dir einen Vorschlag. Wir lassen Øveraas jetzt mal beiseite und begraben das Kriegsbeil, okay? Es bringt ja nichts, uns weiterhin gegenseitig ans Bein zu pinkeln. Wenn wir den Drachen da drinnen besänftigen wollen, bleibt uns keine andere Wahl, als ihm Erfolgszahlen zu liefern, und das schaffen wir am ehesten, indem wir zusammenarbeiten.«

Viljar schob sich einen Snus unter die Lippe. Sekunden später spürte er es in seiner Hirnrinde knistern, und die Illusion von innerer Ruhe und Harmonie kehrte zurück.

»Hier, Julie … Ich hab was, das Øveraas in Entzücken versetzen wird.«

Viljar hielt ihr den grünen Ordner hin, den er aus Ingrid Sollis Haus mitgenommen hatte.

»Wegen dieses Ordners ist gestern Abend jemand bei einem unserer Interviewpartner eingebrochen. Offenbar steht etwas so Interessantes drin, dass jemand bereit ist, über Leichen zu gehen, um es verschwinden zu lassen. Ich habe mir alles genau durchgelesen, und ein Name sticht hervor, weil er in fast allen Dokumenten auftaucht. Ein Serbe, wie es aussieht. *Milos Cuvtovic.*«

Zögernd nahm Julie Moksheim den grünen Ordner entgegen und begann, ziellos darin zu blättern. Viljar hatte kaum geschlafen, er hätte das Meiste von dem, was da drin stand, wörtlich wiedergeben können. Als sie zu der Seite kam, auf die er sich besonders konzentriert hatte, stoppte er sie.

»Siehst du den Artikel aus *Bergens Tidende*? Achte mal auf die Überschrift und das Foto.«

Julie Moksheim nickte. Begann den Artikel zu lesen, hielt aber nach wenigen Zeilen inne.

»Okay, die Frau auf dem Foto … Ingrid Solli? … meint also, Beweise dafür zu haben, dass in mehreren alten Fällen schlampig ermittelt wurde und dass sich eventuell schwere Verbrechen dahinter verbergen. Ist das so zu verstehen?«

Viljar bestätigte das. Die Überschrift des Artikels vom Frühsommer sagte es ja bereits: HAT NEUE BEWEISE IN COLD CASES.

Er zeigte auf das Foto.

»Ingrid Solli ist die Interviewpartnerin, die ich gestern Abend zu Hause besucht habe, und als sie mir ihr gesammeltes Material zeigen wollte, stellte sie fest, dass ein Ordner mit Unterlagen fehlte. ›Der grüne‹, sagte sie.«

»Ja, und?«

»Auf dem Foto, das vor der Polizeidirektion Bergen aufgenommen wurde, hat sie einen Ordner in der Hand. *Einen grünen*. Das muss der hier sein, und der Einbrecher hatte ihn bei sich, als Ingrid Solli ihm mit meinem Stock eins übergebraten hat.«

»Mit deinem Stock …?«

»Frag nicht, ist eine lange Geschichte. Jedenfalls ist der Einbrecher zurückgekommen, nachdem die Polizei weg war, um ihn sich zu holen. Was er nicht wusste, war, dass ich den Ordner zu dem Zeitpunkt bereits an mich genommen hatte. Das Material, auf dem wir hier sitzen, ist offenbar eine Bombe. Der Einbrecher hat eine Sprache gesprochen, die durchaus Serbisch gewesen sein kann. Jetzt müssen wir herausfinden, was Ingrid Solli entdeckt hat und was dieser Serbe damit zu tun hat. Sie liegt allerdings schwer verletzt im Krankenhaus, und sie lassen niemanden zu ihr, der kein Angehöriger ist. Ich habe heute Morgen mehrere Male versucht, einen Besuchstermin zu bekommen oder wenigstens zu ihr durchgestellt zu werden, bin aber jedes Mal gegen eine Wand gerannt.«

»Entschuldige, Viljar, aber wieso kommst du mit dieser Sache zu mir? Ich bin doch an dem Terroristen dran. Was habe ich damit zu tun?«

»Solli hat eine Tochter in Oslo, die auf dem Weg hierher ist, sie kommt heute Nachmittag mit dem Flugzeug. Das Krankenhaus weiß das, sie erwarten sie.«

»Und …?«

»Sie heißt Sandra Fjell Solli. Ich dachte, du könntest dir vielleicht Zutritt zu Ingrid verschaffen, indem du dich als ihre Tochter ausgibst?«

»Ach, daher weht der Wind … Du willst, dass ich für dich den Laufburschen spiele. Das hätte ich mir ja denken können. Was springt für mich dabei raus?«

»Øveraas kriegt feuchte Augen, wenn jemand mit Sachen ankommt, die belegen, dass die Polizei schlechte Arbeit geleistet hat. Er weiß nicht, dass ich diese Goldgrube aufgetan habe. Jetzt übergebe ich sie dir. Die Bedingung ist, dass du mir berichtest, worüber ihr gesprochen habt. Die Story selbst gehört dir, dir ganz allein. Falls du rauskriegst, was Ingrid Solli der Polizei in Bergen erzählt hat, und das an die große Glocke hängst, kannst du dir schon mal eine schöne Fußcreme bestellen.«

Leuchtfeuer Røværholmen
Freitagmorgen, 7. August

Anne Mari Osmundsen legte den Kopf zurück auf den glattgeschliffenen Felsen. Die Wärme gab ihr eine Ruhe, die sie seit Tagen nicht mehr empfunden hatte. Sie mochte nicht länger darüber nachdenken, was mit Stig Øyvind passiert war. Den einen Tag hatten sie noch zusammen am Kai gesessen und sich Geheimnisse anvertraut, und am nächsten Tag war er weg gewesen. Wenn sie nur geahnt hätte, wie verzweifelt er war, hätte sie vielleicht etwas tun oder sagen können, was ihn davon abgebracht hätte, aber sie hatte nicht das geringste Anzeichen bemerkt, dass er nicht mehr wollte.

Ihre Augen folgten einer kleinen Wolke, die über den Himmel segelte. Aus den Augenwinkeln sah sie Kristian, Tone und Elias, die sich zum Schwimmen umzogen. Die Wärme des Felsens hüllte sie in einen Kokon aus schläfrigem Wohlbehagen. Sie wollte sich vor der Kälte schützen, die über Klippen und aus Gemeindehäusern kroch. Dieses Mal war es anders. Die Leute waren nicht so aufgeregt wie sonst, umarmten sich nicht verzweifelt, liefen nicht mit Waffeln und Kuchen durch die Nachbarschaft, um der unglücklichen Familie beizustehen.

Hinter der Sonnenbrille konnte sie so tun, als bemerkte sie nicht, wie Kristian und Elias sich aufspielten, um Tone zu imponieren. Ein Pfauentanz, der schon seit Wochen andauerte. Die Jungs warfen sich ins Wasser. Tone folgte ihnen zögernd, mit ausgebreiteten Armen und gespreizten Fingern. Als das Wasser ihr bis zu den Schenkeln ging, blieb sie stehen, aber das obligatorische Nassspritzen durch die Jungs veranlasste sie, schnell unterzutauchen. Anne Mari gähnte demonstrativ, während sie das vorhersehbare Dreiecksdrama beobachtete.

Ein kleines Holzboot tuckerte am Holm vorbei und übertönte die Geräusche der drei Jugendlichen. Das Kielwasser schäumte weiß, und es roch vertraut und gut nach Sommerdiesel. Kein Boot suchte mehr nach Stig Øyvind. Die Suchaktion war eingestellt, und es schien, als hätten die Inselbewohner es aufgegeben, ihn zu finden. Das Meer war ruhig gewesen in der Nacht, als es passiert war. Stig Øyvind kannte sich besser mit Wind und Wellen aus als die meisten anderen Jugendlichen der Insel, und das Boot, das man weiter draußen bei einer Insel treibend gefunden hatte, trug keine Spuren eines Kenterns.

Sie hob den Blick. Um die drei Freunde war es merklich stiller geworden. Kristian und Elias waren auf dem Weg zurück an Land, während Tone sich weiter draußen treiben ließ. Sie hatte wohl ihre Chance erkannt, es genießen zu können, jetzt, da die Jungs es leid geworden waren, sie zu piesacken. Sie lag ganz still auf dem Rücken, Arme und Beine in Sternenform abgespreizt, und Anne Mari spürte die Verlockung. So dahinzutreiben, ohne einen Muskel zu bewegen, gab Ruhe, Gleichgewicht und Frieden.

Sie erhob sich langsam, ging an den beiden Jungs vorbei, die kein Interesse an ihr zeigten, und bewegte sich hinunter zum Wasser. Ärgerte sich darüber, dass sich der Gedanke einschlich, wie sie in ihrem neuen Bikini wohl von hinten aussah.

Das Wasser fühlte sich kälter an als noch vor ein paar Stunden, deshalb blieb sie stehen, als es ihr bis zu den Schenkeln reichte. Tone hatte sich tiefer ins Wasser sinken lassen und machte jetzt ein paar Schwimmzüge auf den Holm zu. Ein Speedboat röhrte in fünfzig Meter Entfernung vorbei. Tone winkte ihr zu, aber Anne Mari hatte keine Lust zurückzuwinken. Trotzdem ging sie nicht weiter, sondern zögerte einen Moment. Tone schwenkte die Arme und rief etwas, das Anne Mari durch den Lärm des Motorboots nicht verstand. Ein paar dösige Sekunden später ging ihr auf, dass Tone nicht winkte, sondern dort draußen mit etwas zu kämpfen schien. Sie versank, kam aber gleich darauf wieder hoch, und jetzt schrie sie. Wieder ging sie unter, und als sie zum zweiten Mal hochkam, gab es keinen Zweifel mehr, dass sie Mühe hatte, sich über Wasser zu halten.

Anne Mari drehte sich um und rief nach den Jungs, aber keiner von ihnen reagierte. Sie standen da und sahen dem Geschehen zu, ohne einen Finger zu rühren. Sie fluchte laut, warf sich ins Wasser und schwamm, so schnell sie konnte. Tones Kopf tauchte unter und wieder auf. Mit jedem Mal wurden ihre Schreie lauter. Anne Mari erreichte sie und zog ihren Körper zu sich heran, während sie gleichzeitig ihren Kopf über Wasser hielt. Tone kreischte, schlug, trat und wand sich, und es schien, als versuchte sie etwas zu sagen. Anne Mari hatte Mühe, sie zu halten, und rief nach den Jungs, damit sie ihr halfen. Aus den Augenwinkeln konnte sie sehen, dass Elias auf dem Weg zu ihnen war, während Kristian auf das Ruderboot zulief.

Anne Maris Schwimmstöße wurden immer kraftloser und Tones Zappeln immer wilder. Sie versuchte, Tone in Richtung Ufer zu ziehen, kam aber nicht von der Stelle. Erst als Elias ihr zu Hilfe kam, begriff sie, dass etwas ganz und gar nicht stimmte. Selbst als sie zu zweit zogen, kamen sie dem

Ufer nicht näher. Tone saß irgendwo fest. Anne Mari tauchte, machte ein paar Schwimmzüge und entdeckte etwas, das an ein altes, zerrissenes Fischernetz erinnerte. Tones linker Fuß hatte sich darin verfangen.

Als sie mit dem Kopf wieder durch die Wasseroberfläche stieß, erklärte sie Elias, was das Problem war, und dann sprach sie beruhigend auf Tone ein und bat sie, weiterhin Schwimmbewegungen zu machen. Kristian war mit dem Boot unterwegs zu ihnen, aber noch zu weit weg. Sie musste selbst versuchen, Tone aus dem Netz zu befreien. Sie tauchte wieder, diesmal noch tiefer. Tone trat ihr ins Gesicht, ein Zeh traf sie ins Auge. Endlich bekam sie den gefangenen Fuß zu fassen, hatte aber keine Luft mehr. Sie tauchte auf, holte tief Luft und tauchte wieder ab. Jetzt fand sie das Netz und hangelte sich daran zu Tones Fuß vor. Mit schnellen Bewegungen wickelte sie die Maschen ab und bekam ihn frei. Sofort bewegten sich Beine und Körper Richtung Land.

Anne Mari wollte auftauchen, stieß aber mit dem Kopf an etwas Schweres, das sie nach unten drückte. Sie blickte hoch, sah jedoch nur einen dunklen Schatten, der sie daran hinderte, an die Oberfläche zu gelangen. *Spielten die Jungs ihr einen Streich?* Sie hatte keinen Atem mehr und schrie unter Wasser, sodass die Luftblasen um sie herum tanzten. Anne Mari versuchte verzweifelt, das Hindernis, das ihr den Weg versperrte, zu umrunden. Sie strampelte mit den Beinen und warf einen Arm hoch, um das, was sie gefangen hielt, wegzustoßen.

Ihr Körper erstarrte im selben Moment. Das Gehirn begriff das Ganze eine Mikrosekunde zu spät, als dass sie die Augen noch hätte zukneifen können, um nicht in die zwei leere Augenhöhlen blicken zu müssen, die sie unter einem blonden Haarschopf, der sich wie eine Qualle im Wasser bewegte, anstarrten. Durch den Schreck atmete sie Wasser ein, der Schmerz schnitt durch ihre Brust wie Messer, aber sie schrie wieder. Der Körper, der über ihr schwamm, legte sich um sie, und vor Anne Maris Augen sprühten Sterne, während sie zu Boden sank. Ihre Bewegungen wurden langsamer, und die Versuche, sich mit den Beinen nach oben zu strampeln, erlahmten. In der Umarmung des Todes merkte sie, wie das Licht zusammen mit dem Bewusstsein erlosch. Das Letzte, was sie spürte, bevor alles schwarz wurde, war der stechende Schmerz von etwas, das sich in ihr Bein grub. Dann verschwand die Welt.

Røvær
Freitagvormittag, 7. August

Auf dem Kai von Røvær herrschte Chaos, als Knut, Åse und Lotte an Land gingen. Das Gedränge machte es schwierig, die MS Røværfjord zu verlassen, und es war fast unmöglich, zum Sjøhuset zu kommen, wo das kleine Motorboot wartete, das sie nach Røværholmen bringen sollte. Alle Inselbewohner hatten sich vor dem Lebensmittelladen versammelt, und in ihren Gesichtern stand der Schock. Die Ermittler machten keine Anstalten stehenzubleiben, sondern drängten sich vorbei, die Augen fest auf den betonierten Anleger geheftet. Als Lotte ein einziges Mal aufblickte, sah sie, dass die Leute weinten. Gerüchte verbreiteten sich rasch in solch kleinen Gemeinden, und die beiden Jungen, die bei dem Unglück dabei gewesen waren, hatten sicherlich allen, die sie per Handy erreichen konnten, davon erzählt.

Als sie an Bord des Motorbootes gingen, hob Lotte den Kopf und bemerkte einen Mann, der vom Bethaus angelaufen kam.

Man sah ihm seine Panik schon von Weitem an, und Lotte fluchte innerlich, dass sie es nicht geschafft hatten, schneller wegzukommen. Jetzt blieb ihnen nichts anderes übrig, als sich die Zeit zu nehmen, Stig Øyvind Gautesens Vater zu beruhigen. Zum Glück erfasste Knut Veldetun die Situation schnell und ging dem Mann entgegen. Sie hörte Sindre Gautesen rufen und schreien und sah, wie er Knut mehrmals gegen die Brust boxte.

»Ich wünschte, ich könnte dir sagen, dass du dich irgendwann daran gewöhnen wirst«, sagte Lotte, als sie ein paar Minuten später unterwegs zum Holm waren. »Aber tatsächlich wirst du das nie. Es ist jedes Mal wieder genauso schlimm.«

Sie beugte sich vor und legte ihrem Kollegen die Hand auf die Schulter. Sie konnte sehen, dass ihn der Vorfall mitgenommen hatte.

»Ich weiß. Das ist es auch nicht, was mir zu schaffen macht. Aber da war so viel *Gefühl* …«

»Ja, und?«

»Weißt du nicht mehr, wie er war, als wir ihn das erste Mal getroffen haben? Kalt und gleichmütig. Erst als er von der Krankheit seiner Frau sprach, konnte man so etwas wie Kummer erahnen. So war es auch gestern, als ich mit ihm gesprochen habe. Er wurde beinahe ärgerlich, als ich die Suche nach dem Jungen nicht einstellen wollte. Antwortete ausweichend auf meine Fragen, fast apathisch.«

»Wir reden hier von etwas so Einfachem wie *Verdrängung*, Knut. Er hat vielleicht nicht geglaubt, dass sein Sohn tot sein könnte, bis jetzt. Viele zeigen keine Reaktion, bis die Leiche tatsächlich gefunden wird.«

Knut Veldetun schien nicht gewillt, seine Bedenken abzuschütteln, trotz ihrer verharmlosenden Erklärung. Lotte wusste, dass er ein guter Ermittler sein würde. Die Meinungen anderer nicht kritiklos zu übernehmen, sondern sich ständig selbst neue Fragen zu stellen war in diesem Beruf eine Notwendigkeit. Das und die Fähigkeit, eine gewisse Distanz zu wahren und sich noch in den bizarrsten und makabersten Situationen bewusst zu sein, dass es nur ein Job war. Was das betraf, hatte Knut noch einiges zu lernen. Sie wusste, dass es nicht Seekrankheit war, die sein Gesicht immer bleicher werden ließ, je näher sie dem Holm kamen.

Wie verabredet wartete das Boot der Jungen auf sie, als sie ankamen. Drei der Jugendlichen hielten bereits nach ihnen Ausschau. Das Mädchen, das die Leiche gefunden hatte und in letzter Sekunde von einem ihrer Freunde gerettet worden war, indem er sie mit einem zwei Meter langen Bootshaken zu fassen bekommen und an die Oberfläche gezogen hatte, war mit einem Rettungshubschrauber ins Krankenhaus nach Haugesund geflogen worden.

Åse ging an Land, um die Leiche zu untersuchen, die die Jugendlichen auf den flachen Felsen gleich neben dem Leuchtfeuer geschleppt hatten. Knut und Lotte blieben im Boot sitzen; sie akzeptierten, dass sie in Åses Augen ungefähr so nützlich waren wie Kakerlaken, jedenfalls im Moment. Wenn die Kriminaltechnikerin in dieser Stimmung war, ließ man ihr besser allen Freiraum, den sie brauchte. Lotte versuchte, an etwas anderes zu denken als das, was drüben auf dem Felsen vor sich ging. Man gewöhnte sich nie daran, junge Menschen so aus dem Leben scheiden zu sehen. Egal, ob selbst verschuldet oder nicht.

Sie vertiefte sich wieder in die Betrachtung von Knuts Gesicht. Der junge Polizist war im letzten Jahr auf seltsame Weise sowohl gewachsen als auch merklich kleiner geworden. Die Unschuld war weg. Genau wie die jugendliche Unbekümmertheit und der Schalk in den Augen. Stattdessen sah sie eine Verbissenheit, die sie von sich selbst kannte. Eine wilde Entschlossenheit, die ihn in den kommenden Jahren mehr und mehr prägen würde. Das war eine unvermeidliche Berufskrankheit. Endlose Arbeitstage, ruhelos abgebummelte Überstunden, schlaflose Nächte und Misstrauen gegenüber allem und jedem würden ihn nach und nach zu einem untauglichen Ehemann oder Freund machen. Lotte hoffte, dass Knut rechtzeitig die Reißleine ziehen würde, bevor es zu spät war. Bevor er genauso weit ging, wie sie es getan hatte …

»Hängst du in den Seilen, Knut?«

Knut Veldetun nickte matt, den langen Körper vornüber gebeugt. Auf die Bootsplanken unter den Füßen zu starren war für ihn der einzige Ausweg, um nicht Åse bei ihrer Arbeit an dem Toten zusehen zu müssen. Lotte war aufgefallen, dass das Knuts Achillesferse war. Der Anblick von toten Menschen. Viele frischgebackene Polizisten verbrachten große Teile ihres Praxisjahrs damit, ihren Mageninhalt in ein Gebüsch am Rand der Absperrungen zu entleeren, aber in der Regel legte sich das nach einer Weile. Nicht so bei Knut. Bei ihm hatte sich das Problem seit den ersten Mordfällen vor einem Jahr verschärft. Sobald sie diesen Fall abgeschlossen hatten, würde sie ihm raten, einen Polizeipsychologen aufzusuchen.

»Åse ist anscheinend fertig«, sagte sie, als die Kriminaltechnikerin ihnen zuwinkte. »Wenn du nicht mitkommen möchtest, habe ich volles Verständnis dafür. Du musst nicht dabei sein, Knut.«

Er hob den Blick, und Lotte verkniff sich ein Lächeln. Knut war kein Mann, der einfach das Handtuch warf. Statt ihr zu antworten, ging er an Land und steuerte auf Åse zu.

Direkt hinter dem Toten lagen zwei bunte Badelaken, daneben eine halbvolle Colaflasche und zwei rosafarbene Badelatschen mit gelben Plastikblumen. Die Sachen erinnerten die Ermittler daran, dass dies noch vor Kurzem ein Sommerparadies gewesen war. Lotte vermutete, dass es eine ganze Weile dauern würde, bis wieder Jugendliche von hier aus ins glasklare Wasser sprangen. Sie selbst schwamm nicht gern. Man wusste nie, was sich in der Tiefe unter einem herumtrieb.

Auf Åses Gesicht lag ein Ausdruck von Bitterkeit. Die runzlige Haut an Stirn und Wangen bildete kummervolle Falten. Sie winkte die beiden mit sich, weg von der Stelle, wo der Tote lag, und hinauf zum Leuchtfeuer. Blickte sich einige Male um und steckte sich eine Zigarette an, als sie der Meinung war, weit genug entfernt zu sein, um den Fundort nicht zu verunreinigen. Ihre Stimme war rau wie ein Reibeisen.

»Alles deutet auf Ertrinken hin.«

Als nicht mehr von ihr kam, spürte Lotte das wohlbekannte Kribbeln im Nacken. Es lag etwas Ungesagtes in der Luft.

»Aber ...?«

Åse Frugård verzog das Gesicht. Nahm mehrere gierige Lungenzüge hintereinander und verwandelte die Zigarette in eine Glutstange mit Filterstück.

»Da ist mehr. Blutaustritte in den Handflächen. Ebensolche Merkmale unter beiden Achselhöhlen. Außerdem ... Vielleicht sollten wir wieder runtergehen?«

Knut hielt sie zurück.

»Glaubst du, der Junge ist getötet worden?«

Die Frage war berechtigt. Sie waren alle davon ausgegangen, dass Stig Øyvind Gautesen aus freiem Willen ins Meer gesprungen war. Der Abschiedsbrief in seinem Zimmer und das leere Boot, das sie auf dem Wasser treibend gefunden hatten, waren klare Indizien dafür.

»Ich glaube, es ist am besten, ihr kommt mit runter. Ist das okay?«

Åse musterte Knut über den Brillenrand hinweg. Knut nickte, und sie streckte die Hand aus, um ihnen den Weg zu weisen. Lotte und Knut folgten ihr und blieben ein paar Meter vor dem Ertrunkenen stehen. Er lag auf dem Bauch, mit dem Gesicht nach unten, so, wie man ihn an Land geschleift hatte. Lotte folgte ihrer festen Routine, alle Sinneseindrücke in sich aufzunehmen und sie zu ordnen, doch plötzlich stutzte sie.

»Was ist das? Er trägt ja eine Rettungsweste?«

Sie bückte sich und musterte die Leiche, ehe sie sich mit fragendem Blick zu Åse umdrehte. Nach vier Tagen im Wasser hätte der Körper wesentlich aufgeblähter sein müssen, und normalerweise würde sich die Haut stellenweise bereits ablösen.

»Ja, und was erst recht keinen Sinn ergibt: Die Druckluftpatrone an der Weste wurde entfernt«, erwiderte Åse trocken. »Er hätte sich genauso gut ein Hawaiihemd anziehen können.«

Lotte machte den Rücken gerade, blieb aber in gebückter Haltung. Sie schüttelte den Kopf.

»Er kann nicht am Montag ertrunken sein.«

Åse Frugård schnaubte.

»Natürlich nicht. Dieser Mann ist letzte Nacht ertrunken. Und irgendwer hat dabei nachgeholfen.«

Knut Veldetun kam zwei Schritte näher und hockte sich neben die Leiche. Lotte und Åse zogen sich ein wenig zurück. Lotte erkannte, dass sie vorschnell über ihn geurteilt hatte. Er war keine Kristallvase. Knut hob den Kopf des Toten mit zwei Fingern an und betrachtete das Gesicht.

»Das ist nicht Stig Øyvind …«

Etwas legte sich um Lottes Brustkorb und zog sich zusammen. Sie hatte dasselbe gesehen wie Knut, als er den Kopf anhob, aber das war noch nicht alles. Lotte schloss die Augen und wandte sich ab. Wieder einmal kam der Tod auf ihren Hof spaziert und grüßte mit der Hand an der Mütze.

Der Mann, der vor ihnen lag, war Ivar Thorsteinsen. Sie erkannte, dass die drei Todesfälle in dieser Woche einen deutlichen Schnittpunkt hatten … *Sie.*

Konditorei Haugli, Haraldsgata
Freitagvormittag, 7. August

»Ich hätte nie gedacht, dass ich mich das mal sagen hören würde, aber das hast du verdammt gut gemacht, Julie. Jetzt habe ich etwas, um tiefer zu graben, darauf freue ich mich schon. Ingrid Solli hat also eine Polizeiquelle, und die hat sie dir genannt?«

Viljar betrachtete die Aussicht vom Barhocker am Fenster des Cafés, während er mit der Kollegin telefonierte. Die Haraldsgata erwachte langsam zum Leben, und er sah Hunderte von kleinen Kindern, die auf dem Weg zur »Kinderparade« um ihre leicht gestressten Erzieherinnen herumwuselten. Eine der traditionellen Sildajazz-Veranstaltungen. Viljar war sich nicht ganz sicher, was die Kinder mehr lockte – der Jazz oder das Eis, das gratis verteilt wurde. Auf den roten Stühlen draußen vor dem Fenster saß eine syrische Großfamilie und unterhielt sich lautstark. Ihr Gelächter und Geschrei ließ die Fensterscheiben zittern. Alexander kam mit einer Cola zurück an den Tisch und hievte sich ebenfalls auf einen der Barhocker. Julies Stimme klang aufgeregt.

»Ich brauchte nicht mal zu fragen, sie hat mir den Namen von sich aus gegeben. Der Polizeibeamte ist wohl persönlich in diese Vermisstenfälle involviert. Er hat einen Schwager, der vor ein paar Jahren spurlos verschwunden ist.«

»Ja, ich kenne den Fall. Und er ist bereit, mit uns zu sprechen?«

Die Antwort war ein kleines Lachen am anderen Ende. Er konnte sich nicht erinnern, sie jemals lachen gehört zu haben. Es klang echt, ohne einen Hauch von Spott oder Verachtung. Viljar konnte trotzdem nicht ganz an diese plötzliche Freundlichkeit glauben und wusste nicht, wie er darauf reagieren sollte. Julie hatte immer irgendwas in der Hinterhand. Er fragte sich, ob er ein nützlicher Idiot in ihren Ränkespielen sein wollte, kam aber zu dem Schluss, dass er furchtbar wenig zu verlieren hatte.

»Das ist hervorragend, Julie. Ich kenne Lars Stople gut, er ist ein tüchtiger, aufrechter Polizist. Wenn er bereit ist, uns so zu helfen, wie er Ingrid Solli geholfen hat, ist das ein Zeichen, dass ihm wirklich etwas daran liegt. Versprichst du mir, ihn nicht in der Öffentlichkeit bloßzustellen, nachdem er dir gegeben hat, was du für deinen Artikel brauchst? Der Mann verdient es nicht, dass wir seinen Namen und seinen guten Ruf zerstören.«

»Herrgott noch mal, Viljar, hältst du mich für bescheuert? Ich bin nicht bösartig, und es ist nicht meine Art, Leute bloßzustellen. Schon gar nicht meine Quellen.«

Viljar war eine Haaresbreite davon entfernt, sie daran zu erinnern, dass sie Lotte Skeisvoll im Frühjahr eine ganze Woche lang auf den Titelseiten durch den Dreck gezogen hatte. Aber er biss sich im letzten Moment auf die Zunge. Die Sache war noch zu frisch, und wenn Julie Moksheim eins nicht vertrug, dann Kritik.

Viljar holte tief Luft. Versuchte, ein besseres Gleichgewicht auf dem Hocker zu finden, und erntete einen besorgten Blick seines Sohnes neben ihm. Viljar lächelte entwaffnend. Es gab keinen Grund, den Jungen damit zu beunruhigen, wie weh es tat, so zu sitzen.

»Okay. Ich begreife trotzdem nicht, dass ein gestandener Polizist wie Lars bereit ist, uns gegenüber seine Schweigepflicht zu verletzen. Bei Ingrid Solli war das was anderes, das kann ich verstehen. Aber wenn er mit uns redet, geht er ein viel größeres Risiko ein aufzufliegen.«

Es blieb einen Moment still am anderen Ende, und Viljar nahm das Handy vom Ohr, um nachzusehen, ob die Verbindung unterbrochen war. Das war sie nicht.

»Bist du noch da, Julie?«

»Ja ... ähm ... ich weiß nicht recht, wie ich es sagen soll, aber die Informationen gibt's nicht gratis, um es mal so auszudrücken.«

Viljar wurde innerlich kalt. Genau das hatte er befürchtet.

»Was zum Teufel soll das heißen, Julie? Hast du ihm Geld gegeben? Du weißt verdammt genau, dass wir sowas nie tun. Berufsethos.«

Viljar suchte seine Taschen nach der Snusdose ab und überlegte gleichzeitig, wie er heil aus der Sache rauskommen konnte. Sie unterbrach seine Gedankenkette, bevor er sie beenden konnte.

»Nein, nicht in Kronen und Øre. Das habe ich nicht gesagt. Es ist ein Tauschhandel. Er gibt mir die Informationen, die ich brauche, wenn ihr versprecht, einen eigenen Podcast über das Verschwinden seines Schwagers zu senden.«

»Diesen untergetauchten Ehemann? Ernsthaft ...? Das ist der offensichtlichste Vermisstenfall, der mir als Journalist je untergekommen ist. Der Typ hatte zwei Millionen Spielschulden, und er hat Frau und Kinder sitzengelassen, nachdem er das Familienkonto restlos geplündert hatte. Seitdem hat ihn keiner mehr gesehen.«

Julie Moksheim seufzte hörbar.

»Ja, ich weiß. Der Kerl liegt wahrscheinlich in einer Hängematte auf Mauritius und schlürft Cocktails mit Schirmchen. Deshalb habe ich auch Nein gesagt … zuerst.«

»Und was hat dich veranlasst, deine Meinung zu ändern?«

»Stople hat den Einsatz erhöht. Er hat uns Insiderwissen darüber versprochen, wie die beiden Todesfälle dieser Woche zusammenhängen.«

Der Journalist in Viljar erwachte zum Leben. Er hatte schon gewusst, dass in den beiden Fällen ermittelt wurde, aber dass sie etwas miteinander zu tun hatten, war ihm neu.

»Beide wurden als Mord eingestuft. Wir haben die Namen der Opfer, und ich kann dir versprechen, dass es echt spektakulärer Stoff ist. Mein Freund bei *VG* würde sich die rechte Hand abhacken, um da ranzukommen. Wenn die Hauptstadtpresse Wind davon kriegt, hagelt es wochenlang Riesenschlagzeilen.«

Ein kalter Hauch strich Viljar über den Nacken. Der Herbst war nicht mehr weit, und die Zeitungsüberschriften von vor neun Monaten verursachten ihm immer noch Bauchschmerzen. Wenn es etwas gab, was diese Stadt nicht brauchte, dann eine neue verworrene Mordserie.

»Und was ist an diesen Morden so spektakulär? Hat er dir Details genannt?«

»Oh yes! Es ist das Schrecklichste, was ich je gehört habe, und die Polizei ist sich sicher, dass es sich um denselben Täter handelt. Es hat sich nämlich herausgestellt, dass die Frau, die sie am Montag in Fjæra gefunden haben, und der tote Mann in Sveio vom Mittwoch gute Bekannte waren.«

»Na ja … Ich habe schon schrecklichere Dinge erlebt als solch einen Zusammenhang.«

»Moment, das ist ja noch nicht das Auffälligste. Beide Personen wurden getötet mit Hilfe von … tja, wie soll ich das ausdrücken … Naturkräften, das wäre vielleicht ein passender Begriff.«

»Aha. Ich dachte, wir hätten hier in der Gegend kein anderes Extremwetter gehabt als extreme Hitze in den letzten Wochen?«

Wieder lachte sie, als hätte sie plötzlich begonnen, seinen Humor zu verstehen und zu mögen. Ganz wohl war ihm nicht dabei.

»Nein, nicht solche Naturkräfte. Die Frau in Fjæra wurde zu Tode genagt, von Ratten angefressen. Der Mann in Sveio wurde von einem Wespenschwarm totgestochen … Er war hyperallergisch.«

Viljar merkte, wie sein Atem schneller wurde. Viel grässlichere Todesarten konnte er sich kaum vorstellen. Plötzlich ging ihm auf, dass er die Arschkarte gezogen hatte. Julie Moksheims Autorenzeile würde durch alle norwegischen Medien gehen, von jetzt an bis in alle Ewigkeit. Der Preis dafür war, dass er und Jossen einen Scheissbeitrag über einen feigen Ehemann machen mussten, der Frau und Kinder im Stich gelassen hatte, während Julie sich im Scheinwerferlicht sonnte. Kein Wunder, dass *sie* glänzende Laune hatte …

Polizeistation Haugesund
Freitag, 7. August, tagsüber

Der Lärm aus der Stadt war bis ins Polizeigebäude zu hören. Ein Echo der Lautsprecher, die Gitarrensoli und Improvisationen ausspuckten. Tiefe Altsaxophontöne fanden ihren Weg am Kai entlang und mischten sich mit den Gesängen volltrunkener Bootsgäste. Die Fenster zu schließen kam nicht infrage. Die Hitze war mörderisch, und dem Schweißgeruch, der unter Uniformhemden und Polizeikäppis hervordünstete, konnte kaum eine Nase entgehen. Der Wasserkrug war drei Minuten, nachdem ihn jemand auf den ovalen Tisch in der Mitte des Raumes gestellt hatte, schon wieder leer.

Lotte Skeisvoll versuchte, sich von der Hitze nicht ablenken zu lassen. Sie richtete den Fokus dorthin, wo er sein sollte. Nach dem Besuch auf Røværholmen früher am Tag klebte die Angst an ihrem Körper und verursachte ihr Atembeschwerden. Sie hatte alle drei Toten gekannt. Drei Menschen, mit denen sie Freude und Kummer geteilt hatte. Vor allem Kummer, wenn sie genau darüber nachdachte. Es waren harte Jahre gewesen.

Im Besprechungsraum war die Stimmung angespannt. Das Ermittlungsteam war durch zwei Männer und eine Frau von KRIPOS verstärkt worden, und zusammen mit Olav waren sie es, die den Laden schmissen. Zwei Gruppen saßen sich am Tisch gegenüber: Eine, die das Sagen hatte, die andere, die mit Arbeitsaufgaben abgespeist wurde.

Lotte war mit sofortiger Wirkung aus der Ermittlung abgezogen worden. Sie konnte nicht, und wollte auch nicht, Teil einer Ermittlung sein, bei der zwischen ihr und den Opfern eine so enge Verbindung bestand. Die letzten drei Stunden hatte sie in einem saunaheißen Vernehmungsraum zugebracht. Die KRIPOS-Ermittler hatten sie auseinandergenommen. Sie wollten alles über ihre Jugendzeit wissen, und die Clique, der sie angehört hatte, wurde gründlich und systematisch durchleuchtet.

Sie bat um Erlaubnis, den Kollegen eine kurze Zusammenfassung der Sachlage geben zu dürfen, ehe sie sich verabschiedete, und der Polizeidirektor gewährte sie ihr. Da KRIPOS jetzt das Ruder in der Hand hatte, fürchtete Lotte, dass es mit Informationsaustausch schlecht aussehen würde. Sie musste sicherstellen, dass die gesamte Ermittlungsgruppe erfuhr, was sie über den Zusammenhang zwischen den Morden wusste. Irgendwo in ihrer Jugendzeit lagen die Antworten. Das war die einzig mögliche Erklärung.

Sie holte tief Luft und schloss für ein paar Sekunden die Augen. Sammelte sich, so gut sie konnte. Zwang sich, nicht die Reihenfolge der Fotos zu ändern, die Lars Stople vor Beginn der Sitzung aufgehängt hatte. Merkte, wie es ihr in den Fingern kribbelte und dass ihre Kinnpartie immer gefühlloser wurde. Sie faltete die Hände so fest auf dem Rücken, dass die Knöchel weiß wurden. Ein leises Pfeifen im rechten Ohr gab keine Ruhe. Es ließ sich nicht abstellen, denn es war nur in ihrem Kopf…

Falls die Anwesenden am Tisch etwas von ihren Angstsymptomen mitbekamen, gelang es ihnen gut, das zu verbergen. Nicht einmal Polizeidirektor Arnstein Guldbrandsen schien bemerkt zu haben, in welchem Zustand sie sich befand. Sie schaltete auf Autopilot und begann zu sprechen.

»Drei Leichenfunde. Alles Tötungsdelikte. Zwei der Morde können als besonders bestialisch bezeichnet werden. Der letzte wurde als Ertrinken und damit als Unfall getarnt. Zwei Männer und eine Frau im gleichen Alter, Mitte dreißig, die in ihrer Jugend demselben Freundeskreis angehörten. Meinem Freundeskreis. Auf dem Tisch vor euch habt ihr eine Liste mit insgesamt achtzehn Namen. Das sind diejenigen, an die ich mich aus dem Stegreif erinnere, und ich kann nicht garantieren, dass die Namen alle hundertprozentig stimmen. Oberste Priorität muss sein, diese Personen ausfindig zu machen, sie zu vernehmen und ihre Alibis zu überprüfen. Wahrscheinlich befindet sich der Mörder unter ihnen. Soweit ich weiß, hat Olav bereits ein Team zusammengestellt, das sich ausschließlich damit befassen soll. Als Nächstes müssen wir geeignete Maßnahmen ergreifen, um die Mitglieder des Freundeskreises zu schützen.«

Lotte legte eine kleine Pause ein. Sie fühlte sich außer Atem, als wäre sie gerannt, und bohrte die Nägel in den Handrücken. Das half ein bisschen. *Physischer Schmerz vertreibt den psychischen*, fuhr ihr durch den Kopf.

»Mit allen drei Toten war ich in meiner Jugend befreundet. Wenn auch die meiste Zeit eher locker. Ich wurde nie ganz in den harten Kern aufgenommen.«

»Warum nicht?«, kam es von Knut Veldetun.

Lotte erwiderte seinen Blick eine Weile, antwortete aber nicht. Stattdessen blickte sie an sich hinunter und strich ihre Kleidung glatt, als sei das Antwort genug.

»Diese drei gehörten jeweils auf ihre Art zu den Anführern der Gruppe. Der Führungskreis bestand aus fünf Jugendlichen, die darüber bestimmten, wer dazugehören durfte und wer nicht. Wir anderen nannten sie ›das Politbüro‹.«

Lars Stople nickte zu ihren Worten, während Knut keine

Miene verzog, wahrscheinlich um zu verbergen, dass er zu jung war, um zu verstehen, wovon sie redete. Åse Frugård ergriff das Wort.

»War das eine eher lockere Clique oder eine Gruppe enger Freunde?«

»Sowohl als auch. Wir waren wohl eher eine Clique. Größe und geografische Verteilung variierten. Die meiste Zeit, etwa von 1996 bis 1997, waren wir, wie bereits erwähnt, vielleicht zwanzig Leute. Ich habe mich gegen Ende 97 vollkommen zurückgezogen, deshalb kann ich nicht sagen, wie es nach dieser Zeit ausgesehen hat.«

Die Antwort schien Åse zu genügen, und Lotte fuhr fort:

»Es wird weitere Opfer geben, wir haben keine Zeit. Der Täter geht mit einer Grausamkeit vor, wie wir sie seit dem letzten Herbst in dieser Stadt nicht mehr gesehen haben. Wir müssen so schnell wie möglich herausfinden, wer es ist.«

Knut Veldetun beugte seinen langen Oberkörper über die Tischplatte, um sie auf sich aufmerksam zu machen.

»Wie kannst du dir so sicher sein?«

Lotte gefiel seine Skepsis, ertappte sich aber bei dem Gedanken, dass sie die Frage als Kritik aufgefasst hätte, wenn sie von der anderen Seite des Tisches gekommen wäre.

»Zum einen zeigt der Mörder, dass er sehr detailliert und sorgfältig plant. Die Art und Weise, wie er vorgeht, hat etwas Machtvolles und Großes. Er wird nicht mit einem vergleichsweise armseligen Ertränken aufhören. Zum anderen bin ich überzeugt, dass wir wenig Zeit haben, weil der Täter zwischen dem ersten und dem zweiten Mord eine Pause von mindestens zwei Wochen eingelegt hat, während der Abstand zwischen dem zweiten und dem dritten Mord nur sehr kurz war. Er drückt aufs Tempo. Und was mir noch Sorgen macht, sind der

Erfindungsreichtum und die Bösartigkeit in der Umsetzung der ersten beiden Morde. Über das dritte Opfer wissen wir nur, dass der Mann ertrunken ist, deshalb ist es schwierig, hier etwas über die Vorgehensweise zu sagen. Alles, was wir wissen, ist, dass er auf Espevær wohnte und sporadischen Kontakt zu Eirik Simostrand hatte. Also dem Mann, der in Sveio von den Wespen getötet wurde.«

Lotte heftete ihren Blick auf ein Boot, das auf dem Smedasund vorbeiglitt.

»Wir müssen damit rechnen, dass über einen Zeitraum von zehn Jahren mindestens fünfzig bis siebzig Personen eine Verbindung zu dieser Jugendclique hatten, ich habe also nur ein paar davon gekannt.«

»Könnte es sich um Rache handeln?«

Die Frage kam von Olav Scheldrup Hansen.

»Gute Frage, Olav. Das muss es wohl fast. Vor allem, da der Täter es anscheinend genießt, sie zu töten. Er hat gemütlich im Sessel sitzend zugesehen, wie die Ratten sich durch Signe Røyrviks Körper fraßen. Das ist unmenschlich. Der Mann muss ein extremer Soziopath sein, ein Hannibal Lecter, wenn man so will, aber gibt es den Typ Mensch in Wirklichkeit überhaupt?«

»Also was glauben Sie? Gibt es jemanden dort draußen, der von *Ihrer* Clique gebrandmarkt wurde?«

Lotte überhörte Olavs Stichelei. Ihr fielen etliche Leute ein, die immer noch davon geprägt waren, was ihnen die Clique angetan hatte, aber niemand, der auf die Idee kommen würde, so weit zu gehen.

»Man lässt keinen Wespenschwarm auf Leute los oder macht Rattenfutter aus ihnen, nur weil man vor zwanzig Jahren auf einer Party Prügel bezogen hat oder von der coolen

Gang vor dem Gemeindehaus Bleikemyr ausgegrenzt worden ist. Sie, oder *wir*, wenn man so will, waren nicht gerade Gutmenschen, und es konnte schon mal hart zur Sache gehen, aber es ist nie etwas vorgefallen, was eine solche Reaktion erklären würde. Deshalb bin ich überzeugt, dass diese Reaktion *von innen* kommt. Dass es einer von uns ist, der sich für irgendetwas rächt.«

Lotte bemerkte, dass die drei KRIPOS-Helfer fleißig mitschrieben, während sie sprach. Sie räusperte sich einige Male, und die leichte Unruhe am Tisch, die nach ihrem letzten Satz aufgekommen war, legte sich wieder.

»Aber ... Ich habe eine Idee, wo wir ansetzen müssen, und vor allem auch, wen wir so schnell wie möglich unter Schutz stellen sollten.«

Gespannte Stille. Sie konnte sehen, dass alle auf ein erlösendes Wort warteten. Sie selbst war bei Weitem nicht so sicher, wie sie zu sein vorgab.

»Das *Politbüro* bestand, wie gesagt, aus fünf Personen. Drei wurden ermordet, aber zwei leben noch. *Veronica Høie* und *Hanne Breistein.* Beide waren von Anfang an dabei, und sie waren immer noch aktiv, als ich '97 ausgestiegen bin. Ich weiß, dass Veronica in Nedstrand wohnt, aber von Hanne habe ich seit der Jahrtausendwende nichts mehr gesehen oder gehört. Wir müssen beide schnellstmöglich ausfindig machen und sie unter Polizeischutz stellen.«

Wieder schrieben die KRIPOS-Ermittler mit, dass die Tinte nur so spritzte. Olav lehnte sich behäbig zurück.

»Was wissen Sie noch von den beiden Frauen? Gibt es etwas, wo wir einhaken können?«

»Außer dass die beiden eher dekorativ als nützlich waren ...? Nein.«

»… ich habe absolut keine Gewissheit, dass irgend jemand anders meine Erinnerungen teilt.«

Der tote Mann hatte eine Unruhe im Körper. Ein Kribbeln, fast so, wie wenn Leichenmaden unter der Haut kriechen und den Weg zurück zur offenen Wunde nicht finden. Er legte den Kopf in der heißen Sonne nach hinten und versuchte, das Gefühl zu verbannen. Er schwitzte, und sein Atem ging stoßweise. Die Geräusche der Straßencafés auf dem Indre Kai waren hohle Echos einer fernen Welt. Einer Welt, in der lebende Menschen Gespenster und Dämonen mit einem Tanz abschüttelten. Sie hatten keine Augen, um in seine Welt hineinzusehen. Keine Ohren, um den Tod zu hören, der des Nachts flüsterte. Nicht die Fähigkeit, ein Omen zu erkennen, das vom Tod kündete. Vom Aufhören der Zeit.

Der Mann hatte nicht das Bedürfnis, sie zu warnen, selbst dann nicht, wenn er sah, dass der Todesengel sich an ihrem Tisch niederließ und ihnen in den Nacken zwickte. *In meines Vaters Haus sind viele Wohnungen*, dachte er. Dort war Platz für mehrere wie ihn.

Er wusste, warum ihn an diesem Abend Unruhe beschlich. Es ging nicht um Reue. Nicht um Angst oder Furcht. Als Toter hatte er solche primitiven Gefühle nicht. Es ging um Erinnerungen, und um den einzigen Menschen, der diese zeitlichen Bruchstücke mit ihm teilte. *Der Scharfrichter…*

Er war der Einzige, der wusste, der Einzige, der verstand. Und jetzt hatte der Scharfrichter ihn wieder kontaktiert. Das gehörte nicht zum Plan. Der tote Mann hatte lange gehofft, der Scharfrichter würde der letzte kleine Nervenstrang bleiben, der ihn mit den Lebenden verband, aber damit war es nun vorbei. Das Blatt hatte sich gewendet. Die Karten waren neu gemischt.

Der tote Mann beugte sich über den Tisch, schob das Glas Bier beiseite und setzte die Lesebrille auf die Nasenspitze. Er schlug das Buch auf.

»Denn mit welcherlei Gericht ihr richtet, werdet ihr gerichtet werden; und mit welcherlei Maß ihr messet, wird euch gemessen werden.«

Es ging nun kein Weg daran vorbei, das verstand er, aber es tat ihm weh. Der Scharfrichter hatte sich als loyal erwiesen. Ein stiller Mann, der sein Grab mit Respekt und Fürsorge pflegte. Es war nicht seine Schuld, dass die Lebenden seine Anweisungen nicht befolgten. Der Erdboden war nicht frei von Ungeheuern, so wie er es versprochen hatte. Die Menschen waren Aasfresser und Vernichter.

Der tote Mann machte ihm keinen Vorwurf. Hatte nicht das Bedürfnis, ihn zu bestrafen, ihn leiden zu lassen, so wie er es mit den anderen getan hatte und weiter tun würde. Der Scharfrichter war ahnungslos. Ein nützlicher Idiot, der es nicht besser wusste. Indem er ihn an jenem Tag tötete, hatte der Scharfrichter geglaubt, eine gute Tat zu tun. Er konnte nicht wissen, dass es schlimmere Schicksale gab als den Tod. Er konnte nicht wissen, dass die Erinnerungen nie vergingen, sondern einem ins Jenseits folgten. Er konnte nicht wissen, dass die Menschen, denen die Aufgabe zufiel, sich um den Toten zu kümmern, Blutsauger, Scharlatane und Parasiten waren.

Der Lärm der Menschen auf dem Kai wehte zu ihm herüber und verschwand wieder. Kleine Luftlöcher, in denen er sah und hörte, wie sie lachten und tanzten. So waren auch seine Freunde am letzten Abend gewesen. In sorglos fröhlicher Feierlaune. Ausgelassen. Übermütig. Lebendig. Berauscht vom Leben, der Liebe, der Gemeinschaft. Im Rausch des Augenblicks hatte er sich geöffnet und geglaubt, was sie miteinander verband, sei echt. Dass die offene Tür, die sie ihm boten, ein Willkommensgeschenk an jemanden sei, der immer draußen gestanden und hineingeschaut hatte. Er gab alle Vorsicht auf in dem Glauben, dass sie endlich Freunde waren – dass sie einander beschützen würden. Er war naiv. Glaubte an das Gute im Menschen und daran, dass sie niemals einen der Ihren verraten würden.

Der Verrat traf ihn mit todbringender Wucht. Es gab plötzlich keinen Ausweg mehr. Keine Möglichkeit zu fliehen. Nichts, wohin er hätte gehen können. Sie kehrten ihm den Rücken zu und ließen ihn fallen. Nein … Recht muss Recht bleiben. Sie sorgten dafür, ihm noch einen letzten Stoß mit auf den Weg zu geben. Ein Schulterklopfen auf dem Weg in den Abgrund. Jeder einzelne der sechs griff sich einen Spaten und schaufelte mit an seinem Grab. Sie ließen ihm jeder auf seine Art keine andere Wahl, als sich der schimmernden Axt des Scharfrichters zu stellen.

Signe, die ihn mit der Hitze ihres Schoßes und dem Versprechen von Liebe hereingelockt hatte. Eirik, der ihm Sicherheit, Freundschaft und Schutz versprochen hatte. Ivar, der ihn in dem Glauben gelassen hatte, die alten Geschichten seien vergessen. Dass es ein unverbrüchliches Band von Vertrauen und Respekt zwischen ihnen gebe. Einer für alle – alle für einen.

Es war eine Befreiung, sie nach so vielen Jahren heim zu sich zu holen. Sie am eigenen Leib den Schmerz, die Angst und den jenseitigen Wahnsinn der Erkenntnis spüren zu lassen, dass die Qual nie aufhört. Dass sie für immer bleibt, auch wenn der Körper aufgibt und verwest.

Es war nicht so, dass er dem Scharfrichter dieses Schicksal gönnte, aber der letzte Faden zwischen Lebendem und Totem musste durchtrennt werden, und das würde ihnen beiden wehtun.

Der tote Mann leerte die letzten Tropfen in seinen Rachen. Wischte sich den Schweiß ab und stand im selben Moment auf, als er den Mann mit dem weißen Stock am Straßencafé vorbeihumpeln sah. Er folgte ihm mit ein paar Metern Abstand und lächelte den aufgekratzten Menschen, die sich vorbeidrängten, freundlich zu. Griff nach seinem Handy, fand die Nummer, unter der ihn der Scharfrichter vor ein paar Stunden angerufen hatte, und tippte den grünen Telefonhörer an. Er hörte das monotone Rufsignal am anderen Ende, während er die langhaarige, dürre Gestalt weiter vorn nicht aus den Augen ließ. Wenige Sekunden später nahm der Angerufene ab.

»Milos … Ich bin es. Wir müssen uns treffen. Ich sende dir die Koordinaten.«

Indre Kai, Haugesund
Freitagabend, 7. August

Eine ausgelassene Menschenmenge wogte um Viljar Ravn Gudmundsson, wo er auch ging. Fröhliche, tanzende, feiernde und quirlige Leute. Muntere Töne hüpften über das Straßenpflaster. Er selbst befand sich in einem Wurmloch, aus dem alle Wege in eine neue Hölle führten. Ein Zettel im Postkasten hatte sein Dasein auf den Kopf gestellt.

»Der Fremdkämpfer ist lokalisiert. Wird heute Nacht festgenommen. Die Entscheidung liegt bei dir.«

Typisch Lotte. Kalt, zynisch und rational. Dass *sie* es war, die die fatale Entscheidung im Frühjahr getroffen hatte, dass *sie* es war, die ihn übergangen und es ihm unmöglich gemacht hatte, sich für seine Tat zu verantworten – das war ihr offenbar egal. Sie wälzte die unmögliche Wahl auf ihn ab. Ein Leben hinter Gittern, wo er für seine Sünden büßen konnte, oder ein Leben in Freiheit, das immer von Schuld, Scham und der Gewissheit geprägt sein würde, dass ein Unschuldiger für ihn einsaß. Er hatte keine Ahnung, was er tun sollte.

Wäre dieser IS-Kämpfer, dessen Verhaftung offenbar kurz bevorstand, ein aufstrebender Mensch mit Familie, Freunden, Beruf und glänzender Zukunft gewesen, wäre ihm die Entscheidung nicht schwergefallen. Zumindest redete Viljar sich das ein. Aber Ahmed Jazeem Karjoli war kein solcher Mensch. Er war ein Terrorist, ein krimineller Konvertit, ein Überläufer.

Eine pestinfizierte Ratte, die die meisten Leute am liebsten tot und begraben sehen würden. Was er auf dem Papier auch war. Der Mann würde auf jeden Fall verhaftet und verurteilt werden, unabhängig davon, wie Viljar sich entschied. Eine ohnehin lange Strafe würde um ein paar Jahre verlängert und von dem Fremdkämpfer mit einem gleichgültigen Schulterzucken hingenommen werden. Der einzige Grund, warum der Mann auf die Idee kommen könnte, gegen den Schuldspruch zu protestieren, war vielleicht, dass er bei einer früheren Entlassung die Gelegenheit hätte, noch mehr Verbrechen zu begehen.

Viljar unterbrach seine Wanderung, als er zur ersten Straßenkneipe kam. Die Samson Bar sah aus wie Heringssalat. Die Leute an den Tischen klammerten sich aneinander, und mehrere der eingeklemmten Festivalbesucher wirkten panisch im Gewühl. Aus dem Lokal strömten muntere Dixieland-Klänge, die aber vom Grölen volltrunkener Kneipengäste übertönt wurden.

Er stützte sich auf seinen Stock. Das Knie tat so weh, wie er es noch nie erlebt hatte. Es war, als würde jemand mit langen Nadeln unter der Kniescheibe herumstochern. Mühsam humpelte er weiter, vor allem, um nicht im Gedränge umgerissen zu werden.

Plötzlich bekam er einen kräftigen Stoß in den Rücken und fiel kopfüber zu Boden. Das kaputte Knie schlug aufs Straßenpflaster, und er schrie vor Schmerz auf. Die Tränen schossen ihm in die Augen, während er auf dem Pflaster hockte und sich die schmerzende Stelle massierte. Er tastete nach dem weißen Stock, fand ihn aber in dem Gewühl nicht. Plötzlich wurde er von einem Mann auf die Beine gehievt, der ihm auch den Stock zurückgab. Ein großer Kerl, der die Menschenmenge um einen ganzen Kopf überragte. Er hatte ein zerfurchtes

Gesicht mit einer entstellenden Narbe, die sich vom rechten Mundwinkel bis zum Kieferknochen zog. Freundliche, warme Augen machten den etwas brutalen ersten Eindruck wett.

»Alles in Ordnung, Kumpel? Kannst du stehen?«

Viljar bedankte sich und machte probehalber ein paar Schritte. Nachdem der Schmerz des Aufpralls sich gelegt hatte und das Knie genauso weh tat wie vorher, humpelte er weiter. Schon nach wenigen Metern machte er wieder Halt und angelte sich eine Zigarette aus der Tasche. Nahm einen tiefen Lungenzug und spürte, wie die Lebensgeister zurückkehrten und die Schmerzen langsam nachließen. Die Gedanken jedoch nicht.

Warum rief Lotte nicht an? Jeder normale Mensch hätte sich gemeldet und einen Ort verabredet, an dem sie sich treffen und miteinander reden konnten. Aber Lotte war nicht normal. Sie hatte gesagt, was sie zu sagen hatte, und es bestand wenig Zweifel, was sie meinte. Es war *seine* Entscheidung, nicht ihre. Das war eine Wahrheit mit großen Rissen im Gebälk. Wenn er sich stellte, würde er Lotte mit sich in die Tiefe reißen. Es war verdammt feige von ihr, die Verantwortung auf ihn abzuwälzen. Zögernd ging er ein paar Schritte weiter. Ein kleiner Mann mit dichtem Bart und schief sitzender Schirmmütze rempelte ihn an und klammerte sich an seiner Jacke fest, während er etwas davon lallte, dass seine Freundin weg sei. Viljar musste sich am Geländer der Kneipenterrasse festhalten, um nicht schon wieder zu Boden zu gehen.

Am Mackkjeller machte er Halt. Stützte sich am Geländer ab und sah hinein auf die gemischte Gesellschaft. Die üblichen zwanzig Stammgäste und weitere rund hundert Saufbrüder, die ihre Biergläser schwenkten. Einer von ihnen grinste breit, als er Viljar entdeckte.

»Papa!«

In Sekundenschnelle war Alexander über Stühle, Tische und Gäste geklettert, um zu seinem Vater zu kommen. Seine Umarmung tat gut wie eine warme Wolldecke. Viljar räusperte sich, um den Kloß im Hals loszuwerden. Hielt den Jungen vor sich einen Moment lang fest und stahl sich noch eine Umarmung. Er klammerte sich an die Hoffnung, dass sein Sohn nicht merkte, in welcher Gemütsverfassung er war.

Alexander hatte an diesem Freitagabend schon reichlich getankt, war aber nicht annähernd in dem Amöbenstadium wie manche seiner Kameraden am Tisch. Ein rascher Blick in die Runde bestätigte Viljars Verdacht. Keiner von ihnen war nennenswert älter als Alex. Er legte den Kopf an den seines Sohnes und flüsterte:

»Als ich das letzte Mal nachgesehen habe, lag die Altersgrenze in diesem Laden bei zwanzig. Du bist noch nicht mal achtzehn. Ich brauche dich wohl kaum daran zu erinnern, dass ich es nicht in Ordnung finde, dass du trinkst?«

Alexander grinste und zwinkerte ihm zu.

»Mann, Papa … Jetzt tu nicht so besorgt, das steht dir nicht. Und als die Aufpasser das letzte Mal meinen Ausweis kontrolliert haben, war ich 1995 geboren.«

Er zuckte die Schultern. Der Junge hatte sicher recht. Viljar war schon seit Jahrzehnten nicht mehr auf der Höhe der Zeit. Er hatte den vagen Verdacht, dass gefälschte Ausweise im Jahr 2015 ein klein wenig echter aussahen als seine eigene, mit Filzstift manipulierte Postbankkarte es im Jahr 1990 getan hatte.

Viljar atmete erleichtert auf, als er die Kongetrappa passierte und das Gedränge auf dem Kai sich ein wenig lichtete. Die Boote lagen den ganzen Sund entlang dicht an dicht, bis hin zur Bakarøybroa, und überall an Bord wurde heftig gefeiert.

Ein altes Dampfschiff hatte ein eigenes Orchester dabei, das die Gesellschaft in Schwung halten sollte. Viljar bog in die enge Gasse ein, die ihn zum Captain's Cabin bringen würde. Die Treppe hinauf war steiler als eine Himmelsleiter, und er merkte schon auf der dritten Stufe, dass er es nie bis nach oben schaffen würde, ohne unterwegs eine Zigarettenpause einzulegen.

Er legte den Stock ab und setzte sich auf eine Stufe. Zog das Tabakpäckchen hervor und drehte sich eine, während er die Aussicht auf Risøy am gegenüberliegenden Ufer des Sunds betrachtete. Die riesige blaue Nordsjøhalle thronte mitten in der Landschaft. Das industrielle Herz der Stadt.

Wäre sein Knie nicht so lädiert gewesen, hätte er sich umdrehen können, um nachzusehen, wer die Treppe herunterkam. So aber hörte er nur die Schritte, die direkt hinter ihm anhielten. Als der Mann schließlich etwas sagte, war es überflüssig, den Schmerzen zu trotzen, um dem Sprecher ins Auge zu sehen. Die dröhnende Stimme von Kulturjournalist Henrik Thomsen war ebenso unverkennbar wie der Gestank von toten Tieren in einem Truck des Schlachthauses Fatland.

»Bleib sitzen, Gudmundsson, du musst nicht meinetwegen aufstehen. Ich gönne dir jeden einzelnen Sargnagel, den du dir reinziehst. Das ist wie bei einem Softwareupdate, weißt du. Wenn man zusieht, wie sich der grüne Balken langsam dem Ende nähert.«

»Du musst lange gegrübelt haben, bis dir das eingefallen ist, Henrik. Das war tatsächlich an der Grenze zu witzig. Du musst wohl umkehren und einen anderen Weg nehmen, wenn du unbedingt in den Ameisenhaufen auf dem Kai willst.«

Henrik Thomsen ließ sich schwerfällig auf der Treppenstufe hinter Viljar nieder.

»Hehe … Will ich nicht. Ich dachte, wir könnten ein bisschen quatschen, als ich dich hier unten gesehen habe.«

»Musst du nicht arbeiten? Es klimpert und trötet ja aus jedem verdammten Lokal in dieser Stadt. Würde mich nicht wundern, wenn ich auf dem Klo der Dönerbude über ein Sechsmannorchester stolpern würde.«

Henrik Thomsen legte ihm die Hand auf die Schulter und seufzte. Viljar konnte das Einstudierte und Theatralische in Thomsens Stimme hören.

»Du hast die Mechanismen wohl nicht verstanden. Mein Metier ist die *Kultur*, Viljar. Nicht das Wiederkäuen ausgelutschter Superlative über ein Musikfestival, das seine Integrität längst verloren hat. Gestern ist LidoLido in der Maritim Hall aufgetreten. *Ja, geht's noch?* Ein Rapmusiker, dem kaum die ersten Härchen auf der Oberlippe sprießen. Heute spielen die verfickten FordRekord im Café MM. Eine rüpelige Rockband von unmusikalischen Hipstern. Nein … In der ersten Augustwoche bin ich im Urlaub. Jedes Jahr.«

Die Tirade des Kulturjournalisten verklang und rief ebenso wenig Widerhall im Treppenaufgang hervor, wie sie es unter den Lesern getan hätte, wenn sie in der Zeitung abgedruckt worden wäre. Viljar wusste, dass Thomsen nicht um die Urlaubswoche *bat*, sondern dass der Chefredakteur sie ihm schenkte. Jedes Jahr. Mit dem Sildajazz in Haugesund machte man keinen Scheiß.

Viljar Ravn Gudmundsson konnte Besseres mit seiner Zeit anfangen, als sich Henrik Thomsens elitären Quark anzuhören, also rappelte er sich auf. Nahm den Stock fest in die rechte Hand und hielt sich mit der linken am Treppengeländer fest. Norwegens dickster Truckerbart versperrte ihm allerdings den Weg, und um ihn herumzugehen, wäre einem Halbmarathon gleichgekommen. Viljar wartete. Der Mann war nicht dumm, er brauchte nur unheimlich lange, um die richtigen Schlüsse zu ziehen.

»Oh, willst du vorbei?«

Viljar antwortete nicht, sondern humpelte hinterher, als Thomsen aufstand und begann, die Treppe hinaufzuwanken.

Oben angekommen, drehte Thomsen sich zu ihm um.

»Ich war vorhin auf dem Redaktionsserver, um sicherzugehen, dass meine Urlaubsvertretung nicht in Jubelgesänge über Mammon und seine Festivalfreunde ausbricht. Hab den Artikel gelesen, den Julie geschrieben hat. Kennst du ihn?«

»Nein. Was schreibt sie?«

Ein schiefes und etwas unsicheres Lächeln verriet Viljar, dass Thomsen nach einer passenden Antwort suchte, ohne sie zu finden.

»Ich weiß nicht, Viljar… Das Ding ist verdammt gut, wirklich. *Creepy stuff*… *VG* und *Dagbladet* werden die Wände hochgehen. Zwei Morde, und die Art, wie sie begangen wurden… Grauenvoll. Diesmal kannst du ihr nicht das Wasser reichen, Gudmundsson. Die Kleine hält kein Blatt vor den Mund, was makabre Schilderungen betrifft, um es mal so zu sagen.«

»Nimmt, Thomsen. Nimmt kein Blatt vor den Mund.«

»*Nimmt*…? Wie soll das denn gehen, etwas vor den Mund zu nehmen?«

Henrik Thomsen schüttelte resigniert den Kopf, drehte sich um und wollte gerade in die Kneipe hineingehen. Viljar hielt ihn mit der freien Hand zurück.

»Warte mal. Hat Julie die Morde im Detail beschrieben? Nicht mal Øveraas ist so tief gesunken, dass er das zulassen würde.«

Henrik Thomsen war jetzt obenauf. Seine Augen glitzerten, und er warf sich in die Brust.

»Ha! Die Frau ist unglaublich. Lies den Artikel, Viljar.«

Viljar griff nach dem Handy, erreichte aber nur Julies Mailbox. Er hinterließ ein paar laute Verwünschungen, legte das Gewicht auf den Stock und begab sich auf den Weg zum Taxihalteplatz neben dem von Stilllegung bedrohten Postamt. Er musste zusehen, dass er nach Hause kam und las, was Julie sich diesmal zusammengestoppelt hatte.

Es war früh am Abend, und eigentlich hätte es kein Problem sein sollen, ein Taxi zu ergattern. *Hätte* erwies sich als das richtige Wort. Viljar hatte nicht berücksichtigt, dass Sildajazz-Freitag war, und obwohl noch nicht einmal zweiundzwanzig Uhr, reichte die Warteschlange fast bis zu Ark in der Haraldsgata. Neue Flüche fanden ihren Weg über Kirche und Festplatz, während Viljar weiterhumpelte.

Zwanzig Minuten später war er so gut wie am Ende. Bei jedem Schritt verzerrte sich sein Gesicht vor Schmerzen. Als er sich am Rabinowitzpark vorbeischleppte, hatte er erst den halben Weg geschafft. Ein kleiner grüner Fiat und ein großer blauer Lieferwagen hatten so dreist auf dem Bürgersteig geparkt, dass er nicht daran vorbeikam, sondern außen herum gehen musste. Typisch Sildajazz. Die Leute parkten überall, wo sich ein kleines Stück Asphalt in fußläufiger Entfernung zu den Bierquellen im Zentrum fand. Hundert Meter weiter musste er schon wieder anhalten. Er stützte sich schwer auf seinen Stock, während seine Hand zitterte. Das Bein wollte ihn nicht länger tragen, schon gar nicht bis nach Hause.

Viljar hörte das Dröhnen hinter sich lauter werden, und eine Sekunde vor dem Aufprall empfing sein Unterbewusstsein ein Gefahrensignal, das ihn veranlasste, eine halbe Drehung nach links zu machen. Das war nicht genug. Das Auto traf ihn mit voller Wucht und katapultierte ihn in hohem Bogen in den Rinnstein. Die Schmerzsensoren schalteten ab, bevor die Signale im Gehirn eintreffen konnten. Er fühlte nichts. Keinen Schmerz. Keine Gedanken. Keine Verwunderung. Im kurzen Zeitraum zwischen zwei Herzschlägen war alles mit einem Schlag vorbei.

Haugå, Haugesund
Nacht zu Samstag, 8. August

Ahmed Jazeem Karjoli war lokalisiert und nur Minuten davon entfernt, von der Delta-Spezialeinheit gefasst zu werden. Olav Scheldrup Hansen schnappte nach Luft. Seine Nervenbahnen waren wie elektrisiert. Mit jedem Herzschlag wurden Neutronen und Protonen durch seinen Körper geschossen. Das hier war der ultimative Kick. Das war es, was Olav Scheldrup Hansen nach dreißig Dienstjahren vorantrieb. Kleine Momente, in denen der Rausch ihn packte. Ein Teil von ihm war. Ein kleiner Bruchteil Zeit, in dem der Flash in seinen Adern alles war, was existierte. Er hatte Junkies von diesem Phänomen reden gehört, und Fallschirmjäger, Basejumper, Bergsteiger ... Mörder ... Dieser eine Augenblick, in dem man nicht nur ein kleines Staubkorn im Universum ist, sondern ein Teil seines Kerns. Alles dreht sich um dich. Du *bist* das Epizentrum.

Manche würden vielleicht behaupten, es sei eine Übertreibung, diese Momente so zu beschreiben. Aber Olav hätte mit Freuden auf ein Leben im Glück verzichtet, nur um diesen Bruchteil von Zeit erleben zu können. Diese Sekunden, wenn er wusste, dass er gesiegt hatte. Dass alles, was er über Tage, Monate und Jahre an Arbeit hineingesteckt hatte, im Erfolg gipfelte. Das war die Nabe im Getriebe. Aber es war auch das, was ihn ungeduldig machte und dafür sorgte, dass er bei den Kollegen den Ruf hatte, schnell mal übers Ziel hinauszuschießen. Das störte ihn nicht. Er wusste nur, dass es das wert war. Jedes einzige Mal.

Olav stand ruhig und breitbeinig vor dem Eingang des zweistöckigen Wohnblocks in Haugå. Seine Aufgabe war es, den einzigen Weg hinaus zu sichern, sofern Ahmed Jazeem Karjoli nicht vorhatte, aus dem Fenster im ersten Stock zu springen, wohlgemerkt. Für diesen Fall hatten sie genügend Leute auf der Rückseite des Hauses postiert, um ihn in Empfang zu nehmen.

Er hörte das Knallen und die Rufe aus der ersten Etage im selben Moment, als das Einsatzkommando die Wohnung stürmte. Einige Sekunden später hörte er auch die Kommandos, die einer Person befahlen, sich mit den Händen über dem Kopf auf den Boden zu legen. Olav lächelte und ging ins Haus. Unverzüglich begab er sich auf den Weg nach oben. Sie hatten den Kerl unschädlich gemacht. Ihm wurden in diesem Moment Handschellen angelegt.

Der Zeitpunkt des Zugriffs war nicht zufällig gewählt. Man musste zuschlagen, wenn die Leute ein bisschen passiv und unkonzentriert waren. Dann wurden die Bewegungen immer etwas träger, und das Gehirn war weniger empfänglich für eine plötzliche Mobilisierung. In dem Moment, in dem ein Mensch auf der Flucht glaubt, in Sicherheit zu sein, senkt er die Schultern. Und der blaue Lieferwagen des Fremdkämpfers war vor weniger als fünf Minuten auf den Parkplatz gerollt. Sobald er drin war in der leeren Wohnung, war er in Sicherheit. Hatte er gedacht…

Die Rufe und Kommandos in der Wohnung wurden lauter, je näher er dem oberen Ende der Treppe kam, und sie gellten durch den Flur, während er auf die Tür zuging. Erst als es einen mächtigen Knall gab, begriff Olav, dass er besser darauf hätte achtgeben sollen, welche Kommandos in der Wohnung gerufen wurden, anstatt seinen Gedanken nachzuhängen. Er hatte die Waffe erhoben, wurde aber von der Druckwelle einer Explosion zurückgeworfen. Es blitzte vor seinen Augen, und innerhalb einer Zehntelsekunde merkte Olav, dass er schwerelos war, bevor sein Rücken auf die Treppenstufen traf. Sofort wurde es schwarz um ihn herum, und er spürte kaum, dass er die Stufen kopfüber hinabfiel.

Das Nächste, was er registrierte, war, dass etwas in rasendem Tempo an ihm vorbeidonnerte. Schwindlig und benommen versuchte er, nach dem Geländer zu greifen und sich hochzuziehen, aber ein intensiver Schmerz im Kreuz ließ ihn aufschreien, und er blieb liegen, wo er war. Wagte nicht, einen Muskel zu rühren. Ziemlich bald rannten Leute im Gänsemarsch an ihm vorbei die Treppe hinunter zur Haustür. Sie beachteten ihn nicht, machten keine Anstalten, ihm aufzuhelfen. Olav versuchte, ihnen nachzurufen, aber vergebens.

Er hörte unten auf der Straße zwei Schüsse fallen, dann ein Auto, das startete und Gas gab. Reifen jaulten und eine Unterbodenwanne schlug krachend irgendwo auf. Gleich darauf kamen zwei Leute deutlich langsamer die Treppe herunter. Er erkannte den operativen Leiter Hans Enger an der Einsatzleiter-Armbinde, die er trug. Enger stützte einen verletzten Polizisten. Der Mann hatte seinen Helm verloren oder abgenommen, und Olav konnte sehen, dass sein Bein unnatürlich abgewinkelt war. Außerdem floss Blut aus einer Wunde an seinem Hals. Enger brüllte, während er auf Olav zuging.

»Machen Sie, dass Sie auf die Beine kommen, Hansen. Rufen Sie einen Rettungswagen! Wir haben hier einen Polizisten mit Splitterwunden.«

Olav versuchte, sich mit den Händen hochzuziehen. Es tat

unbeschreiblich weh, aber er wagte es nicht, sich dem Befehl des Leiters der Delta-Spezialeinheit zu widersetzen.

»Splitterwunden? Wie ist er denn an Splitterwunden gekommen?«

»Der Terrorist hatte einen Sprengkörper hinter seinem Rücken versteckt, als wir reinkamen. Jetzt rufen Sie schon an, verdammt! Sind Sie taub? Ich habe eben schon durchgegeben, dass die Zielperson in einem blauen Lieferwagen in Richtung Zentrum geflohen ist.«

Olav klopfte seine Taschen ab, bis er die richtige fand. Er zog das Handy hervor, aber seine Hände zitterten so sehr, dass er es kaum schaffte, die drei Ziffern der Notrufnummer einzugeben. Die Schmerzen im Rücken schickten Schockwellen durch seinen Körper und machten es fast unmöglich, klar zu denken. Horst Enger beugte sich zu ihm hinunter.

»Was zum Teufel machen Sie überhaupt hier auf der Treppe? Sie sollten doch unten stehen und den Hauseingang sichern, oder? Und aufgehalten haben Sie ihn auch nicht! Es kann doch nicht so schwer sein, einen Schuss abzugeben? *Einen* verfickten Schuss, Hansen …«

Olav schob die Gedanken beiseite. Er biss die Zähne zusammen und versuchte, die Rückenschmerzen zu verdrängen, so gut es irgend ging. Er sprach mit der Notrufzentrale in bemüht ruhigem Ton, während er sich aus dem Hauseingang schleppte.

Als die Nacht draußen vor der Wohnanlage sich seiner erbarmte, kamen die Blitzlichter. Wie Maschinengewehre aus blendendem Licht fingen die Kameras den KRIPOS-Ermittler in seinem allerschwächsten Moment ein, auf allen vieren aus dem herauskriechend, was sein Triumphbogen hätte sein sollen.

Krankenhaus Haugesund
Nacht zu Samstag, 8. August

Viljar Ravn Gudmundsson schlug die Augen auf, als er merkte, wie er von einer Trage gehoben und auf eine andere gelegt wurde. Ein stechender Schmerz entsprang seinem rechten Ellbogen und schickte ihn beinahe zurück ins Nirwana. Er brauchte den Kopf nicht zu drehen und seinen Arm anzusehen, um zu wissen, dass er gebrochen war. Er wimmerte und versuchte, sich mit der gesunden Hand an dem gelb-roten Overall über ihm festzuhalten. Sie wurde freundlich, aber bestimmt zurück unter die Wolldecke geschoben. Ein flackerndes blaues Licht wischte über seine Augen. Die Erinnerungen an den Unfall waren vage, aber er begriff, dass er Glück gehabt hatte und eine Weile bewusstlos gewesen sein musste.

Er hatte noch das Geräusch des Autos im Ohr, das von hinten gekommen war. Es hatte nicht gebremst, sondern beschleunigt … Die kleine Zehntelsekunde, als er die Gefahr geahnt und sich halb von der Fahrbahn weggedreht hatte, war seine Rettung gewesen. Das Auto hatte ihn nicht in den Rücken getroffen, sondern den rechten Arm erfasst, wodurch er zur Seite gestoßen worden war, anstatt nach vorn zu fliegen und im nächsten Moment überfahren zu werden. Das Einzige, woran er sich erinnerte, war, dass er im Fallen registriert hatte, dass das Auto blau war und viel zu schnell fuhr.

Eine Rettungssanitäterin hielt seine gesunde Hand, während sie versuchte, mit ihm zu reden. Sie fragte ihn nach seinem Namen und Alter, seiner Adresse und eventuellen Angehörigen. Ob er sich an etwas von dem, was passiert war, erinnern könne. Viljar schüttelte nur schwach den Kopf. Brachte keine Antwort heraus. Er fürchtete, sein Kiefer würde aus dem Gelenk springen, falls er versuchte, den Mund zu öffnen. Er hatte das Gefühl, dass auch der Kieferknochen gebrochen war. Das Einzige, was er zustande brachte, war ein gemurmeltes Jammern.

Die Übelkeit kam plötzlich, und Viljar hatte keine Chance, die Frau neben ihm zu warnen, dass er sich übergeben musste. Er drehte den Kopf zur Seite, so gut es ging, und ließ es kommen. Bier und Magensäure schossen aus ihm heraus und direkt in den Schoß der Sanitäterin. Innerhalb von drei Sekunden war sie verschwunden und ein männlicher Kollege übernahm die Kontrolle von Blutdruckmessgerät und anderen Apparaten. Viljar versuchte den Kopf zu drehen, um nachzusehen, wo die Sanitäterin abgeblieben war, aber eine Halskrause hinderte ihn daran. Er konnte sich gar nicht erinnern, dass ihm das Ding angelegt worden war.

Viljar erkannte, dass es schlimmer um ihn stand, als er zunächst gedacht hatte. Die Schmerzen hatten seine gesamte rechte Körperseite gepackt, und er konnte kaum einen Muskel bewegen, ohne dass düstere Metal-Riffs auf allen Nervensträngen gespielt wurden.

Der Rettungswagen hielt an, und die hintere Tür ging auf. Viljar konnte es nicht sehen, aber er hörte das Geräusch und spürte die kühle Luft im Gesicht, als sie seine Trage herausrollten. Weißkittel scharten sich um ihn, kaum dass er durch die Glastüren der Notaufnahme geschoben worden war. Er hörte sie sprechen und verstand, was sie sagten, aber er konnte die

Worte nicht zu einer sinnvollen Bedeutung verknüpfen. Bevor sie ihn in den Operationssaal schoben, hielt er sie an. Er griff nach der Hand der Krankenschwester, und sie legte ihr Ohr an seinen Mund.

»Polizei … Blaues Auto … Mit *Absicht.*«

Ihre Augen weiteten sich, und sie konnte ihr Entsetzen nicht verbergen.

»Jemand hat Sie angefahren – absichtlich?«

Viljar versuchte zu nicken, aber die Halskrause verhinderte die Bewegung. Er flüsterte ein Ja und hoffte, dass sie es mitbekommen hatte. Jemand trachtete ihm offenbar nach dem Leben, und er konnte nur hoffen, dass der oder die ihn nicht im Krankenbett fanden.

Nedstrand, Tysvær
Nacht zu Samstag, 8. August

Veronica Høie war passive Zuschauerin bei ihrem eigenen Albtraum. Das Gefühl, schutzlos und allein zu sein. Die Wände des Hauses, die auf sie zugekrochen kamen. Der Raum, aus dem langsam die Luft entwich, ganz gleich, wie tief sie zu atmen versuchte. Tief in ihrem Inneren wusste sie, dass sie sich das einbildete und mit ihr alles in Ordnung war, aber es half nicht viel.

Sie hatte mit den Jahren gelernt, ihre Angst vor dem leeren Haus einigermaßen zu kontrollieren. Machte überall Licht, auch im Garten, wenn sie allein schlafen musste, und sorgte dafür, dass die Türen verschlossen waren. Versuchte, ihrer Furcht mit vernünftigen Argumenten zu begegnen, wie etwa, dass nichts anders war, nur weil das Licht ausging. Das war es auch nicht. Veronica hatte in hellen Sommernächten genauso viel Angst, wenn sie allein im Haus war, so wie jetzt.

Die Panik war nur eine Haaresbreite entfernt. Als sie zum hundertsten Mal an diesem Abend Kleider, Schubladen, Regale und alle möglichen und unmöglichen Stellen nach ihrem Handy absuchte, verfluchte sie ihren Psychologen. Er konnte sich seine Konfrontationstherapie sonst wohin stecken.

Das Handy musste hier irgendwo sein. Sie hatte doch vorhin noch mit Arvid telefoniert, als sie nach Hause gekommen war. Aber wo …? Arvid war geschäftlich verreist und würde erst morgen zurück sein.

Plötzlich klirrte etwas, und sie fuhr herum. Es hatte sich angehört wie ein Metallgegenstand, der auf Stein traf. Der Garten, der zum Kiesweg und zum Parkplatz hinaus lag, war eingezäunt, und es gab nichts, wovor sie sich fürchten müsste. Trotzdem waren ihre Hände feuchtkalt. Sie zögerte, wagte sich dann aber doch ein paar Schritte näher ans Fenster im Wohnzimmer. Als sie nahe genug war, sah sie das Blumenbeet, die neu gepflanzte Thujahecke, eine Wäscheleine, die im Wind hin und her schwang, und …

Veronica lief ein Frösteln über den Rücken. Sie wich zwei Schritte zurück, und die Aussicht auf den Garten schrumpfte. Das Geräusch musste von irgendwelchem Gerümpel gekommen sein, das der Wind vor sich her trieb.

Sie drehte sich um und ging auf die Tür zu, als ein neues Geräusch sie veranlasste, wieder zum Fenster zu sehen. Das hatte geklungen, als hätte jemand einen schweren Schraubenschlüssel auf die Betonplatten unterhalb des Wohnzimmerfensters fallen lassen, direkt an der Wand, wo sie nicht hinsehen konnte. Veronica ging wieder zum Fenster und schaute hinaus, aber da war niemand. Natürlich nicht. Trotzdem klopfte ihr das Herz in der Brust.

Konfrontation, dachte sie. Auf dem Weg zum Sofa nahm sie eine weiße Kaschmirdecke von der Sessellehne, drückte sie an ihre Brust, vergrub die Nase in dem weichen Stoff und merkte, wie sie zitterte.

Im Haus war es unnatürlich still, als hätte jemand den Stecker des Kühlschranks gezogen. *Hatte jemand den Stecker des Kühlschranks gezogen?* Veronica lauschte, hörte aber nichts. Sie zwang ihre Gedanken zurück zum Handy. War sich sicher, es auf den Schuhschrank gelegt zu haben, nachdem sie mit Arvid telefoniert hatte, aber jetzt wusste sie nicht, ob sie es wagen sollte, noch einmal hinzugehen und nachzusehen, denn dazu musste sie an der Küche und dem Kühlschrank vorbei, und es konnte ja sein, dass dort jemand stand … Jemand, der den Stecker gezogen hatte.

Konfrontation, dachte sie wieder und begann, auf die Küchentür zuzugehen. Die Tür des Schlafzimmers stand einen Spalt offen, und ihr Herzschlag setzte für einen Moment aus. Sie machte *immer* die Türen hinter sich zu. Von plötzlicher Panik gepackt, hastete sie mit langen Schritten an der Küche vorbei ins Bad und verriegelte die Tür hinter sich mit zitternden Fingern. Manchmal hatte Veronica das Gefühl, an einem verrückten Spiel teilzunehmen, bei dem sie in ihrem eigenen Haus von einer Deckung zur nächsten rannte, um Gefahren aufzuspüren oder ihnen zu entkommen. Sie legte die weiße Kaschmirdecke weg, drehte das Wasser in der Dusche auf und stieg aus ihren Kleidern.

Konfrontation, ermahnte sie sich erneut und atmete aus, obwohl dies das Schlimmste war, was sie sich vorstellen konnte – zu duschen, wenn sie allein im Haus war. Aber genau das war ihr aufgetragen worden. Wenn deine Angst am größten ist, nimm eine heiße Dusche. Der verdammte Psychologe hatte wohl nie *Psycho* gesehen.

Die angespannten Nackenmuskeln lockerten sich ein wenig, als das heiße Wasser über ihre Schultern lief, aber nur, weil die Wärme für einen Moment die Angst verdrängte. Kaum eine halbe Minute später begannen die Gedanken wieder zu arbeiten. Sofort kam ihr eine schreckliche Idee. *Was tat sie eigentlich hier drinnen?* Jetzt konnte sich der Einbrecher frei durchs Haus bewegen, ohne dass sie etwas davon mitbekam. Gleichzeitig versuchte die Stimme der Vernunft in ihrem Hinterkopf, sie von der Tatsache zu überzeugen, dass es keinen Einbrecher gab. Dass sich niemand im Haus befand, außer ihr selbst und den verfluchten Dämonen, die sie niemals loswurde.

Veronica stieg aus der Dusche und zog sich an. Die Gedanken rasten durch ihren Kopf. *Hatte sie nicht doch etwas gesehen? Jemanden, der im Garten stand und sie beobachtete?* Sie war sich nicht sicher, aber es konnte sein. Vielleicht war sie so damit beschäftigt gewesen, Angst zu haben, dass sie ihn nicht richtig wahrgenommen hatte. *Ihn* … Sie lauschte dem Wort nach. Sah ihn vor sich, unter dem Baum. Es war definitiv ein Er, falls jemand da war, und jetzt war sie sich beinahe vollkommen sicher. Da war jemand, er war dagewesen, und wo war er jetzt?

Veronica fühlte, wie ihr die Tränen kamen. Sie saß auf dem Klodeckel und schlang die Arme um ihren Körper, um sich zu beruhigen, während sie versuchte, eine Lösung zu finden, wie sie wieder aus dem Bad herauskommen konnte. Ihr Bauch war eine große, schmerzende Beule. Immer neue Bilder nahmen Gestalt an. Ihr Blick fiel auf das rechteckige Badezimmerfenster. *Wenn sie hier nur irgendwie herauskommen könnte.*

Ein Bild davon, wie sie früher am Abend die Küchentür zum Garten abgeschlossen hatte, huschte über ihre Netzhaut, und sofort wurde sie unsicher. Hatte sie die Hintertür abgeschlossen? Sie erinnerte sich, dass sie vorgehabt hatte, sie abzuschließen, aber hatte sie es auch *getan*? Sie hatte die Tür am Nachmittag offenstehen lassen, bevor die Angst gekommen war. Konnte sie vergessen haben, sie abzuschließen? Hatte sie deshalb das Gefühl, dass jemand im Haus war? Sie musste Arvid anrufen. Musste seine sichere, ruhige Stimme hören. Begreifen, dass all das Schreckliche in ihrem Kopf blanker Unsinn war.

Die Badezimmertür zu öffnen und auf den Flur zu gehen kam nicht infrage. Veronica sah keinen anderen Ausweg, als es durch das Fenster zu versuchen. Sie zog den Schlüssel aus der

Badezimmertür ab, öffnete das Badezimmerfenster weit und steckte den Kopf hinaus. Der Garten war hier ebenso gepflegt und schön wie auf der anderen Seite. Die Katze, die auf der Treppe lag, beruhigte sie. Trotzdem wagte sie nicht, mit ihr zu sprechen. Als sie aus dem Fenster kletterte, erhob sich das Tier, machte einen Buckel und streckte die Krallen. Die kühle Luft und das Licht halfen Veronica. Die Sonne war vor ein paar Stunden untergegangen, aber im Sommer wurde es nie ganz dunkel.

Sie schlich sich an der Hauswand entlang und dachte darüber nach, was sie dem Nachbarn sagen sollte, wenn sie bei ihm vor der Tür stand. Letztes Mal hatte er sie ausgelacht und wieder weggeschickt. Aber diesmal ging kein Weg daran vorbei. Sie ertrug den Gedanken nicht, eine ganze Nacht allein im Haus zu sein. Ihre feuchten Haare hatten das T-Shirt auf dem Rücken durchnässt, und sie lief eilig den Weg entlang.

Als sie um die Hausecke gleich neben dem Grundstück des Nachbarn bog, sah sie es. Sie hatte nicht nur vergessen, die Hintertür abzuschließen, sie stand auch noch sperrangelweit offen. Die Gardine blähte sich in der Türöffnung. Mit großen Schritten lief sie auf das Nachbargrundstück zu, als sie ein wohlbekanntes Geräusch aus ihrem Haus hörte. Das Handy! Sofort verschwand die irrationale Angst. Sie wusste, dass es Arvid war, der versuchte, sie zu erreichen.

Veronica lief zurück, schlüpfte durch die offene Hintertür, zog sie hinter sich zu und schloss ab. Das Handy klingelte immer noch irgendwo im Haus. Sie musste es finden, bevor das Klingeln aufhörte. Der Gedanke an das Badezimmerfenster, das sie offen gelassen hatte, traf sie wie eine Bowlingkugel in den Bauch und sorgte dafür, dass sie ein paar Sekunden zu lange zögerte. Das Klingeln verstummte und ließ sie verwirrt zurück.

Veronica kam an der Tür zum Keller vorbei, warf einen Blick durchs Wohnzimmer hinaus auf den Rasen und ging weiter zu Arvids Büro. Das war der einzige Ort, wo sie noch nicht nachgesehen hatte, also musste sie das nachholen, doch zuerst musste sie das Fenster im Bad schließen. Aber als sie zur Badezimmertür kam, fiel ihr ein, dass die Tür ja noch verschlossen war, der Schlüssel ruhte in ihrer Hand. So sollte es auch bleiben. Es fühlte sich viel sicherer an, als die Tür zu öffnen und einem Mann gegenüberzustehen, der die Gelegenheit genutzt hatte und mit einem Fleischmesser in der Hand durchs Badfenster hereingeklettert war.

Veronica war erschöpft. Es war immer derselbe Tanz, wenn Arvid verreist war. Die ganze Zeit bewegte sie sich mit dem Rücken zur Wand. Der Blick huschte in alle Richtungen. Leise schlich sie auf die Tür des Arbeitszimmers zu. Ein schneller Blick zum Esstisch im Wohnzimmer sagte ihr, dass die Rosen, die sie letztes Wochenende von Arvid bekommen hatte, verwelkt waren. Es lag etwas Alltägliches darin, etwas, das das Gehirn für kurze Zeit normal funktionieren ließ. Sie ging zum Tisch und ergriff den Strauß, hielt dann aber jäh inne. Etwas war in ihrem seitlichen Blickfeld aufgetaucht. Langsam drehte sie sich um.

Hinter einem der beiden großen grünen Ohrensessel stand er. In der Hand ein langes Messer, das im Licht einer Stehlampe glänzte. Veronica wich langsam zurück, immer noch mit dem welken Strauß in der Hand, während sie ihn nicht aus den Augen ließ. Eigentlich hätte sie in eines der Schlafzimmer rennen müssen, aber alle rationalen Gedanken kollidierten miteinander, und sie kam nicht vom Fleck.

Er begann auf sie zuzugehen, als hätte er alle Zeit der Welt.

Ein halb erstickter Schrei löste sich aus ihrer Kehle. Im selben Moment drehte sie sich um und rannte quer durchs Zimmer, riss dabei in heller Panik alles um, was ihr in den Weg kam. Als der Mann sie fast erreicht hatte, warf sie den Blumenstrauß nach ihm und raste an ihm vorbei. Stürzte auf die Badezimmertür zu, versuchte verzweifelt, den Schlüssel ins Schloss zu bekommen, während sie aus den Augenwinkeln sah, dass er näher kam. Er hatte es immer noch nicht eilig. Für einen Moment fragte sie sich, ob sie verrückt geworden war oder sich mitten in einem Albtraum befand, doch ein Blick auf ihre zitternden Hände sagte ihr, dass dies Wirklichkeit war. In ihrer Panik schaffte sie es nicht, den Schlüssel ins Schloss zu stecken, er sprang wie wild hin und her, weit davon entfernt, das Schlüsselloch zu treffen. Als er klirrend auf die Fußbodenfliesen fiel, schrie sie.

Ihre Beine versagten, und sie rutschte mit dem Rücken an der Badezimmertür zu Boden, während sie verzweifelt zu ihm hochblickte.

»Oh Gott, das hier passiert nicht«, flüsterte sie laut. »Bitte nicht …«

Der Stich kam so schnell, dass sie ihn kaum bemerkte. Die scharfe Klinge glitt in ihren Bauch. Was für ein seltsames Gefühl, einen fremden Gegenstand so tief im Körper zu haben. Dann wurde das Messer langsam wieder herausgezogen. Sie presste die Hände auf die Wunde, rappelte sich auf und merkte, dass sie schwankte. Warum sie hinüber ins Wohnzimmer ging, wusste sie nicht, aber während sie ging, spürte sie, dass er noch mehrere Male zustach. Sie tastete sich durchs Zimmer, auf der Suche nach etwas, woran sie sich festhalten konnte. Die Stichwunde im Bauch brannte wie Feuer, und sie schnappte nach Luft.

Veronica erinnerte sich, woher sie den Mann kannte, und ihr wurde klar, dass es völlig egal war, was sie sagte, es würde doch nichts ändern. Ihr Mund öffnete sich. Sie hätte sich so gerne entschuldigt, aber aus ihrer Kehle kam kein Laut. Sie wollte es gerade noch einmal versuchen, als sie einen kräftigen Stoß in den Rücken bekam. In dem Moment entdeckte sie das Handy. Es lag in der Hand des großen Mannes und blinkte blau.

Veronica befand sich in einer unwirklichen Welt. Sie konnte sehen, dass er wieder und wieder auf sie einstach, aber der Schmerz war weg. Er kam erst zurück, als er ihr in die Wange schnitt.

Der Mann beugte sich über sie. Wischte ihr Haarsträhnen und Blut aus dem Gesicht und blickte ihr in die Augen. Sie konnte ihn durch den trüben Nebel kaum erkennen, doch sie bekam mit, was er ihr als Letztes zuflüsterte.

»Fürchte dich nicht, denn ich habe dich erlöst; ich habe dich bei deinem Namen gerufen; du bist mein.«

Strecke Haugesund Zentrum – Aksdal
Nacht zu Samstag, 8. August

Die Anordnung der Polizeiführung war klar. Es half alles nichts, notfalls mussten sie eben Doppelschichten schieben. Sämtliche Polizeikräfte waren auf der Jagd nach dem Fremdkämpfer, der beim Zugriff in seiner Wohnung entkommen war, und jemand musste die Streife ablösen, die vor dem Haus von Veronika Høie in Tysvær wachte. Knut Veldetun hatte versucht zu protestieren. Er hatte nonstop durchgearbeitet, und seine Augenlider klebten jedes Mal zusammen, wenn er blinzelte.

Lars Stople dagegen wirkte auffallend munter und frisch, gemessen an seinem Alter. Er fuhr den Polizeiwagen mit stoischer Ruhe und schien nicht ein einziges Stresshormon im Körper zu haben. Knut ärgerte sich darüber, dass Lars die endlosen Schichten weit besser zu verkraften schien als er selbst, aber er verkniff sich einen Kommentar. Lars war sein sicherster Halt, jetzt, da Lotte wieder einmal vom Dienst beurlaubt war. Lars in der Nähe zu haben war, als würde man sich an einen Felsen lehnen. Knut unterdrückte ein Gähnen und funkte die Streifenwagenbesatzung an. Es knackte ein paarmal, dann meldete sich der Kollege.

»Ja, Veldetun, wir sind auf Standby. Seid ihr unterwegs?«

Knut hielt den Knopf am Mikrofon gedrückt. Warf einen schnellen Blick aus dem Fenster, um zu sehen, wie weit sie waren, und antwortete.

»Wir sind jetzt bei Toskatjønn und rechnen damit, in absehbarer Zeit vor Ort zu sein. Alles ruhig bei euch?«

Diesmal dauerte es ein wenig, bis Knut und Lars Antwort bekamen.

»Ja. Sehr ruhig. Wir haben sie ein paarmal am Fenster gesehen, und das Licht ist auch an, von daher schätze ich mal, dass sie noch wach ist.«

»Sie war sicher erschrocken über das, was ihr zu erzählen hattet, nehme ich an …«

Knut hörte, dass am anderen Ende leise gelacht wurde, bevor die Stimme zurückkam.

»Wohl eher erstaunt als erschrocken. Sie sah aus wie ein lebendes Fragezeichen, als wir sie gefragt haben, ob sie irgendwie bedroht worden ist oder ob sie in der letzten Zeit etwas Verdächtiges gesehen oder erlebt hat. Was übrigens nicht der Fall war.«

»Sie hat nicht begriffen, dass sie in Gefahr ist?«

Wieder dauerte es, bis der Kollege antwortete. Knut bemerkte, dass sie Frakkagjerd passierten, während sie auf Rückmeldung warteten.

»Na jaaa … Zwischen den Zeilen wohl schon. Wir durften bekanntlich nicht ins Detail gehen, um welche Art von Bedrohung es sich handelt. Die Experten von KRIPOS haben ja eine Heidenangst, dass irgendwelche Informationen an die Presse durchsickern könnten. Die Hauptsache ist, dass sie versprochen hat, alle Türen abzuschließen und die Fenster geschlossen zu halten.«

»Ist sie alleine zu Hause?«

»Ja. Ihr Mann ist verreist.«

»Okay. Eure letzte Beobachtung, und wie lange ist das her?«

»Warte mal, das war … Sie stand am Fenster und hat in

den Garten geschaut, vor einer guten Stunde, denke ich. Seitdem haben wir keine Bewegung mehr gesehen, aber das Licht brennt, wie gesagt.«

Knut gab sich damit zufrieden und bat den Kollegen, die Frau auf dem Handy anzurufen und ihr Bescheid zu geben, dass eine andere Streifenwagenbesatzung sie ablösen würde. Das Funkgerät verstummte, und Knut machte die Beine lang, so gut es ging. Er hätte auf der Rückbank sitzen und den Beifahrersitz entfernen müssen, um sie ganz auszustrecken. Lars Stople schmunzelte und warf Knut einen schrägen Blick zu.

»Worüber grinst du?«

»Hehe … Du bist mal wieder übereifrig, wie so oft. Dir ist nicht zufällig der Gedanke gekommen, dass die Frau zu Bett gegangen ist und der Anruf sie aus dem Schlaf reißen wird? Es ist gleich ein Uhr.«

Knut versetzte dem älteren Kollegen einen Knuff. Obwohl, Lars hatte recht. Es war nicht das erste Mal, dass Knut sich an den Sicherheitsvorschriften aufhängte. Lotte Skeisvoll war schließlich nicht umsonst seine Lehrmeisterin gewesen. Routinen und Prozeduren waren dazu da, dass man sie befolgte. Eine ganze Stunde ohne erneute Feststellung, dass es der überwachten Person gut ging, war nach den Observierungsregeln zwanzig Minuten zu lang.

In der Praxis ließ sich das unmöglich befolgen, ohne die Person zu allen möglichen und unmöglichen Zeiten zu wecken, und er hätte sich nicht weiter darum gekümmert, wenn nicht das Licht immer noch brennen würde.

Es knisterte wieder im Funkgerät.

»Bist du da, Veldetun?«

Knut bestätigte und schaute hinunter zum Skjold Stadion, an dem sie gerade vorbeifuhren. Als er den Blick wieder auf die Straße richtete, wurde er von einem entgegenkommenden Fahrzeug geblendet und kniff die Augen zusammen. Ein kleiner grüner Fiat rauschte an ihnen vorbei.

»Wir erreichen sie nicht auf dem Handy. Sie geht nicht ran.«

Knut richtete sich sofort auf, und er sah, dass auch Lars einen besorgten Blick auf das Funkgerät warf.

»Sie geht nicht ran? Ihr habt ihr doch gesagt, dass sie das Handy eingeschaltet lassen und griffbereit haben soll?«

Der Kollege antwortete nicht auf Knuts Frage. Das konnte darauf hindeuten, dass sie diesen Punkt der Vorschriften nicht beachtet hatten, es konnte aber genauso gut heißen, dass die Frage so überflüssig war, dass er sich nicht die Mühe einer Antwort machte.

»Wir gehen zum Haus und sehen nach, ob alles in Ordnung ist.«

Knut hatte einen ekligen Geschmack im Mund. Irgendetwas stimmte an der Sache nicht. Eine ängstliche Frau, die unter Polizeischutz stand, würde definitiv nicht ihr Handy ausschalten oder es irgendwo liegenlassen. Lars trat aufs Gaspedal und blickte starr nach vorn auf die Straße. Sie hatten es mit einem Mann zu tun, der bis zum Äußersten ging. Konnte er es geschafft haben, sich an der Streife vorbeizuschleichen?

Die Antwort kam wenige Minuten später, als ein atemloser Polizeibeamter sich über Funk bei ihnen meldete. Es war unverkennbar, dass er gerannt war.

»Alles in Ordnung. Es geht ihr gut. Sie war nur in ihrem Sessel eingeschlafen, und das Handy war wohl stumm geschaltet, ohne dass sie es gemerkt hatte. Ich habe sie bis zu ihrer Schlafzimmertür gebracht, ihr dürftet also eine stille und ruhige Nacht vor euch haben.«

Krankenhaus Haugesund
Samstagmorgen, 8. August

»Jemand hat es darauf angelegt, dich umzubringen, ist es das, was du behauptest?«

Lotte Skeisvoll betrachtete Viljar voller Skepsis. Der Kerl hatte immer was von einer Dramaqueen, aber gleichzeitig war da etwas an der Geschichte, was die Ermittlerin in ihr weckte. Er war angefahren worden, der Unfallfahrer war ohne anzuhalten davongerast, und Viljars Behauptung, er habe sich zum Zeitpunkt des Unfalls auf dem Bürgersteig und nicht auf der Fahrbahn befunden, stimmte mit dem Polizeibericht überein, den sie sich hatte kommen lassen, nachdem sie von dem Unglück erfahren hatte.

»Sieh mich doch an, Lotte! Sehe ich etwa aus, als würde ich dir was vorspielen?«

Lotte lächelte leicht. Sie strich ihm über die Stirn und ergriff seine gesunde linke Hand.

»Das sage ich ja auch gar nicht. Ich meine nur, es ist statistisch gesehen viel wahrscheinlicher, dass jemand in Panik Fahrerflucht begeht, als dass es sich um Vorsatz handelt. Das hier ist Haugesund, nicht Chicago.«

»Ist mir scheißegal, wo in der Welt ich bin, Lotte. Ich bin auf dem Bürgersteig gegangen. Es war klares Wetter und gute Sicht. Der Lieferwagen hat nicht gebremst, sondern extra beschleunigt, bevor er mich getroffen hat.«

Lotte hielt für einen Moment den Atem an. Er hatte recht. Hier deutete wenig auf einen Autofahrer hin, der die Kontrolle verloren hatte. Sie räusperte sich, griff nach Viljars Bettdecke, zog sie glatt, rückte sein Kopfkissen zurecht und richtete den Infusionsständer mit dem Venentropf so aus, dass er in einer Linie mit dem Kopfteil des Bettes stand. Sie wollte gerade einige der Schläuche aufrollen, als Viljar ihre Hand festhielt und sie drückte.

»Lotte … hör auf. Das lässt sich nicht in Ordnung bringen, indem du um mich herum aufräumst. Das Chaos ist in deinem Kopf, nicht in diesem Zimmer.«

Hätte Viljar seine Augen benutzt, hätte er gesehen, dass die Umgebung eher einer psychedelischen Illustration von Christopher Nielsen glich als einem Krankenzimmer. Sie widerstand dem Drang, ein geordnetes System um Viljars Bett herum zu schaffen, und stand stattdessen auf. Ging zum Fenster und blickte auf die Stadt. Wieder ein sonniger Tag, der heraufdämmerte. Die Mordermittlungen würden ohne sie weitergehen, ebenso die Jagd auf Ahmed Jazeem Karjoli. Hier sitzen und Babysitter spielen konnte sie auch nicht. Sie brauchte Ruhe.

»Ich fahre für ein paar Tage auf die Hütte in Skånevikstranda. Hier kann ich ja doch nichts tun. Die Polizeiführung hat mir die Hände gebunden.«

»Machst du Witze? Bist du suspendiert …? Schon wieder?«

Die Worte schnitten sich in sie hinein. Sie hob die Schultern und ballte die Fäuste. Ihre Antwort fiel schärfer aus als beabsichtigt:

»Nein! Suspendiert werde ich nur, wenn ich meine Karten mit *deinen* mische. Die Ermittlung in den Mordfällen berührt auch meine eigene Jugendzeit, deshalb bin ich *freigestellt*, nicht suspendiert.«

Viljar bemerkte offenbar nicht, dass sie ihm einen Seitenhieb versetzt hatte.

»Ach du Scheiße … Kennst du die Opfer, oder wie?«

Lotte drehte sich um. Gab sich alle Mühe, nicht zu bissig oder streng zu wirken.

»Fragt da der Sensationsreporter oder ein besorgter Freund?«

Viljar schüttelte den Kopf und streckte den gesunden Arm nach ihr aus.

»Du weißt genau, dass ich nie etwas aus unseren privaten Gesprächen verwerte. Würde ich das tun, hätte ich jetzt den Kaminsims voller Preise für meine herausragenden journalistischen Fähigkeiten. Du kränkst mich, Lotte …«

»Du hast Zentralheizung, keinen Kamin. Und deine Preise stehen im Keller.«

Aus Viljars Krankenbett kam befreiendes Gelächter. Er hatte bei dem Unfall weniger Verletzungen davongetragen, als zunächst angenommen. Eine Gehirnerschütterung, einen komplizierten Bruch im rechten Arm und eine ausgekugelte Schulter. Plus eine ganze Palette von blauen Flecken.

Er tat ihr leid. Durch die Schussverletzung vom Frühjahr würde er vermutlich für immer gehbehindert sein, aber die psychischen Schäden waren wesentlich schlimmer als die physischen. Darin hatten sie etwas gemeinsam. So gesehen hatte Viljar vollkommen recht. Nicht der Raum, in dem sie saßen, war ein Chaos, sondern der Raum *in ihr* war es. In einem Augenblick der Schwäche beugte sie sich über das Krankenbett und wollte Viljar umarmen, zog sich aber zögernd zurück. Im selben Moment begann das Handy in ihrer Tasche zu vibrieren. Sie zog es hervor und sah auf dem Display, dass es Knut Veldetun war.

»Hallo, Knut. Gibt's was Neues?«

»Ich weiß nicht genau, Lotte. Ist gerade ein bisschen chaotisch hier. Ich sitze im Wohnzimmer von Veronika Høie und unterhalte mich mit ihr.«

»Aha ... Dann sag ihr mal einen schönen Gruß von mir.«

Knut räusperte sich mehrere Male. Lotte kannte das schon und merkte, dass sie unruhig wurde.

»Ja, das ist es ja eben ... ähm ... Sie sagt, sie kennt dich gar nicht.«

»Wovon redest du? Ich war zwar nicht länger als ein Jahr in der Clique, aber wir haben uns doch hinterher öfter getroffen. Zuletzt in diesem Frühjahr.«

»Nein ... Sie hat noch nie von dir gehört und versteht überhaupt nicht, was los ist.«

Lotte merkte, wie ihr Ärger an die Oberfläche stieg. Okay, die Clique hatte sie ausgeschlossen und hinterher so getan, als sei sie Luft, aber irgendwann musste doch auch mal Schluss sein. Sie waren schließlich erwachsen und keine Teenager mehr.

»Gib ihr das Telefon. Ich will mit ihr reden.«

Knut antwortete nicht, aber Lotte konnte hören, dass er mit einer Frau sprach. Sekunden später hörte sie jemanden ins Telefon atmen.

»Hallo ...?«

»Hallo Veronica, hier ist Lotte. Was soll der Unsinn, dass du mich nicht kennst?«

Am anderen Ende wurde es still. Es schien, als müsste die Frau einen Moment überlegen.

»Aber das tue ich nicht. Ich habe Sie nie getroffen, soweit ich weiß, und ich verstehe nicht, was hier vor sich geht. Vor meinem Haus haben die ganze Nacht Polizisten in ihrem Auto geschlafen.«

Lotte hoffte, dass das mit dem Schlafen jeder Grundlage

entbehrte, aber ein Körnchen Unsicherheit begann unter ihrer Hirnrinde zu keimen, während die Frau sprach.

»Aber ... Ich spreche doch mit Veronica Høie, nehme ich an?«

»Das ist richtig, aber ich kenne Sie nicht.«

»Hör mal ... Ich weiß nicht, was das jetzt soll, aber wir waren oft zusammen, als wir fünfzehn, sechzehn Jahre alt waren, und danach haben wir uns auch mehrere Male getroffen. Du kennst mich, wenn du genau nachdenkst.«

»Aha ... Mit fünfzehn, sagen Sie? Damals hieß ich nicht Høie, sondern Andersen. Vielleicht verwechseln Sie mich mit meiner Schwägerin, der Schwester meines Mannes. Sie heißt auch Veronika, aber mit C, nicht mit K.«

Lotte spürte, wie sich in ihrem Nacken eine Kaltfront aufbaute. Gänsehaut überzog ihre nackten Arme. Sie warf einen verzweifelten Blick zu Viljar im Krankenbett, aber er hatte die Augen geschlossen.

»Veronika mit K, sagten Sie? Ja, dann sind wir bei Ihnen wohl falsch ... Wissen Sie, wo Ihre Schwägerin wohnt? Hat sie vielleicht geheiratet und ist weggezogen?«

Die Frau am anderen Ende lachte kurz und trocken.

»Nein, Veronica und Arvid werden in nächster Zeit eher nicht heiraten. Dazu sind ihre Träume von einer Prinzessinnenhochzeit wohl zu kostspielig, so gut verdient Arvid ja nun auch nicht. Die beiden wohnen gleich nebenan, drei Häuser weiter die Straße hinunter. Ich gehe jetzt sowieso zu ihr, dann kann ich sie ja von Ihnen grüßen.«

Lotte schluckte einen Kloß im Hals hinunter. Ihr Puls ging merklich schneller.

»Tun Sie das nicht, bitte ... Es ist besser, Sie lassen zuerst die Polizisten hingehen.«

Krankenhaus Haugesund
Samstagvormittag, 8. August

Jossen sah wüst aus. Die langen grauen Haare glänzten vor Fett, und unter den dicken Ibsen-Koteletten sprossen Flecken von weißen Bartstoppeln. Blutunterlaufene Augen und ein beißender Gestank von altem Tabakrauch und noch älterem Schweiß komplettierten das Bild. Viljar musste jedes Mal den Kopf abwenden, wenn Jossen den Mund öffnete. Dass das Personal ihn überhaupt hereingelassen hatte, musste etwas mit den magischen Kräften des Rollstuhls zu tun haben. Und damit, dass Alex ihn begleitete. Der Junge hatte sich im Krankenzimmer in einen Ohrensessel gesetzt und war in seine eigene Welt versunken, mit einem Kopfhörer auf den Ohren, der Viljar mehr gekostet hatte als ein Gebrauchtwagen. Viljar meinte, die Orgeltöne von Kaizers Orchestras *Død Manns Tango* zu erkennen. Der Junge hatte einen guten Musikgeschmack.

»Du bist paranoid, Viljar. Das sehe ich an deinem Blick. Keiner hat in seinem Leben so viel Paranoia und Angst gesehen wie ich, und du erfüllst alle Kriterien.«

Viljar hielt den Mund. Der belehrende Ton des Freundes trieb seinen Blutdruck hoch. Jossen war nicht dabei gewesen, als es passierte. Er kannte die Umstände nicht. Genau wie die Polizei tat er die ganze Sache damit ab, dass ein unaufmerksamer Fahrer in Panik geraten und abgehauen sei.

»Ich bin nicht paranoid, Joss. Er hat mich angefahren. Mit

voller Absicht. Du kannst meinetwegen glauben, was du willst, aber ich bitte dich, pass auf dich auf, okay? Das hat mit unserer Podcast-Serie zu tun.«

Jossen blies Luft durch die Lippen und schüttelte den Kopf, sodass ihm die Haarsträhnen über die Augen hingen. Er sah wirklich nicht gut aus.

Er warf Viljar einen Stapel Zeitungen in den Schoß. Grelle Titelseiten mit Riesenschlagzeilen ereiferten sich über die Zustände im Land. Haugesund war das Epizentrum. Wieder mal … Viljar widerstrebte es, sie aufzuschlagen. *VG*, *Dagbladet* und *Aftenposten* kannten alle nur ein Thema. Die dritte Mordserie in dieser Stadt innerhalb eines Jahres, und diesmal mit groteskeren, grauenvolleren und widerlicheren Taten, als sich irgendein Krimiautor mit Selbstachtung herablassen würde, im Detail zu schildern.

Julie Moksheim war in aller Munde. Ihr Bericht war mit derart blutigen Details gespickt, dass Chefredakteur Johan Øveraas sich heftig gesträubt hatte, den Text durchgehen zu lassen. Julie war bereits als Gast zu *Sommeråpent* am Montag eingeladen, für die erste Folge von *Åsted Norge* gebucht, und sie würde in *Lørdagsrevyen* am nächsten Samstag zur besten Sendezeit auftreten, berichtete Jossen. Eine Idee *zu* enthusiastisch für Viljars Geschmack.

Jossen hatte offenbar einen Energieschub, der ihn alles andere vergessen ließ. Die Liste der Dinge, die er erledigt hatte, seit sie letzten Freitag zusammengesessen hatten, war beachtlich. Viljar hatte ihn im Verdacht, überall angerufen und die Leute mitten in der Nacht geweckt zu haben, um sie zu interviewen.

»Mir ist nicht danach, die Zeitungen zu lesen, Joss. Ich habe genug damit zu tun, all das zu verdauen, was du letzte Nacht ausgegraben hast.«

Jossen winkte ab, als sei das nicht der Rede wert.

»Was ich von dir brauche, ist jetzt erstmal, dass du dich in die Sachen einliest und ein paar Kleinigkeiten überprüfst. Wir haben gut Zeit, nichts geht vor nächsten Samstag raus. Konntest du mit Lotte über Hollekim reden, als sie hier war?«

»Nein. Sie hatte mehr als genug mit anderen Dingen zu tun. Ist das der Fall, an dem du gerade dran bist?«

Jossen kratzte sich die Bartstoppeln und wirkte unkonzentriert.

»Ja und nein, wir haben ja diesen Serben von Ingrid Solli, der durch verschiedene Fälle geistert. Aber da ist mehr dran. Ich bin sicher, dass der Einbrecher auf der Jagd nach diesen Dokumenten war, als er euch angegriffen hat.«

Viljar begriff, worauf Jossen hinauswollte, noch ehe der etwas darüber gesagt hatte.

»Du willst, dass ich mit Ingrid Solli rede, da wir ja beide hier im Krankenhaus sind. Verstehe ich das richtig?«

Jossens Lächeln enthüllte, dass es nicht nur seine Haare waren, die in den letzten Tagen weder Wasser noch Bürste gesehen hatten. Bevor Viljar irgendwelche Einwände vorbringen konnte, lag das Aufnahmegerät der Redaktion in seinem Schoß.

»Ein halbe Stunde Rohmaterial – ich schneide das auf zehn Minuten zusammen. Wir brauchen das Interview als Basis für die Dramaturgie des Podcasts. Müssen ihre Angaben überprüfen und Quellen aufsuchen, mit denen sie bisher nicht gesprochen hat. Könnte sogar sein, dass wir für zwei Tage nach Brüssel müssen – und dieser Milos …«

»Joss! Houston calling! Sehe ich aus, als wäre ich imstande, nach Belgien zu fahren? Bleib mal auf dem Teppich. Ich rede mit Ingrid, aber damit hat es sich, klar? Den Rest musst du alleine machen. Sprich mit Øveraas. Vielleicht kann Julie dir ein bisschen helfen?«

Als Jossen einige Minuten später mit wehenden Haaren durch die Schwingtür verschwand, war Viljar fix und fertig. Erschöpft davon, mit allen und jedem diskutieren und streiten zu müssen. Erschöpft davon, dass niemand zu begreifen schien, wie es ihm ging und was er durchmachen musste. Er würde mit Ingrid Solli reden, aber danach war Schluss.

Er blickte an seinem Körper hinunter und schüttelte betrübt den Kopf. *Ich seh echt scheiße aus.* Eigentlich gab es nicht viel zu überlegen. Lotte hatte völlig recht. Er konnte sich nicht länger all diesem Mist aussetzen.

Viljar winkte Alexander zu, der immer noch in seiner eigenen Welt versunken war, und brachte ihn dazu, den Kopfhörer abzunehmen. Der Junge ging zu ihm und nahm seine Hand. Er war ordentlich gewachsen im letzten Jahr. Wirkte stärker. Verlässlicher. Gleichzeitig lag eine Verletzlichkeit in seinen Augen, die früher nicht dagewesen war.

»Du … Ich brauche dich. Kannst du mir den Laptop von zu Hause holen? Ja, und dann brauche ich meinen Citrix-Code, der liegt im Büro, in der abgeschlossenen Schublade des Aktenschranks unter dem Schreibtisch. Der Schlüsselbund ist in meiner Jeansjacke dort drüben. Würdest du das für mich tun? Und wenn du zurückkommst, müssen wir uns über eine Sache unterhalten … Es gibt da etwas, das ich dir über den Vorfall gestern nicht erzählt habe.«

Alexander sagte nichts, wich aber beinahe unmerklich einen kleinen Schritt zurück. Wenige Sekunden später durchsuchte er Viljars Jackentaschen. Nach zwei ergebnislosen Durchgängen gab er auf.

»Da sind keine Schlüssel, Papa.«

Polizeistation Haugesund
Samstagvormittag, 8. August

Das Presseaufgebot im kleinen Saal des Polizeihauses war enorm. Nach dem Artikel in *Haugesunds Avis* und dem Fiasko in der Wohnung des Terroristen Ahmed Jazeem Karjoli überschlugen sich die Onlinezeitungen geradezu. Oslo war als Norwegens Hauptstadt abgemeldet. Die Pressefotografen, die von Olav Scheldrup Hansen höchstpersönlich den Tipp mit der bevorstehenden Festnahme erhalten hatten, waren vermutlich völlig ausgeflippt, als sie ihn auf allen vieren und mit schmerzverzerrtem Gesicht aus dem Wohnblock kriechen sahen. Ein besseres Motiv für eine Titelseite gab es kaum.

KRIPOS-Chef Ove Fiskaa war mit dem Hubschrauber von seinem Landhaus in Jæren eingeflogen worden. Polizeidirektor Arnstein Guldbrandsen machte ein finsteres Gesicht und blickte nicht einmal auf, als Olav hereinkam. Der Letzte, der Platz auf dem Podium gefunden hatte, war Harald Samuelsen vom Inlandsnachrichtendienst PST. Er nickte Olav kurz und wiedererkennend zu. Es war einige Monate her, seit sie zuletzt im selben Raum gesessen hatten, aber jetzt fühlte es sich beinahe so an, als sei die Zeit stehengeblieben.

Der Polizeidirektor eröffnete die Pressekonferenz, indem er den anwesenden Journalisten mitteilte, warum sie an diesem Morgen hierher gebeten worden waren, und kündigte an, dass es im Anschluss daran eine Bekanntmachung geben würde.

Olav sank auf seinem Stuhl in sich zusammen. Es war gut möglich, dass die Polizeiführung ihn zum Sündenbock machen würde und eine Änderung anstand, was die Leitung der Ermittlungen betraf. Er hatte in den letzten vierundzwanzig Stunden nicht gerade eine gute Figur gemacht.

Der Polizeidirektor bat die Journalisten um Ruhe, nachdem er seine kurze Einleitung beendet hatte. Dann fuhr er fort und berichtete, dass ein großes Polizeiaufgebot die ganze Nacht hindurch nach dem Fremdkämpfer gesucht habe und die Suche weiterhin andauere. Er legte den Verlauf der Ereignisse in der Wohnung des Gesuchten dar und stellte fest, dass der Mann mit dem Zugriff in dieser Nacht gerechnet haben müsse. Karjoli habe die Spezialeinheit bei der Erstürmung seiner Wohnung mit einer selbstgemachten Granate empfangen und diese gezündet, wodurch er sich der Festnahme habe entziehen können. Draußen seien von Polizisten, die die Verfolgung aufgenommen hatten, zwei Warnschüsse abgegeben worden, jedoch hatten sie den Flüchtenden laufen lassen müssen, da sich eine größere Anzahl von Pressevertretern vor Ort befunden habe, die in die Schusslinie hätten geraten können. Die Polizei habe keine neuen Erkenntnisse über den gegenwärtigen Aufenthaltsort des Mannes oder seines Fahrzeugs und bitte die Bevölkerung um Mithilfe bei der Suche nach einem blauen VW Transporter, älteres Modell. Es bestehe außerdem der Verdacht, dass dieses Fahrzeug am gestrigen Abend im Salhusveien an einem Unfall mit Personenschaden beteiligt gewesen sei.

Ein großer, breitschultriger *VG*-Reporter erhob sich, nachdem die Fragerunde eröffnet worden war.

»Wie geht es dem verletzten Polizisten, und von welchen Verletzungen reden wir?«

Guldbrandsen rückte seinen Schlips zurecht und strich sich über die Stirn.

»Die Granate war von primitiver Bauart und eher dazu geeignet, zu erschrecken als zu verletzen, aber der Polizist, der dem Sprengkörper bei der Explosion am nächsten stand, wurde am Bein und am Hals von Splittern getroffen. Er wurde heute Morgen im Krankenhaus Haugesund operiert. Sein Zustand ist nicht lebensbedrohlich.«

»Wie erklären Sie, dass einer der Polizisten seinen Sicherungsposten verlassen hat? Ist das auf eine Schwachstelle in den Einsatzroutinen zurückzuführen, oder gibt es andere Gründe, warum das passieren konnte?«

»Es ergab sich die Situation, dass einer unserer Beamten zu einer Sicherungsaufgabe abgestellt wurde, für die der Betreffende nicht ausgebildet war. Dafür übernehme ich die volle Verantwortung, da ich zugestimmt habe, dass dieser Beamte sich bei Beginn der Aktion am Einsatzort aufhält. Im Nachhinein betrachtet, war das natürlich eine Fehlentscheidung meinerseits, und ich gehe davon aus, dass die Spezialeinheit zu demselben Ergebnis kommt, wenn die Untersuchung des Vorfalls abgeschlossen ist. Der Kollege ist selbst sehr unglücklich über sein Verhalten und hat sich mir und der Spezialeinheit gegenüber erklärt. Auf den Inhalt dieser Gespräche möchten wir hier nicht näher eingehen.«

Olav Scheldrup Hansen starrte vor sich auf die Tischplatte. Das Klicken der Kameras nahm an Intensität zu, während er so dasaß, aber er brachte es nicht fertig, in die höhnischen Gesichter zu blicken, die ihn angrinsten. Er hob den Blick erst wieder, als sich eine Journalistin in der ersten Reihe zu Wort meldete.

»Ahmed Jazeem Karjoli wird seit mehreren Tagen gesucht,

und wir wissen, dass es sich bei ihm um einen früheren IS-Kämpfer handelt, dass er zum Islam konvertiert ist und dass man ihn in Verbindung mit dem Mord an Geirmund Bakken in diesem Frühjahr bringt. Davon abgesehen ist er für die Presse ein unbeschriebenes Blatt. Können Sie uns weitere Informationen zu seiner Person geben?«

Harald Samuelsen vom PST klopfte vorsichtig ans Mikrofon, um sicherzugehen, dass es eingeschaltet war. Olav reckte sich ein wenig, um ihn von seinem Platz aus besser sehen zu können, spürte aber sofort, dass sein Kreuz Probleme machte. Vorsichtig senkte er den Rücken wieder an die Stuhllehne.

»Vieles davon steht unter Geheimhaltung. Wir haben uns entschieden, seine Vorgeschichte unter Verschluss zu halten, und können nur so viel sagen, dass er ein norwegischer Konvertit ist, der hier aus der Gegend stammt, dass er eine Strafe wegen fahrlässiger Tötung verbüßt hat und nach seiner Haftentlassung als Fremdkämpfer nach Syrien gegangen ist. Von dort wurden sowohl wir als auch seine Familie aus zuverlässiger Quelle darüber informiert, dass er im November 2014 im Kampf gefallen sei, was, wie sich nun also herausgestellt hat, nicht den Tatsachen entsprach. Er ist im März 2015 nach Haugesund zurückgekehrt, und es deutet vieles darauf hin, dass er sich seitdem hier aufgehalten hat.«

Harald Samuelsen machte eine kleine Pause. Nahm seine runde John Lennon-Brille mit dem lila Gestell ab und putzte sie sorgfältig. Dann rückte er das Mikrofon zurecht und räusperte sich, ehe er fortfuhr.

»Vor dem Hintergrund der nächtlichen Ereignisse haben wir die Terrorgefahr lokal heraufgestuft. Sein Umgang mit Sprengstoffen, weitere Funde in der Wohnung und seine Flucht vor der Polizei geben uns Anlass zu der Vermutung, dass er eine Aktion geplant hat oder derzeit plant. Ich kann hier nicht auf konkrete Details eingehen, aber zum Ende der Pressekonferenz werden wir an Sie alle Unterlagen verteilen, die eine Zusammenfassung seines bisherigen Lebenslaufs, einige neuere Fotos sowie unsere Einschätzung der Terrorgefahr enthalten. Ich werde jetzt keine weiteren Fragen dazu beantworten. Alles, was wir von unserer Seite aus zur Person Karjoli mitzuteilen haben, finden Sie in den genannten Unterlagen.«

Polizeidirektor Arnstein Guldbrandsen erteilte anschließend KRIPOS-Chef Ove Fiskaa das Wort. Olav saß passiv daneben und konnte sich nicht erinnern, sich jemals so ausgebootet gefühlt zu haben. Sein Vorgesetzter ging die Details der Mordfälle durch. Fiskaa verlor kein einziges lobendes Wort über die Arbeit des Ermittlungsteams, wie er es sonst üblicherweise tat. Im Gegenteil, er benutzte mehrmals Ausdrücke wie »unglückliche Ermittlungsschritte« und »taktische Fehleinschätzungen«. Nach seinem Bericht hagelte es Fragen. Eine ältere Frau vom *Dagbladet* kam als Erste zum Zug:

»KRIPOS kann also bestätigen, dass es einen Zusammenhang zwischen dem Mord an der Frau in Etne und den beiden Leichenfunden in Sveio und auf Røvær gibt, ist das so zu verstehen?«

Ove Fiskaa warf sich in die Brust und antwortete ohne Umschweife:

»Das ist korrekt. Alle drei Todesfälle werden als Morde eingestuft, und wir sind uns sicher, dass es sich um denselben Täter oder dieselbe Täterin handelt. Wir haben Indizien, die das untermauern.«

»Können Sie auch die bizarren Mordmethoden bestätigen,

die in der heutigen Ausgabe von *Haugesunds Avis* genannt wurden?«

»Ja. Die Informationen, die *Haugesunds Avis* vorliegen, scheinen in der Hauptsache zu stimmen, allerdings sind die Spekulationen der Zeitung unter aller Kritik und können bestenfalls als Fieberfantasien bezeichnet werden. Als Müll-Journalismus, um einen weniger diplomatischen Ausdruck zu benutzen.«

»Muss die Öffentlichkeit Angst haben?«, fragte ein anderer Journalist.

Ova Fiskaa warf einen schnellen Blick zum Polizeidirektor, doch er brauchte wohl keine Genehmigung für das, was er sagen wollte.

»Es ist natürlich immer angeraten, dass die Leute wachsam sind. Aber was diese Sache betrifft, gibt es unserer Einschätzung nach keinen Grund für eine allgemeine Besorgnis. Die Opfer gehörten zu einem bestimmten Personenkreis mit einer deutlichen Beziehung zueinander, und die Personen, von denen wir meinen, dass sie gefährdet sein könnten, sind informiert. Außerdem wurden von polizeilicher Seite Maßnahmen ergriffen, um diese Personen vor dem Täter zu schützen. Wir sprechen hier von einer Handvoll Menschen, die hier in der Stadt oder in der Umgebung wohnen.«

Es hagelte weitere Fragen, während Olav tatenlos und mit den Händen im Schoß dasaß. In seinem Kopf summte es, und er bekam immer weniger von dem mit, was gesagt wurde. Bis er auf einmal seinen Namen aus dem Stimmenwirrwarr heraushörte.

»Entschuldigung, ich habe Ihre Frage nicht ganz mitbekommen. Wer sind Sie, und was haben Sie gefragt?«

»Jostein Sandvold, *TV 2*. Wie sehen Sie Ihr Verhalten in

Bezug auf die Ermittlungen, für die Sie in dieser Woche die Verantwortung hatten?«

Olav merkte, dass sich Stille auf den Saal senkte wie der erste Neuschnee im Advent. Er überlegte einen Moment, was er sagen sollte.

»Ich sehe mein Verhalten durchaus selbstkritisch, vor allem in Bezug darauf, dass ich den Zusammenhang zwischen den Morden nicht früher erkannt habe und dass ich zu viel Zeit und Ressourcen darauf verwendet habe, Spuren zu verfolgen, die in andere Richtungen führten. Dafür übernehme ich die Verantwortung. Ich stelle deshalb meine Position als Ermittlungsleiter zur Verfügung, falls die Polizeiführung dies wünscht.«

Wieder brach ein Blitzlichtgewitter los, und der Polizeichef musste die Pressemeute um Ruhe bitten, bevor er das Wort an Ove Fiskaa zurückgab.

»Ich weiß zu schätzen, dass Kollege Scheldrup Hansen sieht, was in dieser Ermittlung hätte anders gemacht werden können und müssen. Ich glaube allerdings, dass mir das Podium beipflichten wird, wenn ich sage, dass Olav Scheldrup Hansen der Ermittler in Norwegen ist, der die längste und größte Erfahrung darin hat, Fälle wie diese aufzuklären. Die Polizeiführung strebt eine Veränderung in der Ermittlungsarbeit an, nicht in der Personalie ihrer Leitung.«

Arnstein Guldbrandsen stoppte das einsetzende Geschnatter, indem er eine Hand hob.

»Wie ich eingangs bereits sagte, haben wir etwas bekanntzugeben, das mit den Mordfällen zu tun hat. Fünf Minuten bevor wir in diese Pressekonferenz gegangen sind, hat mich eine unserer Polizeistreifen darüber informiert, dass ein weiteres Mordopfer gefunden wurde. Wie es aussieht, ist das Opfer in seinem eigenen Haus durch mehrere Messerstiche getötet worden. Die Leiche wurde um 09.15 Uhr von der Streife aufgefunden, aber noch können wir nichts zum Todeszeitpunkt sagen. Die Spurensicherung ist unterwegs zum Tatort. Wir sind noch dabei, die nächsten Angehörigen zu informieren, und bitten Sie zu respektieren, dass wir keine Angaben zur Identität des Opfers machen werden, solange wir die Familie nicht in Kenntnis gesetzt haben.«

Olav saß wie versteinert da. Spürte nichts als eine tiefe, erschütterte Verzweiflung. Es drohte ihm die Brust zu zerreißen. Im Gegensatz zu den Journalisten konnte er die Notizen des Polizeidirektors sehen. Das Mordopfer, von dem Guldbrandsen gesprochen hatte, war in Nedstrand gefunden worden. *Die Frau, die sie gestern Abend unter Polizeischutz gestellt hatten …?* Was zum Teufel war passiert? Die letzte Meldung, die Olav erhalten hatte, war von 07.00 Uhr. Da war alles in bester Ordnung gewesen, und die Frau hatte tief und fest in ihrem Bett geschlafen.

Nedstrand
Samstagvormittag, 8. August

»Was machst du hier, Lotte?«

Åse Frugård blies Rauch aus der Nase. Sie stand in ihrem weißen Tatortoverall auf den Steinplatten vor Veronica Høies Haus. Lotte Skeisvoll hatte sich gerade unter der Polizeiabsperrung hindurchgeduckt und kam auf sie zu. Das weiße Haus war neueren Datums, landschaftlich idyllisch gelegen mit einer schönen Aussicht auf Sjernarøy und Ombo. Es war eine zweistöckige Villa mit überdachtem Balkon und Eingangsbereich sowie einem Erker mit großen Panoramafenstern zum Fjord.

Lotte blieb in einigen Metern Abstand stehen und schaute abwechselnd auf Åse und das Haus hinter ihr. Sie hatte dieses Gefühl schon einmal gehabt. Dieser bizarre Kontrast, bei dem eine idyllische Perle von flatterndem Absperrband und Leuten in Schutzanzügen hinweggefegt wurde. Ein gepflegter Garten mit Ziersträuchern und bunten Sommerblumen. Gartengeräte in einer Box vor der Garage. Schieferplatten im frisch gemähten Rasen zeigten den Weg zur Eingangstür.

»Guldbrandsen hat sein Okay gegeben. Scheldrup Hansen ist mit der Vernehmung durch die Spezialeinheit und mit der Pressekonferenz ausgelastet, und seine KRIPOS-Kollegen durchsuchen Ivars Haus auf Espevær.«

Åse Frugård ging ein paar Schritte zur Seite, fand eine

geeignete Stelle, um ihre Kippe auszutreten, und wandte sich wieder Lotte zu.

»Von wegen. Einen Scheiß hat Guldbrandsen. Aber wenn du den Mund hältst, tu ich es auch. Mir ist es doch egal. Das Letzte, was ich gehört habe, war, dass Guldbrandsen plant, dich in einen dunklen Keller einzumauern, damit dieser Verrückte dich nicht kriegt. Bist du abgehauen?«

Lotte kratzte mit der Schuhspitze im Kies. Wusste nicht recht, was sie sagen sollte.

»Keiner bestimmt über mein Leben, Åse. Ich dachte, das wüsstest du. Ich bin auf dem Weg zur Hütte in Skånevik.«

»Ach, als lebende Zielscheibe, oder wie?«

»Jetzt stell dich nicht dumm. Ich weiß verdammt gut, was für ein Risiko das ist, aber ich denke nicht dran, mich selbst einzusperren. Guldbrandsen hat sich am Ende breitschlagen lassen, als Kompromiss musste ich einwilligen, dass mich vier starke Kerle rund um die Uhr da draußen babysitten. – Was wird das hier, lässt du mich rein, oder ...?«

»Du hast sie gekannt, richtig?«

»Mhm ... Ist eine Weile her, aber ...«

Der Rest des Satzes hing in der Luft. Ein Vakuum, das mehr enthielt, als Worte beschreiben konnten. Lotte wusste, dass Åse verstand.

Åse gab ihr die Autoschlüssel, und Lotte ging zurück zum Ausrüstungswagen und zog sich um. Dann folgte sie Åse in die Villa. Schon in der Diele verflog der Eindruck eines Sommeridylls. Die Techniker hatten eine Reihe von Spuren markiert. Åse ging voraus und zeigte auf einen blutigen Fußabdruck, der zur Ausgangstür führte. Auf der Schwelle zu einem Raum, der aussah wie eine Waschküche, lag ein langes Messer mit deutlichen Blutspuren. Åse ging in die Hocke, legte ein Maßband und ein Lineal neben das Messer und schoss eine Reihe Fotos. Anschließend legte sie das Messer in ein spezielles Plastikfutteral und versiegelte es.

»Die Mordwaffe.«

Fettpartikel, Gewebefetzen und Blut saßen so weit hinten an der Klinge, dass sie tief im Körper gesteckt haben musste. Lotte wurde übel und schwindlig. Vorsichtig stützte sie sich am Türrahmen ab und machte Atemübungen, um die Kontrolle über Körper und Geist zurückzugewinnen. Der Puls beruhigte sich, und sie merkte erst, dass Åse bereits weitergegangen war, als sie die Augen wieder aufschlug.

Im Wohnzimmer klickten Kameras, Blitzlichter zuckten. Lotte grüßte Åses zwei Kollegen, die an einer Wand Blutproben abnahmen, mit einem knappen Kopfnicken. Ein Rechtsmediziner hockte neben der Leiche. Er war vor Ort, um die Untersuchung im Hinblick auf äußere Verletzungen, Temperaturmessung und Sicherstellung von Augenflüssigkeit zu unterstützen.

Die Leiche lag zusammengesunken in der Westecke des Zimmers, und selbst aus mehreren Metern Entfernung konnte Lotte feststellen, dass sie Veronica Høie so niemals wiedererkannt hätte. Das Gesicht war zerschnitten und so entstellt, dass alle individuellen Züge verschwunden waren. Überall waren unvorstellbare Mengen von Blut, an den Wänden, auf den Möbeln und bis hinaus in den Flur. Sie versuchte sich vorzustellen, wie sich das Drama abgespielt hatte, aber es war aussichtslos. Die Spuren des Todeskampfs waren zu zahlreich, als dass es möglich gewesen wäre, sich ein Bild vom Verlauf der Ereignisse zu machen.

»Kannst du etwas zum Todeszeitpunkt sagen, oder ist es dafür zu früh?«

Åse blieb neben ihr stehen. Da der Rechtsmediziner und ihre Kollegen von KRIPOS mit der Leiche noch nicht fertig waren, warteten sie am Ende des Zimmers.

»Ist noch zu früh, aber unter uns gesagt, deuten die Blutgerinnung und die Ausprägung des Rigor mortis darauf hin, dass es irgendwann um Mitternacht herum passiert ist. Die Temperatur im Haus liegt in allen Zimmern bei zwanzig Grad, daher würde ich annehmen, dass zwischen elf und zwölf Stunden vergangen sind.«

»Gibt es Einbruchspuren?«

»Nein. Bis auf die Eingangstür war alles abgeschlossen, als wir ankamen. Der Mörder muss dort oder durch ein offenes Fenster hereingekommen sein. Das Badfenster stand weit offen, aber die Badezimmertür war abgeschlossen. Das Merkwürdige ist, dass der Badezimmerschlüssel vor der verschlossenen Tür lag.«

»Kann sie den Mörder selbst hereingelassen haben?«

»Natürlich, aber ich halte das für wenig wahrscheinlich. Nach Angaben der Nachbarn hatte sie extreme Angst vor Dunkelheit und davor, im Haus allein zu sein.«

»Aha ... Führst du jetzt auch schon Zeugenbefragungen durch, Åse?«

»Nö ... Du kennst mich, Lotte. Ich bin eine entgegenkommende, offene und herzliche Person, der die Leute gern ihr Herz ausschütten. Die Nachbarn haben vor dem Haus gewartet, als ich ankam.«

Åses Selbstironie war befreiend. *Grimmig und frech* wäre der Wahrheit weit näher gekommen.

»Okay. Jemand hat sich vermutlich Zutritt zum Haus verschafft, ohne dass Veronica es wusste. Habt ihr ein Handy gefunden?«

»Ja. Es lag in ihrer Hand. Wir haben es gesichert und eingeschickt.«

Vieles deutete darauf hin, dass Veronica von ihrem Mörder überrascht worden war. Vor allem, da sie das Telefon in der Hand gehabt hatte, aber nicht mehr dazu gekommen war, den Notruf zu alarmieren.

Lottes Hände zitterten. Sie spürte die Angst, die Veronica gefühlt haben musste. Eine extreme Angst, die sicher durch ihre Nyktophobie noch verschärft worden war. Lotte konnte sich an diese Angst erinnern. Wie Veronica bei einem Ausflug auf die Hütte in Skånevik zusammengebrochen war. Sie musste zum Klohäuschen begleitet werden. Einige von ihnen hatten die Schlafplätze tauschen müssen, weil sie nachts nicht allein bleiben konnte. Ein kleiner Gedanke begann sich in Lottes Unterbewusstsein zu regen.

»Du hast die Leiche gesehen, Åse. Soweit ich verstanden habe, hat der Täter etliche Male zugestochen. Kannst du etwas über diese Stiche sagen? Wie viele davon waren tödlich, zum Beispiel?«

Åse warf einen Blick zu ihren Kollegen hinüber, bevor sie Lotte wieder mit sich hinaus in die Sonne zog. Sie steckte sich eine neue Zigarette zwischen die Lippen und zündete sie umständlich an.

»Da sprichst du einen wichtigen Punkt an, Lotte. Die Platzierung und Tiefe der Messerstiche mag zufällig wirken, aber ich glaube eher *nicht*, dass es so ist.«

»Lass hören!«

»Ja, also … Es gibt nur eine Messerwunde, die für sich gesehen tödlich ist. Er hat ihr die Kehle durchgeschnitten, aber das muss als Letztes passiert sein, denn die Blutlache unter dem Körper zeigt, dass sie dabei in der Position lag, in der wir sie gefunden haben. Alle anderen Verletzungen, fünfzehn an der Zahl, sind insgesamt natürlich lebensbedrohend, aber nicht so, dass sie sofort gestorben wäre. Die Stiche sind nicht besonders tief und haben keine lebenswichtigen Organe getroffen. Es wirkt beinahe, als hätte der Mörder absichtlich so zugestochen, dass sie dadurch nicht starb, wenn du verstehst.«

»Warum? Die Gefahr einer Entdeckung steigt, wenn man ein Opfer so herumlaufen lässt. Sie hätte entkommen und Nachbarn alarmieren können.«

Åse blies Rauch aus und klopfte Asche ab. Legte eine Hand auf Lottes Unterarm.

»Entweder war er unglaublich ungeschickt, oder er hat es bewusst so gemacht. Wenn du mich fragst, sieht es fast so aus, als würde er es genießen, mit den Opfern zu spielen.«

Erlösende Worte. Lotte sah den Zusammenhang in dem Gedanken, der an ihr genagt hatte, als sie neben der Leiche standen. *Er wollte ihnen Angst machen.*

»Hör mal zu, Åse. Was, wenn er ihr noch mehr Angst machen wollte? Ich glaube fast, er hat von ihrer Angst vor dem leeren Haus und der Dunkelheit gewusst, und …«

Åse setzte sich auf eine Natursteinmauer und klopfte mit der Hand auf den Platz neben sich.

»Und was?«

»Hast du Orwell gelesen? *1984*? Ich glaube, der Mörder weiß, was seine Opfer am allermeisten fürchten, und tötet sie auf die denkbar schrecklichste Weise. Eine Weise, die genau *dieses* Opfer vor Angst halb wahnsinnig macht. Das ist eine kranke Nachahmung der Folterkammer der Gedankenpolizei – *Raum 101*.«

Åse sagte nichts. Sie starrte nur ins Leere. Lotte versuchte, die Informationen, die sie hatte, mit der Theorie zu koppeln.

Ivar hatte Angst vor Wasser gehabt. Das wussten alle, die ihn kannten, und er wurde ertränkt. Veronica hatte Panik vor leeren Häusern und vor der Dunkelheit gehabt. Immer Angst davor, jemand könnte kommen und sie holen. Eirik hatte eine Phobie vor Bienen, Hummeln und Wespen gehabt. Verständlich, immerhin war er hyperallergisch. Es hätte Lotte nicht gewundert, wenn Signe Ratten mehr gehasst hatte als alles andere auf der Welt.

Wie in drei Teufels Namen konnte der Mörder das alles wissen?

Es gab nur eine Möglichkeit. Er musste einer von ihnen sein. Einer, der sie alle genauso gut kannte, wie sie es tat.

Krankenhaus Haugesund
Samstag, 8. August, tagsüber

»Sie wissen, welches Risiko ich eingehe, hier im Krankenhaus zu erscheinen. Die Polizeiführung veranstaltet eine Treibjagd auf den, der mit Julie Moksheim gesprochen hat. Wenn die mich hier mit Ihnen sehen, dann …«

Lars Stople, der sonst so besonnene Polizist, wirkte alles andere als gelassen, wie er da auf der Terrasse saß und Daumen drehte. Er atmete angestrengt, als wäre er die vier Stockwerke bis zur Station zu Fuß gegangen, aber Viljar hatte ihn aus dem Aufzug kommen sehen, also musste etwas anderes dahinterstecken.

Viljar war nicht weniger gestresst, aber bei ihm war das normal. Er hatte sich hartnäckig erstritten, draußen auf der Terrasse neben dem Besuchszimmer rauchen zu dürfen, und war mit dem ganzen medizinischen Kram mehr oder weniger dorthin umgezogen.

»Das war Ihre eigene Entscheidung, Lars. Sie haben durchgedrückt, dass wir über den Fall Ihres Schwagers schreiben, und uns im Gegenzug Informationen über einen aktuellen Fall angeboten. Das ist nichts, worum Julie oder ich Sie gebeten haben.«

Lars Stople wischte Viljars Einwand mit einer Handbewegung weg. Er wirkte nicht nur gestresst, sondern offensichtlich verärgert.

»Okay … Bringen wir es hinter uns. Was wollen Sie wissen?«

Lars studierte die Topfblumen auf dem Resopaltisch, anstatt Viljar in die Augen zu sehen.

»Julie hat mir das Meiste von dem Gespräch berichtet, das Sie beide geführt haben, aber mich interessiert nicht besonders, woran sie gerade arbeitet. Ich bin auf demselben Streckenabschnitt wie Ingrid Solli und werde nachher noch mit ihr darüber reden, was in diesen Unterlagen steht.«

Viljar schob den grünen Ordner einige Zentimeter weiter zu Lars hinüber. Den Ordner, den Alex aus dem Medienhaus mitgebracht hatte, zusammen mit einem neuen Citrixschlüssel, den Viljar benutzen konnte. Sein Schlüsselbund musste ihm aus der Tasche gefallen sein, als der Transporter ihn angefahren hatte.

Lars Stople machte keine Anstalten, den Ordner entgegenzunehmen.

»Da steht eine Menge drin. Das Meiste hat Ingrid von mir.«

»Ja, das dachte ich mir schon. Wir arbeiten an einem Podcast über die beiden Vermisstenfälle, um die es in diesem Ordner geht, Agnethe Mortensen und Sigve Hollekim. Aber nachdem ich gelesen habe, was da steht, bin ich doch sehr neugierig auf einen dritten Fall geworden. Johnny Andreassen … Mir ist klar, dass Sie sich dazu nicht öffentlich äußern können, und wir beziehen uns nicht auf anonyme Polizeiquellen, aber würden Sie bestätigen, dass Ingrid Solli gute Arbeit geleistet hat?«

»Das wäre wohl nur eine andere Art, dasselbe zu sagen?«

»Mir gegenüber, Lars, nicht gegenüber den Lesern. Ich möchte wissen, ob wir riskieren sollen, so viel Zeit und Kraft in die Sache zu stecken, wie wir geplant haben. Hat Ingrid recht? Habt ihr Johnny Andreassen in Brüssel gefunden?«

Lars Stople fuhr sich mit der Hand übers Gesicht. Viljar merkte, dass ihm selbst die Hitze auch zu schaffen machte. Die Terrasse, auf der sie saßen, lag in der prallen Sonne.

»Offiziell: Nein. Unter uns: Ja.«

Es war, wie Viljar vermutet hatte. Ingrid Solli hatte den Fall auf eigene Faust gelöst. Fragte sich nur, warum die Polizei nichts unternehmen wollte, trotz der vorliegenden handfesten Beweise.

»Wie geht es mit … meinem … Fall voran?«

Viljar wurde aus seinen Gedanken gerissen und rückte den Stuhl umständlich etwas näher an Lars heran. Sie hatten sich um die Sache mit dem Schwager, der Lars' Schwester mit zwei Kindern und Schulden in Millionenhöhe sitzengelassen hatte, noch überhaupt nicht gekümmert. Aber das konnte er Lars jetzt nicht sagen.

»Wir sind dran, aber um ehrlich zu sein, riecht die Sache verdammt danach, dass der Kerl abgehauen ist und sich jetzt in einer weit wärmeren Ecke der Welt ein schönes Leben macht.«

»Da sind wir uns auf jeden Fall einig, Viljar. Mir ging es nicht darum, dass ihr eine Entführung oder einen Mord aufdeckt, als ich euch gedrängt habe, den Fall aufzurollen. Sondern damit ihr genau das beweist, was Sie gerade gesagt haben. Damit meine Schwester die Antwort erhält, die sie sich bis heute weigert einzusehen. Findet den Kerl, stellt ihn an den Pranger. Sie ist nervlich ein Wrack, und was ich sage, ist völlig egal. Sie ist fest überzeugt, dass er einem Verbrechen zum Opfer gefallen ist.«

»Sie sind Polizist, Lars. Wieso glauben Sie, dass wir auf etwas stoßen, was die Polizei nicht auch selbst hätte herausfinden können?«

Lars seufzte, und seine Schultern hoben sich bis an die Ohren.

»Ich weiß nicht. Ich versuche seit Jahren, den Mann ausfindig zu machen, aber ich komme einfach nicht weiter. Er hat ja nichts Kriminelles getan, also kann nicht nach ihm gefahndet werden. Unterzutauchen und die Ehefrau mit einem Haufen Schulden sitzenzulassen ist in diesem Land nicht verboten. Eine Vermisstenmeldung für einen erwachsenen Mann wandert schnell ins Archiv, falls wir in den ersten Wochen nichts finden. Etwas ganz anderes ist es, wenn die Sache beginnt, verdächtig zu riechen, so wie im Fall Andreassen.«

Viljar hob den Kopf und setzte sich auf seinem Stuhl bequemer zurecht.

»Riechen, inwiefern?«

»Wir haben mehrere Wochen lang nach Johnny Andreassen gesucht, aber er war wie vom Erdboden verschwunden. Die Eltern waren außer sich vor Kummer und Sorge. Aber im Laufe der Ermittlung tauchten mehrere Hinweise auf, dass Johnny weitreichende Verbindungen ins kriminelle Milieu hatte und dass ein Kopfgeld auf ihn ausgesetzt war. Deshalb wollten wir die Ermittlung intensivieren, aber plötzlich hörten die Eltern auf, mit uns zusammenzuarbeiten. Sie rückten keine Informationen mehr heraus. Anfangs dachten wir, es hätte damit zu tun, dass wir den Ruf des Jungen beschmutzt hatten, aber ein paar Jahre später nahmen wir uns den Fall routinemäßig noch mal vor, und da begannen wir Verdacht zu schöpfen …«

Viljar steckte sich eine neue Zigarette an und bedeutete Lars weiterzureden.

»Uns fiel auf, dass die Eltern eine Vorliebe für Reisen nach Amsterdam und Brüssel entwickelt hatten. Fünf-, sechsmal pro Jahr unternahmen sie Wochenendreisen in diese Städte. Damals hatten wir einen norwegischen Polizisten im Brüsseler EU-Büro stationiert, und er erklärte sich bereit, die Eltern zu beschatten, wenn sie in der Stadt waren. Er machte ein paar richtig gute Fotos von dem Ehepaar zusammen mit einem jungen Mann, der sich als serbischer Diplomat herausstellte, aber als wir die Fotos erhielten, begriffen wir, wie das alles zusammenhing. Die Ähnlichkeit mit dem vermissten Johnny Andreassen war verblüffend.«

»Ach … Das ist ja ein Ding. Habt ihr ihn verhaftet?«

»Weswegen denn? Er hatte nichts Ungesetzliches getan. Nicht in Norwegen, jedenfalls. Die Eltern auch nicht. Es ist nicht verboten, inkognito zu leben, und auch nicht, es vor den Behörden geheim zu halten, solange es nicht um Rentenbetrug oder Versicherungsschwindel geht, und in diesem Fall traf beides nicht zu.«

»Aber jemand muss ihm doch geholfen haben, damit er so spurlos verschwinden und am Ende als Diplomat für Serbien in Brüssel landen konnte.«

Zum ersten Mal in diesem Gespräch spielte ein kleines Lächeln um Lars Stoples Mund. Er öffnete den Ordner, blätterte sich zu einem körnigen Überwachungsfoto vor, auf das jemand mit rotem Filzstift *Milos Cuvtovic* geschrieben hatte, und klopfte mit der Fingerspitze auf das Bild.

»Andreassen hat Hilfe bekommen, und das hat mein Schwager definitiv auch. Vielleicht ist *das* ein guter Ansatzpunkt, um den Fall aufzurollen, Gudmundsson?«

Austrheim, Haugesund
Samstag, 8. August, tagsüber

Knut Veldetun hätte längst schlafen müssen. Auf die gestrige Tagschicht war eine Nachtschicht im Streifenwagen in Nedstrand gefolgt. Eigentlich hätten Lars und er abwechselnd ein paar Stunden im Auto schlafen können, aber in der blöden Karre hatte man weniger Platz, um die Beine auszustrecken, als in einer Ryanair-Maschine. Als die Nachtwache endlich zu Ende war, brach die Hölle los. Ein einziger Buchstabe hatte dazu geführt, dass sie Veronica Høie mit ihrer Schwägerin verwechselt hatten. Der Polizeidirektor hatte getobt und ihnen eine Standpauke gehalten, die Knut so schnell nicht vergessen würde. Seine Frage war berechtigt: *Wie zur Hölle hatte das passieren können?*

Die Antwort war ebenso einfach wie inakzeptabel. *Murphy's Law.* Alles, was schiefgehen konnte, war schiefgegangen, zur denkbar schlechtesten Zeit. Die beiden Schwägerinnen waren ungefähr im gleichen Alter und wohnten nur dreihundert Meter auseinander. Als Knut und Lars die Streifenpolizisten ablösten, hatte man ihnen versichert, dass es der Frau gut gehe und sie zu Bett gegangen sei. Und in der Zwischenzeit hatte der Mörder freie Bahn zum Haus der Namensschwester in derselben Straße gehabt. Eigentlich hätte es im Jahr 2015 ein Leichtes sein müssen zu entdecken, dass in einem kleinen Ort zwei Personen mit nahezu identischem Namen lebten, aber der KRIPOS-Ermittler, der verantwortlich für die Feststellung der genauen Adresse gewesen war, hatte also im Melderegister nach Veronika Høie mit K anstatt mit C gesucht, einen einzigen Treffer auf seinem Bildschirm angezeigt bekommen und nicht im Traum daran gedacht, dass es noch jemanden mit diesem Namen in Nedstrand geben könnte.

Knut nahm eine eiskalte Dusche und öffnete alle Türen und Fenster im Haus sperrangelweit, um möglichst viel frische Luft hereinzulassen. Er griff sich eine Coladose aus dem Kühlschrank und ging mit dem Laptop auf die Terrasse. Die Sonne hatte die Holzbohlen aufgeheizt, und er hüpfte hinüber zum Liegestuhl und zog ihn unter den Dachüberstand. Da er nun schon mal wach war und nicht zur Ruhe kam, konnte er ebenso gut ein bisschen arbeiten. Außerdem mahnte ihn das schlechte Gewissen, sich um den Fall des vermissten Stig Øyvind Gautesen zu kümmern. Er hatte immer noch die Verantwortung für die Ermittlung, aber während des normalen Dienstes blieb dafür keine Zeit, jetzt wo die gesamte Polizeistation Kopf stand.

Die Suchaktion war beendet, und die Hilfsmannschaften vor Ort hatten die Ruder eingezogen. So wie es jetzt aussah, war Knut der Einzige, der noch etwas tun konnte. Während der schlaflosen Nacht im Auto hatte er genug Zeit zum Nachdenken gehabt, und dabei waren ein paar Dinge aufgetaucht, die ihn neugierig machten. Eine Theorie hatte in seinem Kopf Form angenommen, aber vorläufig hatte er nichts in der Hand, womit er diese Theorie untermauern konnte.

Stig Øyvinds Selbstmordbrief wirkte auf ihn wie eine Impulshandlung. Einige wenige Worte auf einem herausgerissenen Zettel. Das Zimmer im Chaos zurückgelassen. Nichts deutete auf einen Plan hin, der länger durchdacht worden war. Dass der Junge sein Zimmer nicht aufgeräumt und sich auch nicht die Zeit genommen hatte, einen ordentlichen Abschiedsbrief zu schreiben, musste nicht heißen, dass er sich nicht ertränkt hatte, aber es war davor viel in seinem Leben passiert.

Stig Øyvind war als Homosexueller enttarnt worden. In einer kleinen Inselgemeinde wie Røvær war das eine Belastung, an der er schwer zu tragen gehabt hätte, nicht zuletzt, weil es auf der Insel ein aktives religiöses Milieu gab und seine Eltern ein Teil dieses Milieus waren. Knut hatte mit Arve Sundgot gesprochen, Stig Øyvinds heimlichem Lover in Haugesund, und er war sich ziemlich sicher, dass der junge Mann mehr wusste, als er zugeben wollte. Dasselbe galt für Sindre Gautesen, Stig Øyvinds Vater. Die mangelnde Empathie und Verzweiflung, die er bei ihrer ersten Begegnung gezeigt hatte, stand in scharfem Kontrast zu seiner Panik zwei Tage später, als er dachte, sie hätten Stig Øyvind vor Røværholmen gefunden.

Konnte der Grund für Sindre Gautesens anfänglich fehlende emotionale Reaktion sein, dass er *wusste*, dass Stig Øyvind sich nicht umgebracht hatte? Spielte er ihnen den besorgten Vater nur vor, weil er sicher war, dass sein Sohn lebte und es ihm gut ging?

Missmutig listete Knut all diese Fragen in einer Tabelle auf. Er konnte sich nicht vorstellen, wie so etwas zugegangen sein sollte, und er verstand nicht, warum. Er stellte den Laptop beiseite, blinzelte in die Sonne und betrachtete den wuchernden Rasen. Konnte hören, dass beim Nachbarn das Vorglühen für den letzten Sildajazz-Abend begonnen hatte. Flaschen klirrten, und die Stimmen von Menschen in Feierlaune wehten über die Hecke, die die beiden Grundstücke trennte.

Während er so dasaß und dem Gejohle von nebenan zuhörte, wanderten seine Gedanken zurück zu einem Seminar, das sie vor ein paar Jahren auf der Polizeischule gehabt hatten. Ein deutscher Ermittler von Europol hatte Vorträge über neue Aktionsfelder der organisierten Kriminalität in Europa gehalten. Einschläferndes und langweiliges Zeug, aber ein Satz war ihm trotzdem im Gedächtnis geblieben:

»When nothing else makes any sense, follow the money.«

Der Referent hatte viel Zeit darauf verwendet zu erläutern, wie tief die organisierte Kriminalität in die Gesellschaft hineinreichte und dass man Spuren krimineller Machenschaften selbst an den undenkbarsten Orten finden konnte.

»Organisierte Kriminalität ist überall dort, wo Geld fließt«, hatte der Referent gesagt und ihnen eine Reihe von Beispielen dafür gegeben:

Der aufdringliche Ananasverkäufer am Strand von Benidorm. Die Frau, die im Kopenhagener Tivoli Rastazöpfe flicht. Der Pharma-Lobbyist, der in Brüssel für die Zulassung eines neuen Krebsmedikaments kämpft. Der smarte Teenager, der noch Karten für das ausverkaufte Rihanna-Konzert im Oslo Spektrum anzubieten hat. *»Wenn du Probleme hast herauszufinden, was passiert ist und warum… Follow the money!«*

Knut richtete sich im Liegestuhl auf und griff wieder nach seinem Laptop. Einen Versuch war es wert. Er suchte alle notwendigen Details über den Fall zusammen und beantragte Einsichtnahme in die finanziellen Verhältnisse von Familie Gautesen beziehungsweise Amtshilfe von Økokrim, der Behörde zur Bekämpfung von Wirtschaftskriminalität, um an diese Informationen zu gelangen. Die Grundlage dafür war hauchdünn, und er rechnete mit einer Ablehnung. Vorläufig würde er sich mit der guten alten Polizeiarbeit begnügen müssen. Er würde Stig Øyvind nicht finden, indem er das Internet durchkämmte. Knut beschloss, sich Arve Sundgot später noch einmal vorzuknöpfen. Und diesmal würde er seine Samthandschuhe vorher ausziehen.

»Wir kontrollieren die Materie, weil wir den Geist kontrollieren. Realität findet im Schädel statt.«

Der tote Mann war rastlos. Lotte Skeisvoll kam ihm von Stunde zu Stunde näher. Die Lebenden konnten ihn riechen. Er sah, wie sie die Köpfe hoben und witterten. Jetzt ging kein Weg mehr daran vorbei. Sie musste weg.

Lotte stand nicht mal zwanzig Meter von ihm entfernt, und selbst wenn sie in seine Richtung schaute, wusste er, dass sie ihn nicht sehen konnte. Niemand konnte das. Dazu war er zu lange durch das Tal des Todes gewandert. Die Konturen des Menschen, der er einmal gewesen war, waren für immer ausgelöscht. Die letzte Verbindungsleine zu den Lebenden war gekappt.

Am liebsten wäre er in sie hineingekrochen. Hätte ihren Atem geatmet. Ihre Gedanken gelesen. Er wäre nahe genug, um hören zu können, was sie und die Tatortermittlerin besprachen, aber er hielt sich zurück. Wenn er das Kellerfenster einen Spalt öffnete, konnte er vielleicht Bruchstücke ihrer Unterhaltung hören. Aber so, wie er Lotte kannte – und er kannte sie gut –, würde sie die kleine Veränderung bemerken und zum Nachbarhaus gehen, um nachzusehen. Dieses Risiko konnte er nicht eingehen. Er war vielleicht tot, aber nicht dumm.

Seine Gedanken flogen in der Zeit zurück. Zu dem Tag, als Milos ihn geholt und zu den Toten gesteckt hatte. Wie ein Zombie war er durch die dunkelsten Hinterhöfe von Rotterdam gewandert und hatte darauf gewartet, zum Leben erweckt zu werden. Die Ratten und Parasiten der Stadt hatten ihn bis auf die Knochen gesäubert. Von allem, was einmal an einen Menschen erinnert hatte. Sie ernährten sich von seinem Fleisch und ließen ihn verfaulen. Es gab nichts, was Milos hätte tun können, solange er gebrandmarkt war und sich nicht unter den Lebenden bewegen konnte. Als das Geld schließlich aufgebraucht war, verschwand auch der letzte Rest Menschlichkeit. Die Würde, die Selbstachtung und die Scham.

Der Mann legte den Kopf schräg und blinzelte in die Sonne. Ließ den Zeigefinger über die Narbe am Mundwinkel gleiten. Als Lotte Anstalten machte, sich zu verabschieden, schlich er sich aus dem Keller des Nachbarhauses. Eine halbhohe Hecke bot ihm Deckung bis zum Auto, das hundertfünfzig Meter vom Haus entfernt am Straßenrand parkte. Er ließ den Wagen die Straße entlangrollen, bis er durchs Seitenfenster sah, wie Lotte in ihr Auto stieg und losfuhr. Er folgte ihr mit großem Abstand über die schmalen Straßen nach Norden Richtung Grinde, und mit etwas weniger Abstand auf der Hauptstraße nach Osten Richtung Skjold.

Anderthalb Stunden später bog sie nach Skånevikstranda ab, wo die alte Hütte ihrer Familie stand, wie er wusste. Er selbst parkte vor einer verlassenen Hütte einige Hundert Meter näher an Skånevik. Der tote Mann stieg aus dem Auto, streckte die Glieder und machte sich zu Fuß auf den knapp einen Kilometer langen Weg hinauf zu der Blockhütte, die ihm so tief im Gedächtnis geblieben war. Die Erinnerungen an den Hüttenausflug machten ihn kurzatmig. Der Verrat … Die Demütigung … Aber auch die Erinnerungen an die Zeit, bevor sie ihn in ihre Mitte eingeladen hatten. Jahrelang war auf ihm herumgetrampelt worden. Jahre voller Schläge und Fußtritte, Spottnamen, Gerüchte, Lügen und Beleidigungen.

Der tote Mann kroch durchs Gebüsch näher ans Haus heran, er war nur zehn Meter von ihren Füßen entfernt, als sie einen Armvoll Holzscheite aus dem Schuppen holte. Sie hielt inne. Reckte die Nase in die Luft und schnupperte. Vielleicht spürte sie seine Klauen, die ihr den Rücken entlangstrichen?

Sie hatte sich umgezogen. Jetzt trug sie bequeme Freizeitkleidung, die ihrer Figur wesentlich mehr schmeichelte als die maßgeschneiderte Uniform. Der tote Mann erwachte auf eine Art zum Leben, wie er sie sonst nur spürte, wenn er seine Opfer vor Schmerz und Angst zittern sah. Es war die Vorstellung, was er alles mit Lotte anstellen würde, bevor sie ihren letzten Atemzug tat, die seine Säfte steigen ließ. Er dachte daran, was er als Letztes im Buch gelesen hatte, bevor er Lotte vor ein paar Stunden auf das Grundstück von Veronica Høie kommen sah:

»Und ob ich schon wanderte im finstern Tal, fürchte ich kein Unglück; denn du bist bei mir, dein Stecken und Stab trösten mich.«

Genauso war es. Die Wahrheit stand geschrieben. Sie hatte nichts zu fürchten, denn er würde bei ihr sein.

Eins war jedenfalls klar. Lotte Skeisvoll hatte sich eine Auszeit genommen. Sie hatte Vorräte für mehrere Tage gebunkert und würde für die nächste Phase keine Bedrohung darstellen. Die Frage war, wie viel sie von dem schicksalhaften Abend in Erinnerung behalten hatte. Was sie ihren Kollegen erzählen konnte. Er selbst konnte jedes Gespräch, jede Diskussion wortgetreu wiedergeben. Wusste genau, wer was gesagt hatte, und in welcher Reihenfolge. Nicht zuletzt erinnerte er sich an die Worte, die aus Lottes Mund gekommen waren.

»Bist du bescheuert? Es gibt Grenzen, wie weit du eine Freundschaft strapazieren kannst. Wenn du nicht selbst zur Polizei gehst, wird es einer von uns tun.«

Der tote Mann erinnerte sich gut an die Angst, die ihn durchflutet hatte, und an die Kälte, die seine Wirbelsäule packte, als er sah, wie die anderen bei ihren Worten zustimmend nickten. Jeder Einzelne von ihnen. Sogar Signe, die die letzten Nächte mit ihm verbracht hatte.

Jetzt waren nur noch zwei von ihnen übrig. Morgen nur noch eine.

»And then there were none …«

Krankenhaus Haugesund
Samstag, 8. August, tagsüber

»Das kann doch wohl nicht Ihr Ernst sein, dass ich hierbleiben und einen Bettplatz blockieren soll? Ich habe einen gebrochenen Arm, ein paar blaue Flecken und hinke nicht mehr und nicht weniger, als ich es die letzten sechs Monate getan habe. Ich komme sehr gut allein zurecht!«

Viljar Ravn Gudmundsson breitete die Arme aus und hätte beinahe eine zarte kleine Vase mit künstlichen Rosen umgeworfen, die auf dem Tisch im Aufenthaltsraum stand.

»Genau genommen blockieren Sie keinen *Bettplatz*, Gudmundsson. Sie lungern draußen auf der Terrasse herum und rauchen. Was im Übrigen auf dem gesamten Krankenhausgelände streng verboten ist. Dabei haben wir Ihnen sowohl Nikotinpflaster als auch Nikotinkaugummis angeboten.«

»Ja, danke, das habe ich beides bekommen.«

Viljar zeigte demonstrativ den Oberarm vor, auf dem zwei Pflaster klebten, und streckte die Zunge mit dem ausgelutschten Kaugummi heraus, der längst frei von Geschmack und Giftstoffen war.

Der Arzt schüttelte betrübt den Kopf. Anscheinend betrachtete er Viljars Gesundheitszustand als persönliche Niederlage. Er legte das Gesicht in besorgte Falten und schnalzte mit der Zunge. Eine unglaublich nervtötende Angewohnheit, die in Viljar die Lust weckte, dem Mann eine runterzuhauen.

»Wir behalten Sie zur Beobachtung hier, wenigstens bis morgen. Leider, hätte ich beinahe gesagt … Ihr Arm wurde immerhin operiert, Gudmundsson, und Sie brauchen Ruhe.«

Das Thema stand nicht zur Diskussion. Viljar hatte sich nach den Anweisungen des Arztes zu richten. Er seufzte und dachte für einen Moment, dass er sich dann eben damit abfinden musste. Es gab schlimmere Orte. Es blieb allerdings bei dem Gedanken, denn im nächsten Augenblick griff der Arzt sich Tabakpäckchen und Feuerzeug vom Tisch zwischen ihnen.

»Das nehme ich. Damit Sie uns nicht die ganze Station einnebeln.«

Wenn Viljar schneller gewesen wäre, hätte er den Arzt auf dem Weg zur Tür durch Körpereinsatz aufhalten können, aber er schaffte nur ein paar Humpler, bevor der Mann verschwand. Viljar spürte, wie sich die Adern in seinem Hals zusammenschnürten und ihm schwindlig wurde. Er musste sich an einem alten grünen Sessel festhalten, der mehr im Weg herumstand, als den Patienten im Aufenthaltsraum zu nützen. Ein uralter, magerer Mann mit Sauerstoffgerät lachte wiehernd in der anderen Ecke des Zimmers. Er hatte Viljar jedes Mal, wenn der auf die Terrasse hinausging, sehnsüchtig nachgeblickt.

Viljar humpelte zur Tür und hielt den Gang hinunter Ausschau, um zu sehen, ob er den Arzt noch erreichen konnte, aber bis auf die Patienten im Flur war alles leer. Im selben Moment klingelte sein Handy in der Innentasche, er setzte sich an den Tisch, bevor er das Gespräch annahm.

»Hallo, hier Gudmundsson …«

Am anderen Ende blieb es still. Viljar musste nachfragen, ob jemand in der Leitung war, bevor er ein schwaches Räuspern hörte. Er erkannte die Stimme zuerst nicht wieder, sie klang viel kleinlauter als sonst und hatte nichts von ihrem üblichen Sarkasmus.

»Viljar, ich glaube, wir müssen uns treffen oder so … Ich habe hier was …«

»Julie? Bist du das?«

Die Frage war eigentlich überflüssig, denn er hatte das Telefon schon vom Ohr genommen und einen Blick aufs Display geworfen.

»Ja … Hast du Zeit? Wir müssen reden.«

Er wusste nicht recht, was er antworten sollte. Es war ungewohnt, sich Julie Moksheim gegenüber nicht mehr wie die Axt im Wald zu benehmen. Ihr Tonfall und ihre vorsichtige Frage luden nicht zu spitzen Bemerkungen ein.

»Tja … Hab ich wohl, denke ich. Aber ich bin im Moment im Krankenhaus. Wo brennt's denn?«

»Krankenhaus? Ist was passiert?«

»Lange Geschichte. Ein Verrückter hat mich gestern über den Haufen gefahren. Reines Glück, dass ich noch lebe. Bin mit einem gebrochenen Arm und ein paar Schürfwunden davongekommen.«

Er hörte, dass sie schwer atmete, und zum ersten Mal spürte er so etwas wie Sorge um die Kollegin. Sie schien aus dem Gleichgewicht zu sein. Heute war doch ihr großer Tag. Ihr Name war in aller Munde, und die Nachrichtenkanäle wetteiferten darum, ihr Sendezeit zu geben. Sie flüsterte beinahe, als sie schließlich antwortete.

»Du wurdest überfahren? Absichtlich?«

»Ja, ich denke schon, aber kein Schwein glaubt mir.«

Viljar hörte, dass sie im Zimmer umherging, und ein Geräusch, das nach einer klemmenden Schranktür klang.

»Das sollten sie aber. Genau darüber wollte ich mit dir reden. Ich glaube, du bist in Gefahr, Viljar. Ich habe Informationen bekommen, über die ich mit dir sprechen muss.«

Viljar durchsuchte seine Taschen nach etwas, um die Unruhe zu betäuben. Er fand eine Snusdose im Futter der Jeansjacke. Schob sich zwei Päckchen unter die Lippe und legte das Handy ans andere Ohr.

»Okay… Ich bin in Gefahr, sagst du. So viel ist mir klar, aber wer ist hinter mir her, und was habe ich getan, um diesen Jemand so wütend zu machen?«

»Lass uns das nicht am Telefon besprechen, Viljar. Können wir uns sehen? Vielleicht bei dir zu Hause, das heißt, falls du nicht im Krankenhaus bleiben musst.«

»Tja, da liegt der Hund begraben. Der Arzt will mich bis morgen hierbehalten, aber ich habe keine Lust, länger hier rumzuhängen als unbedingt nötig. Gib mir ein paar Stunden Zeit. Kannst du so gegen halb sechs kommen? Aber, Julie… kannst du mir nicht wenigstens *etwas* darüber sagen, um was zum Teufel es geht? Sonst flippe ich ja aus hier.«

»Halb sechs bei dir passt mir gut. Ich weiß nicht, ob es so klug ist, jetzt was zu sagen. Ich kann nicht auf dem Material sitzen, ohne mit Øveraas darüber zu reden, aber du sollst wenigstens die Möglichkeit haben, vorher dazu Stellung zu nehmen, von daher…«

Die Nerven drückten Viljar den Hals zu. Der Schwindel kam mit voller Kraft zurück. Was zum Teufel waren das für Informationen, die Julie vorlagen?

»Hör auf mit dem Gelaber, Julie. Wovon redest du?«

Julie räusperte sich wieder. Als sie antwortete, war ihre Stimme etwas forscher.

»Ich hatte dir doch erzählt, dass Trond Egil, mein Freund,

bei *VG* arbeitet, erinnerst du dich? Er hat mich vor zehn Minuten angerufen. Die Zeitung hat heute Morgen einen anonymen Hinweis per SMS bekommen. Gesendet von einer Prepaidnummer, die in Serbien registriert ist, soweit er das zurückverfolgen konnte. Ja, das ist ziemlich wild ... Jedenfalls behauptet der Hinweisgeber, er sei Ahmed Jazeem Karjoli und habe Informationen für *VG*, die ihnen ›die Köpfe von Viljar Ravn Gudmundsson und Lotte Skeisvoll auf dem Silbertablett servieren‹ würden. Keine Ahnung, was der Typ damit meint, aber Trond Egil kommt heute Abend mit dem Flugzeug hierher, um sich morgen Nachmittag an einem geheimen Ort mit ihm zu treffen.«

Viljar merkte, wie sich die Welt um ihn herum schloss. Mit einem Ruck stand er auf, riss die Jacke vom Stuhl und steuerte den Aufzug an. Hier konnte er keine Sekunde länger bleiben.

»Wir vernichten unsere Feinde nicht bloß, wir verändern sie.«

Die Falschheit war ein Teil von ihr. Sie atmete sie aus, jeden Tag, jede Stunde, jede Sekunde, und der Atem legte sich wie stiller Dunst um das Grundstück. Eine farblose Substanz, die die Konturen diffus und unklar machte. Ein Haus und ein Garten – ein Motiv – leicht unscharf. Unsichtbar für die Menschen, aber nicht für ihn. Hatten sie sich nie gefragt, warum die Frühlingsblumen welkten? Warum der Boden so mager war? Waren sie so blind – der Mann, die Kinder, die Familie –, dass sie nicht sahen, wie das Nervengift aus ihr herausströmte, in jeder Sekunde, die sie hier war?

Der tote Mann stand auf dem Grundstück und blickte sich um. Das alte rostrote Haus aus den frühen Siebzigerjahren stand näher an der Straße, als er gedacht hatte, und das Gelände war so offen, dass man eine Maus schon von Weitem zwischen den Häusern dahinhuschen sehen konnte. Die einzige Zufahrt zum Haus, das nur zehn Meter von der Straße entfernt stand, war die Abzweigung vom Austre Karmøyveg. Es gab keine Vegetation oder Bepflanzung, die die Sicht versperrte. Hinter dem Haus erstreckten sich nackte, windumtoste Hügel bis hinunter zum Meer. Neben der Haustür lehnten zwei Kinderfahrräder an der Wand, vor dem Garagentor lag eine umgekippte Schubkarre.

Hanne Breistein hatte ihre Söhne vor einer Viertelstunde

ins Auto gesetzt und war mit ihnen weggefahren. Beide Jungs hatten Fußballtrikots getragen, also waren sie wohl unterwegs zu einem Spiel oder zum Training. Zehn Sekunden nachdem das Auto den Hof verlassen hatte, war der Streifenwagen hinterhergefahren.

Der Mann schlenderte durch den Garten, während er sich die Umgebung genauer ansah. Es passierte sicher nicht jeden Tag, dass Tote durch diese Gegend spazierten, aber anscheinend nahm niemand Notiz davon.

Er setzte sich auf einen Stein am Rand des Grundstücks und betrachtete das Haus. Wie immer hatte er das Buch bei sich. Das Buch, das er von ihr bekommen und so oft gelesen hatte, dass dort, wo die Finger die Seiten umgeblättert hatten, die Druckerschwärze verblichen war.

»Ein heilloser Mensch, ein nichtswürdiger Mann, wer einhergeht mit trügerischem Munde, wer winkt mit den Augen, gibt Zeichen mit den Füßen, zeigt mit den Fingern, trachtet nach Bösem und Verkehrtem in seinem Herzen und richtet allezeit Streit an. Darum wird plötzlich sein Verderben über ihn kommen, und er wird schnell zerschmettert werden, und keine Hilfe ist da.«

Hanne Breistein war nicht vorbereitet auf das, was ihr widerfahren sollte. Sie, die ihm das Buch gegeben hatte. Die Worte. Die Antworten. Die Wahrheit … Aber für sie war das Wort eine leere Hülle. Ein buntes Kleid, mit dem sie sich schmücken konnte. Unter dem Kleid war die Haut gelb und bedeckt mit eiternden Wunden. Dort strömte die Falschheit aus den Poren und fraß sich in Fleisch und Gewebe.

Sie hatte ihm Erlösung versprochen. Hatte versprochen, dass er nie mehr allein dastehen würde. Hatte ihm die Vergebung seiner Sünden und das ewige Leben versprochen.

Sie hatte ihm das Buch an jenem Tag als Willkommensgeschenk gegeben, aber er hätte sich fragen sollen, warum sie es mit den Sündern hielt, wenn sie doch die Erlösung gefunden hatte. Er hätte die gespaltene Zunge der Schlange entdecken müssen. Zu spät hatte er eingesehen, dass man die Heilige Schrift verschieden interpretieren konnte. Dass die Worte sich drehen und wenden ließen, bis der Inhalt in *ihre* Welt passte. Sie war die Pharisäerin unter ihnen. Die Scheinheilige. Die Erhabene. Die Selbstgerechte.

Dennoch hatte er das Buch mit ins Grab genommen. Hatte es wieder und wieder gelesen. Hatte gewartet, gebetet, geweint und geflucht. Es in Gassen und Hinterhöfen gegen Mauern geworfen, nur um es in der nächsten Sekunde wieder aufzuheben. Er wusste, dass die Worte eines Tages auch *sie* einholen würden, und in dem Moment würde sie zerschmettert werden, und niemand würde da sein, um ihr zu helfen.

Der tote Mann klappte das Buch zu. Er freute sich darauf, die Angst in Hannes Augen zu sehen, wenn sie aus dem Fenster schaute. Oder wenn sie ruhelos durchs Zimmer wanderte und sich an Mann und Kinder klammerte. Jede einzelne Nacht in kalten Hauseingängen und zitternd auf einer Matratze in irgendeiner billigen Absteige hatte er davon geträumt. Von der Freude mitanzusehen, wie allen sechs das Leben aus den Händen gerissen wurde. Wie sich alles änderte. Wie das sorglose Dasein zwischen ihren Fingern zerrann. Von der Freude, die Gewissheit in ihren Augen zu ahnen, dass es nur zwei Möglichkeiten gab. In den Tod zu gehen oder sich für den Rest des Lebens vor ihm zu fürchten.

Der tote Mann wusste, was ihre allergrößte Angst war. Was sie dazu bringen würde, vor Entsetzen den Verstand zu verlieren. Er würde es genießen, ihr in die Augen zu sehen. Diesen Moment konnte ihm keiner nehmen.

»Wer bist du, und was machst du in unserem Garten?«

Der tote Mann wäre vor Überraschung fast vom Stein gefallen, als er die Stimme hinter sich hörte. Er drehte sich um, bereit zum Angriff, aber eine innere Warnlampe hatte begonnen zu blinken. Er konnte den Impuls im letzten Moment unterdrücken. Stattdessen setzte er ein breites Lächeln auf.

»Hallo, na du? Wohnst du hier?«

Ein etwa achtjähriges, braungebranntes Mädchen stand nur zwei Meter von ihm entfernt im Garten. Sie sah richtig niedlich aus mit ihrem Blondzopf, den kurzen Shorts mit Schottenkaro und der weißen Bluse. Tiefes Misstrauen stand ihr ins Gesicht geschrieben. Vielleicht hatten die Eltern ihr eingeschärft, nicht mit Fremden zu sprechen. Sie stützte sich auf den Lenker ihres Fahrrads.

»Ja. Wie heißt du?«

Der tote Mann hatte viele Namen, aber nicht die Absicht, auch nur einen davon zu nennen. Er warf einen schnellen Blick in die Runde, um sicherzugehen, dass sie allein auf dem Grundstück waren.

»Ich heiße Abaddon. Ich wollte deine Mutter besuchen, aber sie ist wohl nicht zu Hause?«

»Nein. Sie ist mit Jon und Erling beim Fußball. Aber mein Papa kommt gleich, er ist gerade vom Geschäft losgefahren.«

Sie hielt ihr Handy hoch, um zu zeigen, dass sie mit ihrem Vater telefoniert hatte. Der tote Mann erhob sich und verließ das Grundstück langsam, drehte sich aber ein letztes Mal zu dem kleinen Mädchen um, das immer noch dort stand.

»Du bist Vilde, richtig? Kannst du deiner Mutter einen schönen Gruß von Abaddon bestellen und ihr ausrichten, dass ich mich darauf freue, sie zu sehen?«

Das Mädchen winkte zaghaft zurück. Das Lächeln des

toten Mannes erlosch im selben Moment, als er sich umdrehte und den Garten verließ. Gesehen zu werden gehörte nicht zu seinem Plan. Jetzt mussten die Karten neu gemischt werden.

Haugesund Zentrum
Samstag, 8. August, tagsüber

Viljar klammerte sich an die Tüte, die ihm die Apothekerin in der Strandgata mitgegeben hatte. Der frisch operierte Arm pochte und schickte bei jeder Bewegung einen Schmerzstoß durch seinen Körper. Sein Kopf fühlte sich an, als hätte er damit eine Betonmauer durchbrochen, und das linke Bein war steif und tat weh. Sein Spiegelbild im Schaufenster der Apotheke sah ziemlich betrüblich aus.

Die kleinste Veränderung im Stadtbild brachte ihn ins Schwitzen. Autos, die beschleunigten, schreiende Kinder, laut rufende Leute vor ihm auf dem Bürgersteig. Er hatte das Gefühl, hinter jeder Hausecke Gestalten zu sehen, die ihm mit einem Gegenstand in den Händen auflauerten. Viljar war schweißgebadet und spürte, dass sein Herz kurz davor war, sich zu verabschieden.

Diese Zumutungen dürften kaum sehr gesund sein, dachte er, als er bei einer Bank auf dem Rathausplatz anhielt, um eine zu rauchen. Was für ein Chaos aus Angst, Furcht, Gedanken und Gefühlen. Ein Dachboden voller unbeschrifteter Kartons, die sich abwechselnd öffneten und schlossen. Die Impulse kamen stoßweise, und er hatte keinen rationalen Schalter, um sie abzustellen.

Er musste weg. Er musste die Verantwortung übernehmen. Er musste sich stellen. Er musste abhauen, bevor es zu spät war. Er musste mit Alexander reden. Er musste geradestehen für das, was er getan hatte. Er musste sich um den Fall kümmern, an dem er arbeitete. Er musste sich einen Verteidigungsplan zurechtlegen.

All diese Gedankensprünge raubten ihm den Atem, seine Hände zitterten, und er wachte erst aus seiner Trance auf, als eine ältere Frau vor ihm stehenblieb, das Portemonnaie zückte und ihm einen Fünfziger gab. Er wollte ihr hinterherrufen, aber stattdessen saß er da und starrte auf den grünen Geldschein, den sie ihm in die Hand gedrückt hatte. Die Tränen kamen ohne Vorwarnung. Der ganze Körper löste sich aus seiner Verankerung und versank. *Es ging so nicht weiter.*

Mit viel Mühe schaffte er es, von der Bank aufzustehen. Er steckte sich eine neue Zigarette an und schleppte sich weiter. Fünfzig Kronen reicher, ein paar Tränen leichter und mit einer neuen Gewissheit darüber, was er tun musste, um sich auf den Beinen zu halten.

Es war ein ganz anderer Mann, der eine Stunde später im Großraumbüro des Medienhauses *Haugesunds Avis* stand. Die Uhr zeigte halb zwei, er war frisch geduscht, hatte saubere Kleidung an und einen klaren Blick. Er betrachtete die Kollegen, die auf ihre Tastaturen einhämmerten. Weit mehr, als an einem schläfrigen Samstag üblich. Die Kulturredaktion war im Sildajazz-Fieber. Spekulationen über einen Millionengewinn für den FK Haugesund bei einem eventuellen Verkauf von Rosenborgs Alexander Søderlund an einen besseren europäischen Verein hielten die Sportredaktion in Atem, während die Serienmorde und der flüchtige Islamist dafür gesorgt hatten, dass Øveraas Verstärkung für die Nachrichtenredaktion zum Dienst beordert hatte. Hier tobte das Leben, und die Telefone klingelten in einer Tour. Nur Julie Moksheim war nirgends zu sehen. Viljar hatte zweimal versucht, sie anzurufen, um ihr Treffen vorzuverlegen, aber sie ging nicht ans Telefon.

»Du hier? Haben sie dich von der Krankenhausterrasse geworfen, oder wie?«

Auf diese Worte folgte das vertraute Röcheln, und Viljar drehte sich zu Jossen um und lächelte.

»Sie haben ein Rauchverbot verhängt.«

»Hehe … Hast du keine Nikotinpflaster gekriegt?«

Viljar verdrehte die Augen. An dem Tag, an dem sie ein Pflaster erfanden, das mehr konnte als Juckreiz verursachen, würde er überlegen, das Rauchen aufzugeben. Oder das Priemen. Eins von beidem jedenfalls. Er zeigte auf den Stapel Ordner, den Jossen auf dem Schoß hatte.

»Neue Erkenntnisse?«

Jossen lehnte sich in seinem Rollstuhl zurück. Das T-Shirt mit dem Accept-Logo auf der Brust rutschte hoch und gab für einen Moment den Kugelbauch frei.

»Ich bin mit Hollekim in der Schlussphase. Der neue Fall, den du aufgetan hast … Andreassen … Wenn du Zeit hast, können wir auch gerne ein paar Wortbeiträge dafür aufnehmen.«

»Ich habe um zwei einen Interviewtermin mit den Eltern.«

Jossen kratzte sich den Backenbart und entblößte eine lückenhafte Zahnreihe, als er wieder zu Viljar hochsah.

»Alle Achtung. Wenn das so ist, komme ich mit und mache die Tonaufnahme. Falls wir ein Geständnis der Eltern auf Band bekommen, ist das pures Gold.«

»Nein, Joss. Genau das werden wir *nicht* tun. Wir reden hier von einer heiklen Sache, und es ist ungemein wichtig, dass wir vorsichtig rangehen.«

Jossens Blick bekam etwas Unberechenbares.

»Was zum Teufel redest du da? Das wäre doch ein Riesending, das genau das beleuchtet, woran wir seit Wochen arbeiten. Ein Hautnahbericht, bei dem wir durch unsere Enthüllungen ein Rätsel lösen. Aber unser ganzes Konzept steht und fällt damit, dass wir was auf Band haben!«

Viljar beugte sich zu Jossen und legte eine Hand auf die Armlehne des Rollstuhls.

»Joss… hör zu. Ich bin ausgebildeter Journalist, und du arbeitest als Radiojournalist. Wir haben beide eine Verantwortung, was Fälle wie diesen betrifft. Eine Verantwortung, die Interviewten vor unnötigem Druck zu schützen und zu verhindern, dass sie sich selbst ausliefern und mehr sagen, als gut für sie ist. Ich habe keinen Zweifel, dass die Sache jede Menge Klicks bringt, aber wir müssen das ordentlich machen und nicht boulevardmäßig. Nicht immer ist die moralisch richtige Entscheidung das, was *uns bei der Zeitung* am meisten dient. Wir müssen auch die Konsequenzen *unseres* Handelns bedenken.«

Viljar hielt einen Moment inne. Wusste nicht recht, was er sagen sollte, kam aber dann zu dem Schluss, dass es am besten war, bei der Wahrheit zu bleiben. Jossen würde nicht verstehen, wie tief diese Dinge saßen, wenn er nicht sagte, wie es war.

»*Empathie* ist für viele Journalisten ein Fremdwort geworden. Ich musste das aus bitterer Erfahrung lernen. Ich habe erlebt, dass ein siebzehnjähriger Junge umgebracht wurde, seine zehn Jahre alte Schwester durch einen Autounfall starb und sein fester Freund im Gefängnis landete. Und das alles, weil ich was Sensationelles für die Zeitung entdeckt hatte und es mir am Arsch vorbeiging, dass ich verletzliche Menschen damit auslieferte. Ich werde mir selbst nie wieder erlauben, noch einmal einen halbgaren Job zu machen, ich hoffe, du verstehst das. Wir ziehen das hier durch. Aber wir werden es gründlich machen, anständig und mit Respekt für die Beteiligten.«

Jossen blinzelte ein paarmal. Holte tief Luft und hielt sie an. Dann atmete er vorsichtig aus und legte eine Hand auf Viljars.

»Klar, Kumpel … Klar.«

Polizeistation Haugesund
Samstagnachmittag, 8. August

Knut Veldetun klopfte mit dem Stift immer wieder auf den Notizblock. Sein Gehirn arbeitete auf Hochtouren, während er versuchte, die neuen Informationen in ein Muster einzufügen. Die Bewilligung des Polizeidirektors hatte ihm nicht nur Zugang zu Sindre Gautesens finanziellen Verhältnissen verschafft, sondern auch eine Abkürzung zu einer Reihe anderer Daten. Telefonverkehr, Nutzung von Mautstellen und Kreditkarteneinsatz, um nur einige zu nennen. Der Zugang zu Überwachungskameras und zur Kommunikation in den sozialen Medien waren nur einen Tastendruck entfernt, wenn er wollte. Wer glaubte, ein ganzes Leben im Verborgenen führen zu können, hatte sich gründlich geirrt. Dazu hätte man schon sämtliche Kontakte zur Zivilisation abbrechen müssen. Jemand, der den richtigen Zugang hatte, konnte die Geschichte innerhalb von Sekunden ändern. Daten konnten gelöscht, geändert und manipuliert werden. Die Stützbalken einer ganzen Gesellschaft fußten auf etwas so Zerbrechlichem wie Vertrauen. Dass diejenigen, die Zugang hatten, Menschen waren, denen man trauen konnte. Knut fröstelte.

»*Big Brother is watching you*«, dachte er, ohne genau zu wissen, woher er das Zitat hatte.

Er schob die Gedanken beiseite und konzentrierte sich auf die Informationen, die ihm vorlagen. Dem Rat des deutschen

Referenten zu folgen, erwies sich als vierspurige Autobahn. Vor drei Wochen hatte Sindre Gautesen 150 000 Kronen von seinem Sparkonto bei der Haugesund Sparebank abgehoben, unter dem Vorwand, sich auf Finn.no einen Gebrauchtwagen kaufen zu wollen. Er hatte die Anzeige bei seinem Besuch in der Bank dabeigehabt, jedoch den Rat des Sachbearbeiters, die Kaufsumme sicherheitshalber zu überweisen, höflich zurückgewiesen.

Im zentralen Fahrzeugregister war allerdings für die Zeit danach keine Neuzulassung eines Autos auf Sindre Gautesen vermerkt. Knut hatte aufgrund der Angaben des Bankangestellten die fragliche Annonce gefunden. Das Auto stand immer noch zum Verkauf. Der Verkäufer war nie von Gautesen kontaktiert worden. Das Geld tauchte auf keinem anderen Konto auf, weder auf dem von Sindre noch von Stig Øyvind Gautesen. Und auch nicht auf dem von sonst jemandem in der Familie. Auf Stig Øyvinds eigenem Konto bei derselben Bank waren 167 Kronen, und seit vorigem Samstag hatte es keine Kontobewegung mehr gegeben. Da hatte er allerdings bei Elkjøp in Raglamyr ein billiges Handy gekauft, ohne Vertrag.

Wozu kaufte er ein neues Handy, wenn er vorhatte, sich umzubringen? Und wieso ersetzte er das teure iPhone, das in seinem Zimmer lag, durch irgendein Billigteil ohne Smartfunktionen?

Das weitere Vorgehen ergab sich von selbst. Knut rief die Liste über Sindre Gautesens Telefongespräche der vergangenen Woche auf und kontrollierte eine Nummer nach der anderen. Die meisten Anrufe waren an Nachbarn und öffentliche Stellen rausgegangen, eine ganze Reihe auch an ihn und Lotte. Eine Nummer allerdings schälte sich rasch heraus, ein ausländischer Anschluss, von dem Gautesen dreimal innerhalb der letzten zwei Tage angerufen worden war. Die Nummer hatte eine niederländische Landesvorwahl, und Knut hatte die niederländische Polizei gebeten, den Anschlussinhaber zu ermitteln, falls die Nummer in keinem durchsuchbaren Register verzeichnet sein sollte. Die Antwort kam eine halbe Stunde später. Die Nummer gehörte zu einer unregistrierten Prepaidkarte, und der letzte Anruf von dieser Nummer war über einen Funkmast in Rotterdam gegangen.

Knut gelangte immer mehr zu der Überzeugung, dass an Stig Øyvinds Verschwinden etwas gewaltig faul war. Er hätte wetten können, dass Stig Øyvind Gautesen noch am Leben war und sich gegenwärtig in Rotterdam befand, von wo der letzte Anruf erst vor wenigen Stunden gekommen war.

Fragte sich nur, wo das Geld abgeblieben war. Hatte Stig Øyvind es in die Niederlande mitgenommen, und wenn ja, was würde er tun, wenn das Geld aufgebraucht war? Ein Achtzehnjähriger ohne Pass und Identität in einer der berüchtigtsten Städte Europas? Das würde bestimmt kein Zuckerschlecken sein. Es sei denn, er bekam Unterstützung von irgendwem …

Knut Veldetun griff zum Hörer und rief erneut die Telefongesellschaft an.

»Ja, hier noch mal Veldetun von der Polizeidirektion Haugesund. Hatte ich vorhin mit Ihnen gesprochen? Ja … Ich brauche noch eine Verbindungsaufstellung von Ihnen. Derselbe Zeitraum, aber für eine andere Nummer.«

Hotel Amanda, Haugesund
Samstagnachmittag, 8. August

»Ich erwarte eine Antwort, warum Sie mich an einem der schlimmsten Abende des Jahres in die Stadt bestellen. Ich werde auf keinen Fall länger bleiben als bis zur letzten Fähre nach Røvær, nur damit das klar ist.«

Knut Veldetun ließ sich von Sindre Gautesen nicht provozieren. Er hatte damit gerechnet, dass der Mann so reagieren würde. Im Hintergrund stand Lars Stople, als Absicherung für den Fall, dass Gautesen unangenehm wurde.

»Die Alternative wäre gewesen, dass ich nach Røvær komme, Sie mitnehme und in Handschellen in die Stadt bringe. Wäre Ihnen das lieber gewesen?«

»*In Handschellen* …? Ich habe meinen Sohn verloren, und Sie kommen mir so? Das ist dermaßen respektlos, dass mir die Worte fehlen.«

Knut gestattete sich ein kleines Lächeln. Der Mann hatte offenbar keine Ahnung, warum er sich hier im Hotel befand. Knut streckte die Beine in voller Länge aus und faltete die Hände vor dem Bauch.

»Genau das ist der Punkt, Gautesen. Sie haben Ihren Sohn nicht verloren.«

Gautesen wurde merklich blasser. Seine Pupillen weiteten sich, und es fiel ihm offensichtlich schwer, ruhig zu bleiben. Das war vielleicht nicht ganz nach dem Lehrbuch für Vernehmungstaktik, aber es funktionierte. Den etwas unsicheren und unbeholfenen Kandidaten muss man knallhart gegenübertreten und direkt an die Gurgel gehen, hatte Lotte gesagt. Bei Personen wie Sindre Gautesen brachte das Ergebnisse.

»Was sagen Sie da?«

»Ich sage, dass Sie Ihren Sohn nicht verloren haben. Stig Øyvind ist quicklebendig. Er hat vor einer Stunde das norwegische Konsulat in Rotterdam aufgesucht, völlig pleite und mit einem gefälschten finnischen Pass als einzigem Identitätsnachweis.«

Sindre Gautesen sagte nichts. Er saß nur da und riss Mund und Augen auf. Knut Veldetun wartete geduldig, und schließlich begann der Mann zu stottern.

»Sie … Sie ha-haben Stig Øyvind gef-f-funden? Er lebt …?«

Knut blieb gelassen. Beugte sich ein wenig vor, sodass sein Gesicht dem von Gautesen etwas näher kam. Sein Gegenüber krümmte sich.

»Geben Sie sich keine Mühe, Gautesen. Sie wissen ganz genau, dass Stig Øyvind lebt. Verschwenden Sie nicht unsere Zeit, und erzählen Sie lieber, was passiert ist, anstatt uns hier den trauernden Vater vorzuspielen. Darin sind Sie nämlich verdammt schlecht, das muss ich schon sagen.«

Sindre Gautesen legte den Kopf in die Hände. Knut ließ ihn sich ausweinen, lehnte sich wieder auf seinem Stuhl zurück und winkte Arve Sundgot herbei, der sich im Hintergrund aufgehalten hatte. Der junge Mann wirkte nicht weniger erschüttert, war aber immerhin nicht so nah am Wasser gebaut. Nachdem Knut die passende Nummer auf Arves Verbindungsnachweis gefunden hatte, legte der Mann sofort alle Karten auf den Tisch und nahm Kontakt zu Stig Øyvind auf, um ihn dazu zu bringen, sich zu melden.

»Sie haben vor drei Wochen 150 000 Kronen von Ihrem Sparkonto abgehoben, Sindre. Selbst für einen falschen Pass und ein Ticket nach Rotterdam ist das verdammt viel Geld. Wie kann es sein, dass Stig Øyvind jetzt schon blank ist?«

Gautesen breitete die Arme aus. Blickte mit verheultem Gesicht zu ihm hoch.

»Ich wurde über den Tisch gezogen.«

»Wie wurden Sie über den Tisch gezogen, und von wem?«

Der Mann rang nach Luft. Hatte Mühe, zusammenhängend zu reden. Knut konnte in dieser Situation trotzdem kein Mitleid empfinden.

»Ich hatte eine Vereinbarung mit einem gewissen Milos Cuvtovic. Serbe, aber aufgewachsen in Norwegen. Er würde sich um alles kümmern, wenn ich ihm 150 000 norwegische Kronen zahle, hat er gesagt. Pass, neue Identität, Flugticket von Göteborg, Wohnung in Rotterdam, einen Job in einem Restaurant und Geld für den Lebensunterhalt in den ersten zwei Monaten.«

»Und was ist passiert?«

»Keine Ahnung. Ich denke, der Serbe hat mich übers Ohr gehauen, denn da warteten weder Wohnung noch Job noch Geld, als Stig Øyvind ankam. Die Kontaktperson, an die Stig Øyvind sich wenden sollte, behauptet, dass dieser Milos ihm nie Geld überwiesen hat. Es hätte gestern auf dem Konto sein müssen, war es aber nicht.«

»Ich weiß, dass Sie Kontakt zu Ihrem Sohn hatten. Hat er Ihnen das erzählt, oder wissen Sie das von der Kontaktperson in den Niederlanden?«

Sindre hatte sich inzwischen ein wenig gefasst, aber seine Hände zitterten immer noch. Er wollte gerade etwas sagen, als Arve Sundgot ihm zuvorkam.

»Ich war der Mittelsmann, Herr Kommissar. Da muss etwas schiefgegangen sein. Milos war immer absolut zuverlässig, nur diesmal anscheinend nicht.«

Knut schwieg und betrachtete die beiden vor sich. Auf den Gedanken, dass Arve Sundgot die Kontakte hergestellt haben könnte, war er bisher noch gar nicht gekommen.

»Tut mir leid, wenn ich ein bisschen schwer von Begriff bin, aber kann mir einer von euch sagen, warum ihr das gemacht habt? Stig Øyvind hätte doch ganz normal von der Insel wegziehen können, wenn er auf eigenen Füßen stehen wollte? Ihr habt doch Familie und Freunden einen enormen Kummer bereitet?«

Arve Sundgot und Sindre Gautesen blickten sich eine Weile stumm an. Schließlich ergriff der Vater das Wort.

»Auf der Insel machten sich die Gerüchte breit, und Stig Øyvind hat es nicht länger ausgehalten. Ich wusste ja schon länger Bescheid, aber sonst keiner. Und Ruth wäre daran zugrunde gegangen, wenn sie es erfahren hätte … Für sie wäre die Wahrheit viel schlimmer gewesen als das Verschwinden des Jungen. Stig Øyvind liebt seine Mutter sehr und konnte den Gedanken nicht ertragen, dass sie etwas mitbekommt. Vor einem Monat hat er versucht, sich das Leben zu nehmen. Arve hat ihn gerettet und hinterher Kontakt zu mir aufgenommen. Die Rücksicht auf seine Mutter hatte ihn zu dieser Verzweiflungstat getrieben. Wir haben uns dann gemeinsam überlegt, dass es vielleicht am besten ist, wenn er einfach verschwindet und nie gefunden wird. Dass er die Möglichkeit bekommt, irgendwo ein ganz neues Leben anzufangen. Niemand verbreitet böse Gerüchte über einen Toten, also würde Ruth es vielleicht nie erfahren …«

»Und dieser Cuvtovic?«

Arve Sundgot straffte die Schultern und zog an seinen Hemdsärmeln. Ein wehmütiges Lächeln umspielte seine Lippen.

»Das war meine Idee. Ich verstehe nicht, was diesmal schiefgegangen sein könnte. Er hat noch nie jemanden so im Stich gelassen.«

»Und woher wissen Sie das?«

Arve Sundgot seufzte tief. Strich sich die Haare aus dem Gesicht. Es wirkte, als hätte er eine Bleiweste auf den Schultern.

»Milos hat mir vor zehn Jahren geholfen, nach Norwegen zu kommen.«

Skåredalen, Haugesund
Samstagnachmittag, 8. August

Viljar stand mit dem Rücken zum Ehepaar Andreassen und sah aus dem Wohnzimmerfenster. Unten glitzerte der Gåsavatn in der Sonne. Es war kurz vor fünf, und wegen der drei Stunden, die er nun schon mit den Andreassens sprach, musste er jetzt schnellstens zum Ende kommen, wenn er den Termin mit Julie nicht platzen lassen wollte. Er atmete tief durch und wappnete sich gegen eine weitere Ladung Krokodilstränen und windiger Ausreden des Rentnerpaars. Am liebsten hätte er die beiden ordentlich durchgeschüttelt, aber andererseits wusste er, dass er es selbst nicht anders machen würde, wenn es um Alexander ginge.

Wenn er ehrlich sein sollte, befand er sich in der gleichen Situation wie Johnny Andreassen vor vielen Jahren. Er stand auf der Außenseite seines Lebens. Er atmete, er bewegte sich, aber das war auch alles. Der Mord an Geirmund Bakken hatte alles, was an Lebensfreude erinnerte, unter sich begraben. Ganz gleich, wie sehr er versuchte, zu verdrängen und zu leugnen, was geschehen war – es war immer da, wie ein Klotz am Bein.

Jofrid und Kåre Andreassen hatten es geschafft, ihre Lebenslüge lange zu verheimlichen. Lars Stoples Beweise waren vielleicht nicht handfest genug, aber die Indizien waren so zahlreich und so eindeutig, dass kaum ein Zweifel bestand, was sich wirklich hinter den vielen Reisen des Ehepaars in die Niederlande und nach Belgien verbarg. Johnny Andreassen lebte, und die Eltern hatten es die ganze Zeit gewusst, so viel stand fest. Viljar drehte sich zu ihnen um.

»Okay. Ich kann es lassen, Johnnys neue Identität zu enthüllen, aber dafür müssten Sie mir auch einen Gefallen tun.«

Der Mann fand als Erster seine Stimme wieder.

»Was wäre das? Wir würden alles Erdenkliche dafür tun, dass Sie Johnny abschirmen. *Alles Erdenkliche* …«

Viljar hätte die erlösenden Worte schon vor einer ganzen Weile sagen können, aber er wollte sicher sein, was genau er von ihnen brauchte. Das hier hatte etwas mit *Serben* zu tun. Lars Stople hatte einen Serben als möglichen Hintermann erwähnt. Johnny Andreassen arbeitete als serbischer Diplomat in Brüssel. Ahmed Jazeem Karjoli hatte *VG* den Tipp von einer serbischen Telefonnummer aus gegeben. Der Einbrecher bei Ingrid Solli hatte ganz klar eine slawische Sprache gesprochen. Die Frage war, wie viel das alte Ehepaar eigentlich wusste.

Die Geschichte, die die Andreassens ihm erzählt hatten – dass sie eine hübsche Summe hatten aufbringen müssen, damit der Sohn vom Erdboden verschwinden konnte, und wie sie immer Geld nachgeschoben hatten, um ihm ein neues Leben unter einer neuen Identität an einem neuen Ort zu ermöglichen –, gab der Sache einen Rahmen, der glaubwürdig wirkte. Viljar konnte Johnny unter Quellenschutz stellen und den Schwerpunkt stattdessen auf das System, die Hintermänner und die verdeckten Geldströme legen, mit denen das Ganze finanziert wurde. Jossen würde die Krätze kriegen, aber das ließ sich nicht ändern …

»Ich verspreche, Johnnys Identität rauszuhalten, falls Sie mir den Namen desjenigen geben, den Sie kontaktiert haben, damit er Johnnys Verschwinden organisiert.«

Viljar drehte sich zu den beiden Alten um. Ihre entsetzten Gesichter sprachen Bände. Der Strohhalm, den er ihnen hingehalten hatte, war völlig verrottet. Die Entscheidung, die er ihnen aufzwang, würde dazu führen, dass sie sich selbst in Gefahr brachten.

»Ich will Ihnen nichts vormachen. Der Fall wird gesendet, ganz gleich, wie Sie sich entscheiden. Entweder sagen Sie nichts, dann werden wir alles rund um Johnnys vorgetäuschtes Verschwinden schonungslos aufdecken. Oder wir halten eine schützende Hand über ihn und konzentrieren uns auf die Hintermänner. Beides wird dazu führen, dass die Serben Sie aufs Korn nehmen. Die Anzahl der Quellen, die uns die Informationen hätten geben können, ist begrenzt, um es mal so zu sagen.«

»Das kann nicht Ihr Ernst sein …«

Jofrid Andreassens Stimme zitterte hörbar.

»Was Sie da vorhaben, ist Erpressung. Das ist kriminell.«

»Nein, ist es nicht. Ich habe Ihnen gesagt, was ich tun werde, je nachdem, wie Sie sich entscheiden. Keine der Alternativen liegt außerhalb dessen, was man als gute journalistische Grundsätze bezeichnet. Wir sind verpflichtet, der Öffentlichkeit gegenüber Unrechtmäßigkeiten aufzudecken, sofern wir Kenntnis davon erhalten.«

Viljar wusste, dass er sich mit seinen Behauptungen auf sehr dünnem Eis bewegte, aber das konnte das Ehepaar ja nicht ahnen, und im Moment war er bereit, den ganzen Pressekodex zum Teufel zu jagen. Kåre Andreassen saß nur da und starrte apathisch auf die Tischplatte. Hin und wieder schüttelte er betrübt den Kopf.

Die Andreassen-Sache war kein Einzelfall. Es musste ein System hinter diesen Vorgängen liegen, dessen Finger weit in die gesamte Marktwirtschaft hineinreichten. Wahrscheinlich gab es Hunderte, vielleicht Tausende von Fällen auf der ganzen Welt, in denen sich Menschen aus ihrem jammervollen Leben heraus- und in eine neue Existenz hineingekauft hatten.

»Wir wissen nicht, wer dahintersteckt … Nicht genau.«

Es war der Mann, der schließlich das Wort ergriffen hatte. Seine Frau sah ihn mit Entsetzen im Blick an.

»Kåre, bitte … Wir können nicht …«

Jofrid Andreassen machte einen Schritt auf ihren Ehemann zu. Er wiederum ergriff ihre Hände und sah ihr fest in die Augen.

»Wenn wir jetzt nichts sagen, machen wir alles kaputt für Johnny, für seine Familie, für unsere Enkelkinder … Sie werden fliehen müssen.«

Er wartete nicht auf Antwort oder Einwände. Drehte sich einfach zu Viljar um und erzählte mit fester Stimme, was 1994 passiert war.

»Johnny war nicht wie alle anderen Jugendlichen damals. Er war in vielerlei Hinsicht seiner Zeit um zwanzig Jahre voraus. 1994 war der Begriff ›Computernerd‹ wohl nicht sehr gebräuchlich hier in Norwegen. Das Internet steckte gerade erst in seinen Kinderschuhen. Johnny arbeitete als Datenerfasser bei einer Firma namens Scwadmin Inc. Eine junge russische EDV-Firma mit internationalen Verzweigungen. Johnny hat von zu Hause aus gearbeitet, hier in Haugesund. Dann eines Tages kam er zu uns. Er steckte in der Klemme …«

Viljar notierte sich Stichworte auf seinem Notizblock. Der Mann sprach in einem atemberaubenden Tempo, jetzt da sich seine Zunge gelöst hatte.

»Wir haben nie erfahren, worum es genau ging, aber er hatte Transaktionen entdeckt, die illegal waren. Als er die Zentrale darauf hinwies, schickten sie Leute nach Norwegen, um ihn loszuwerden. Die Zeit war knapp, soweit wir das verstanden.«

Transaktionen… Viljar begriff, dass er nicht der einzige naive Vater im Land war. In Jelzins Russland machten sich damals die Oligarchen breit. Nur die wenigsten von ihnen hatten ehrliche Absichten. Wenn die ein Putzkommando nach Norwegen schickten, um Johnny Andreassen aus dem Weg zu räumen, war es sehr viel wahrscheinlicher, dass Johnny seine Chance gesehen hatte, sich ein Stück vom Kuchen abzuschneiden, als dass er »zufällig« über illegale Vorgänge gestolpert war und deshalb eine Bedrohung darstellte.

»Jedenfalls musste er untertauchen und bat uns um Hilfe. Er wollte irgendwo ganz neu anfangen. Wir hatten ja überhaupt keine Ahnung, wie man so etwas anstellte, aber Johnny wusste es… Und er gab uns den Namen eines Mannes, mit dem wir Kontakt aufnehmen sollten.«

»Entschuldigung, wenn ich unterbreche, aber warum hat er Sie gebeten, Kontakt mit diesem Mann aufzunehmen, wenn er selbst dessen Namen hatte? Es wäre doch viel sicherer gewesen, Sie aus der Sache rauszuhalten?«

Das Ehepaar wechselte Blicke.

»Ihm fehlte das Geld. Die Rede war von 200 000 norwegischen Kronen, und so viel hatte er nicht auf dem Konto. Wir schon…«

»Und wer war dieser Kontaktmann?«

Kåre Andreassen zögerte einen Moment. Eine letzte Kraftanstrengung.

»Milos Cuvtovic.«

Åkrehamn, Karmøy
Samstagnachmittag, 8. August

Olav Scheldrup Hansen stand auf dem Vorplatz der alten Kirche von Åkra und betrachtete die Aussicht, während er darauf wartete, dass Hanne Breistein die schwere Eichentür zur Sakristei öffnete. Die Sonne stand niedrig über dem Ortszentrum, der Kirchturm warf seinen langen Schatten bis zu der schwarzen, schmiedeeisernen Pforte, an der Olav lehnte. Eine niedrige Mauer aus Natursteinen umrahmte das altehrwürdige Gotteshaus.

Hanne Breistein war Küsterin und Organistin der Kirchengemeinde Åkra. Sie war mehr oder weniger unter dem Altar aufgewachsen, da ihr Vater hier seinerzeit Pfarrer gewesen war. Sie habe ihr Leben ganz der Gemeindearbeit gewidmet, behauptete sie. Eine Behauptung, die Olav ein bisschen merkwürdig fand, immerhin war dieser massiven Frömmigkeit eine ziemlich wilde Jugend vorausgegangen. *Aber was wusste er schon? Vielleicht musste sie Buße tun?*

Zuerst hatte sie es abgelehnt, Polizeischutz anzunehmen. *Der Herr ist mein Schutz und mein Schild*, mit diesen Worten hatte sie Olav und die Streifenbeamten früher am Tag zur Tür hinausgeschoben, bevor sie ihre Söhne zum Fußballtraining fuhr. Aber inzwischen hatte sich etwas geändert. Sie war deutlich kleinlauter, als er diesmal mit ihr sprach.

Die Tochter war nach Hause kommen, während die Mutter

unterwegs war, und hatte einen unbekannten Mann im Garten angetroffen, der sich Abaddon nannte und sie bat, Hanne von ihm zu grüßen. Der Mann habe unheimlich gewirkt und seltsame Fragen gestellt, behauptete das Mädchen. Hanne Breistein hatte sofort darauf reagiert. *Abaddon* war der Engel des Abgrunds in der Johannesoffenbarung, der Zerstörer, in manchen Gemeinden auch Todesengel genannt.

Olav studierte das Christogramm in der Eisenpforte. Ein vollendeter Kreis, der das Monogramm Christi umschloss: Ein P mit einem X auf dem senkrechten Strich des Buchstabens, und links und rechts davon Alpha und Omega, die Zeichen, die den Anfang und das Ende symbolisierten. *Wohl eher Sodom und Gomorrha, wie die Dinge liegen*, dachte Olav bitter.

Er hörte ihre Schritte auf dem Kies und drehte sich um. Ein weites lila Wollcape hing ihr um die Schultern. Viel zu warm bei zwanzig Grad. Er schloss sich ihr an und plauderte los, stellte leere Fragen über Kirchenöffnungszeiten, und ob sie Ärger mit Vandalismus hätten. Hanne Breistein ging stumm neben ihm und beantwortete keine davon.

»Findet hier morgen vielleicht ein Gottesdienst statt?«

»Ja. Um elf. Wollen Sie kommen? Der Pfarrer würde sich freuen, ein paar neue Gesichter zu sehen.«

Sie zeigte tatsächlich ein schelmisches Lächeln, aber mit einer Andeutung darin, aus der Olav nicht ganz schlau wurde. Machte sie sich über ihn lustig? Er bekam das beklemmende Gefühl, ein Außenstehender zu sein, ein Heide.

Sie hatten mehrmals versucht, die Familie zu einem Umzug an einen sicheren Ort zu überreden, aber die Leute weigerten sich. Das Leben sollte ganz normal weitergehen. Die Kinder sollten keine Angst bekommen. *Was für eine Idiotie,* dachte Olav. Hätten Hanne Breistein und ihr Mann das Beste für ihre Sprösslinge gewollt, hätten sie sich unter jeden Arm ein Kind klemmen und um ihr Leben rennen müssen. Aber man konnte sie nicht zwingen, also blieb Olav keine andere Wahl, als sie an Ort und Stelle bestmöglich zu schützen.

Falls Hanne und ihre Familie morgen auch noch unter Schutz standen, würde er ein paar Beamte in die Kirche schicken. Nichts deutete darauf hin, dass der Mörder sich einen solchen Ort aussuchen würde. Hanne Breistein würde nicht im Taufbecken ertränkt oder mit einer Klaviersaite an der Kanzel aufgehängt werden. *Sie sollte brennen.* Wie eine sündige Hexe in früheren Jahrhunderten sollte sie spüren, wie sich die Flammen durch Haut und Fleisch fraßen, während sie ihre Qualen hinausschrie.

Das waren nicht etwa Olavs makabre Gedanken, die die Oberhand gewannen, sondern Hannes eigene Worte. So hatte sie sich ausgedrückt, als sie mit der Frage konfrontiert wurde, welches ihre allergrößte Angst war. Ohne zu zögern, hatte sie davon erzählt. Dass es die furchtbarste aller furchtbaren Arten sein musste, auf die man seinem Schöpfer entgegentreten konnte. *»Brennende, schmorende, glühende Flammen, die sich in dich hineinfressen.«*

Es konnte gut sein, dass sie recht hatte. Hanne Breistein war keine Frau, aus der man leicht schlau wurde. Sie hatte keine Reaktion auf das gezeigt, was Olav und die Polizeibeamten ihr erzählt hatten. Dass ihre Jugendfreunde tot waren. Dass sie auf die denkbar schlimmste Weise ermordet worden waren, ausgehend von ihren eigenen Phobien. Dass die Polizei vermutete, der Mörder könnte ein Mitglied der alten Freundesclique gewesen sein, das sich rächen wollte. Bisher hatten sie zwölf Personen ausfindig gemacht, vernommen und als unverdächtig von der Liste gestrichen. Es schien nicht so, als würden diese

Informationen überhaupt bei ihr ankommen. Hanne hatte ein Leuchten in den Augen, das selbst dann nicht erlosch, wenn sie über die grausamsten Dinge sprachen.

Wenn er es nicht besser wüsste, hätte er vielleicht angenommen, dass sie keine Empathie und kein Einfühlungsvermögen besaß. Aber er hatte sie weinen sehen, als sie erzählte, dass ihre Schwester vor einigen Wochen bei einem Basejumping-Unfall in Romsdalen ums Leben gekommen war, und wie schwer der Verlust der Mutter für ihre kleinen Kinder sein musste. Olav hatte auch gesehen, wie Hanne mit den Tränen kämpfte, als ihre Tochter sie umarmte und fragte, ob der unheimliche Mann wiederkommen würde.

Die Autofahrt von Åkrehamn zu dem kleinen roten Haus in Kopervik, in dem Hanne Breistein mit ihrer Familie lebte, dauerte nur zehn Minuten, aber Olav spürte trotzdem, wie die Ungeduld ihm im Nacken saß. Ihn antreiben wollte, weiter, weiter, auf ein Ende zu. Das gestrige Fiasko war ein Bleigewicht, das ihn zu versenken drohte. Er ertrug es nicht zu verlieren, deshalb hatte er es auch nie getan. Entweder er gewann, oder er hatte den Rücken frei. Bei den Karten, die er jetzt auf der Hand hatte, gab es keinen anderen Ausweg als den Sieg. Sie hatten eine Zeugin, und sie wussten, wie er aussah. *Abaddon*. Der Todesengel.

Ein großer, hagerer Mann mit faltigem, glattrasiertem Gesicht, auffallend spitzem Kinn, vorstehenden Wangenknochen, kurzen dunklen Haaren mit Seitenscheitel und sehr markanten Augenbrauen, die fast ineinander wuchsen. So hatte Vilde ihn beschrieben, wenn auch auf eine kindlichere Art. Außerdem war ihr aufgefallen, dass er eine tiefe Narbe hatte, die sich von einem Mundwinkel bis zum Kinn hinunterzog. Seine Kleidung gab ihnen einen weiteren Anhaltspunkt. Alles zusammen genügte, um eine knappe Stunde später ein reales Bild des Mannes zu haben, das von der Überwachungskamera einer Tankstelle in Avaldsnes weiter nördlich auf der Insel stammte. Die achtjährige Vilde Breistein hatte ihn ohne zu zögern als den Mann identifiziert, mit dem sie am Nachmittag im Garten gesprochen hatte.

Auf den Überwachungsfotos aß der Mann einen Hotdog und wirkte gestresst. Er stand vor der Tankstelle und hielt nach allen Seiten Ausschau. Das Auto des Mannes hatte die Kamera nicht eingefangen. Das ärgerte Olav, aber das Bildmaterial, das sie hatten, brachte sie einer Ergreifung trotzdem einen großen Schritt näher. Jede einzelne Polizeistreife in Haugaland hatte jetzt ein Bild von ihm und hielt die Augen offen. Wäre es nach Olav gegangen, hätte er die Fotos auch an die Presse gegeben, aber das hatte der Polizeichef verhindert.

»Dann weiß er, dass wir es wissen«, hatte er gesagt. »Und wird seine Vorsichtsmaßnahmen treffen.«

Das Haus in Kopervik war gut und sichtbar bewacht durch uniformierte Polizisten. Der Mann würde keine Chance haben, hier etwas zu unternehmen. Zwei Streifenbeamte im Haus, zwei davor. Außerdem hielten Feuerwehrleute rund um die Uhr Brandwache. Falls der Kerl vorhatte, die Frau anzuzünden, würde das in diesem Haus jedenfalls nicht passieren.

Hanne Breistein seufzte, als sie sich aufs Sofa setzte und die Arme um ihre Tochter legte. Olav fühlte sich unwohl. Das hier war privat, und er kam sich vor, als würde er in die Intimsphäre der Familie eindringen. Er räusperte sich, um sie dazu zu bringen, ihre Umarmung zu lösen, bevor er sagte, was er auf dem Herzen hatte.

»Ihre Tochter war uns eine große Hilfe. Ich möchte, dass Sie das wissen.«

Hanne Breistein nickte und ließ ihre Tochter los. Sie rieb sich die Augen und unterdrückte ein Gähnen.

»Ihre Beschreibung hat Sie also weitergebracht?«

»Wir haben jetzt ein deutliches Bild von diesem Mann. Vilde hat bestätigt, dass er es ist, und ich glaube, es ist nur eine Frage der Zeit, bis wir wissen, wer er ist, und ihn festnehmen können. Dann sind Sie in Sicherheit. Aber es muss ja ein Bekannter aus Ihrer Teenagerzeit sein, von daher dachte ich, Sie könnten sich das Foto vielleicht mal ansehen?«

Olav holte das Überwachungsfoto, das sie an die Streifenwagenbesatzungen herausgegeben hatten, auf sein Handydisplay und zeigte es ihr.

Hanne Breistein machte ein verwundertes Gesicht. Sie blickte ihn an und schüttelte den Kopf.

»Meinen Sie das ernst, oder ist das irgendein makabrer Scherz …? In dem Fall fände ich das überhaupt nicht lustig.«

Olav sah, dass ihre Finger zitterten, genauso wie die Mundwinkel.

»Was meinen Sie damit? Kennen Sie ihn?«

Hanne warf das Handy in Olavs Schoß und stieß ihn heftig gegen die Schulter. Ihre Stimme war hoch und schrill, als sie antwortete.

»Ob ich ihn kenne? Sie wollen mich auf den Arm nehmen … Das Foto ist manipuliert. Der Mann auf dem Bild ist tot, und das seit siebzehn Jahren.«

Austmannavegen, Haugesund
Samstagnachmittag, 8. August

Die Kälte kroch Viljar Ravn Gudmundsson unter die Jeansjacke, als er vor Prix im Austmannavegen aus dem Taxi stieg. Ein Luftzug, bei dem sich ihm die Haare an den Unterarmen aufstellten, kündigte an, dass selbst mörderisch heiße Sommertage irgendwann ein Ende haben. In einem Gebüsch am Straßenrand machte eine weiße Katze einen Buckel, bevor sie in Richtung der Reihenhäuser im Texasviertel davonsprang.

Die Siedlung im Süden der Stadt bestand aus älteren, kastenförmigen Reihenhäusern. Den besonderen Namen hatte sie wegen ihrer Ähnlichkeit mit den Kulissen in einem Wildwestfilm erhalten. Viljar hatte allerdings eine eigene Erklärung dafür. Er kannte einige der Leute, die in den schlichten Häusern aus den Siebziger- und Achtzigerjahren wohnten, und es bestand wenig Zweifel, dass dort manchmal ziemlich raue Sitten herrschten.

Bei jedem Schritt in Richtung der Wohnblocks, wo er selbst wohnte, schossen ihm die Schmerzen im Fuß das Bein hinauf. Er hatte das Taxi sechshundert Meter vor dem Ziel halten lassen müssen, weil er nur noch 124 Kronen hatte und das Taxameter im Begriff gewesen war, die 120 Kronen-Grenze zu überschreiten. Das war typisch. Er kam schon eine halbe Stunde zu spät zu seiner Verabredung mit Julie Moksheim, und sie antwortete weder auf SMS noch auf Anrufe.

Für einen Samstagnachmittag war der Austmannavegen auffallend still und verlassen. Viljar und sein Stock hatten den Bürgersteig ganz für sich allein. An einem normalen Tag hätte er das als befreiend empfunden, aber nicht nach allem, was in den letzten Tagen passiert war. Er war schutzlos und bewegte sich durch offenes Gelände wie ein langsames Ziel auf einem Schießübungsplatz. Die Erkenntnis veranlasste ihn, den Kopf einzuziehen und besorgte Blicke über die Schulter zu werfen.

Die Angst sprang ihn ohne Vorwarnung von hinten an. Er spürte einen solchen Schmerz in der Brust, dass ihm schwarz vor Augen wurde. Der Tunnelblick befeuerte die Panik noch, und in seinem Kopf war es, als hätte jemand eine Leitung unter Strom gesetzt. Viljar keuchte, während er versuchte, schneller zu gehen. Das war ebenso aussichtslos, wie einen DAF 66 in den vierten Gang zu schalten.

Eine hohe Hecke dämpfte den Verkehrslärm der Hauptstraße, aber sie verdeckte auch alles, was auf der Parallelstraße, auf der Viljar sich befand, vor sich ging. Und das, was vielleicht im Gebüsch auf ihn wartete. Viljar blieb abrupt stehen, als er meinte, zehn Meter vor sich in der Hecke eine Bewegung wahrzunehmen. Der eine Zweig dort war unnatürlich nach unten gebogen, so als ob ihn jemand festhielt. Irgendwas raschelte dort drinnen.

Er stand regungslos da und wartete, aber er sah ein, dass er nicht ewig so stehenbleiben konnte. Kehrtzumachen und zurückzulaufen wäre eine Alternative gewesen, aber er hätte sich erst den linken Fuß absägen und eine Prothese umschnallen müssen, um schneller zu sein als ein Dreirad. Die Wahrscheinlichkeit, dass es nur der Wind war, der mit den Blättern spielte, war wesentlich größer, als dass sich dort ein kaltblütiger Mörder versteckt hatte, der außerdem auch noch hätte wissen müssen, dass Viljar nicht genug Geld besaß, um das Taxi bis vor die Haustür zu bezahlen.

Viljar versuchte, seinen ganzen Mut zusammenzunehmen, holte tief Luft und machte einige zögernde Schritte auf die Wohnblocks zu. Sein T-Shirt klebte ihm am Rücken. Die Augen fest auf das Gebüsch gerichtet, kam er immer näher. Er klammerte sich an den Stock und biss die Zähne zusammen. Auf einmal entdeckte er den Umriss eines Kopfes in der Hecke.

»He, du!«, rief er. Der Kopf verschwand plötzlich, und es raschelte mächtig dort drinnen. Ratlos wie ein Weihnachtsmann am Ostermorgen stand Viljar da und stützte sich auf seinen Gehstock. Er rief noch einmal, lauter jetzt.

Neue Bewegung im Gebüsch. Ein verwirrter Jugendlicher reckte den Kopf hervor und starrte ihn erschrocken an. Viljars Angst wich augenblicklich einem Wutanfall.

»Was in drei Teufels Namen machst du da, verdammt noch mal!«

Der Junge kam mit erhobenen Händen aus dem Gebüsch. Viljar zeigte mit dem Stock auf ihn. Der hatte offenbar die gleiche Wirkung wie eine gezogene Pistole.

»S-s-sorry ... Mu-musste nur ma-mal pinkeln ...«

Die Hose hing ihm halb in den Kniekehlen, aber Viljar hätte nicht sagen können, ob er sie immer so trug oder er es einfach nicht mehr geschafft hatte, sie hochzuziehen.

Eine Minute später humpelte Viljar weiter. Die Angst wollte ihn immer noch nicht loslassen. Er hatte den Verdacht, dass er langsam selbst sein schlimmster Feind wurde. Falls ihn nicht demnächst ein Killer erledigte, würde es ein schwerer Herzinfarkt tun. Die letzten Schritte hinunter zu Block D, wo seine Wohnung war, kamen ihm vor, als schleppte er sich durch eine

Eiswüste. Er bibberte und fror, obwohl es fast zwanzig Grad warm war.

Endlich an der Haustür angekommen, fummelte er den Ersatzschlüssel aus der Tasche, den Alex ihm gebracht hatte, und drehte ihn im Schloss. Die Tür öffnete sich, und er stolperte ins dunkle Treppenhaus. Er blieb stehen, um sich davon zu überzeugen, dass die Tür hinter ihm ins Schloss fiel, und während er zusah, wie sie sich die notwendigen letzten Zentimeter bewegte, bevor der Schnapper einrasten konnte, kehrte dasselbe Gefühl zurück, das er schon vor ein paar Minuten gehabt hatte. Nur diesmal viel stärker.

Hinter ihm stand jemand. Es war kein Geräusch, das die Anwesenheit der Person verriet. Auch keine Bewegung, die Viljar aus den Augenwinkeln wahrgenommen hätte. Es war das unverkennbare Gefühl von warmem Atem, der ihn im Nacken traf, und der knoblauchsatte Mundgeruch, der ihm träge in die Nasenlöcher kroch. Dann hörte er eine Stimme in sein Ohr flüstern.

»Du hast also gedacht, du könntest mir entkommen, Gudmundsson …«

Kopervik, Karmøy
Samstagnachmittag, 8. August

Mörder und andere Verbrecher mochten einen Vorsprung haben. Sie mochten die Ermittler täuschen, sie in die Irre führen, Katz und Maus mit ihnen spielen. Aber irgendwann wurden sie eingeholt. Eine Blutspur oder ein Fingerabdruck, ein Haar oder ein Augenzeuge. Ein Versäumnis oder eine Bagatelle. Früher oder später flogen sie immer auf, dachte Olav Scheldrup Hansen. Diesmal waren es eine Überwachungskamera und ein aufmerksames kleines Mädchen, die das Schicksal des Mörders besiegeln würden. Jetzt konnte sich der Mistkerl noch ein paar Stunden verstecken, aber morgen würde er ihn persönlich aus dem Schatten ziehen und ihn auf jede Zeitungstitelseite und in alle Nachrichtensendungen im Fernsehen bringen.

Sigve Hollekim. Geboren 1979 in Haugesund. Vermisst seit dem 27. Juli 1998. War für tot gehalten worden, da alles auf Selbstmord hingedeutet hatte. Portemonnaie, Schuhe und Kleidung waren an Deck der Dänemarkfähre gefunden worden, direkt vor der Reling. Die Überwachungsvideos der Fähre zeigten, dass er in Kristiansand an Bord gegangen, aber in Hirtshals nicht ausgestiegen war.

Olav Scheldrup Hansen konstatierte, dass der wandelnde Zombie sich in die Reihe geradezu unglaublicher Vorfälle einfügte, die es im letzten Jahr im Distrikt gegeben hatte. Das

Trinkwasser hier in Haugesund musste mit irgendeinem Teufelszeug versetzt sein, das bei den Verrückten alle Sicherungen durchbrennen ließ. Es konnte nicht nur an dem scheußlichen Wetter liegen, dass die Leute den Verstand verloren.

Er stand in der offenen Tür von Hanne Breisteins Haus und beobachtete die Kriminaltechniker dabei, wie sie Hannes Auto auf versteckte Bomben oder andere Dinge untersuchten, die den Wagen in Brand setzen konnten. Ihre Angst war begründet. Während ihres Studiums in Trondheim war sie 2002 beinahe bei einem Großfeuer in Midtbyen ums Leben gekommen, und seitdem traute sie sich nicht mal mehr, eine Kerze anzuzünden. Der Mörder war bisher genau nach Schema vorgegangen. Die Mordmethode fußte jeweils auf der größten Angst der Opfer, aber das Motiv war ebenso alt wie die Erbsünde. *Rache.*

Hanne Breistein war sich absolut sicher. Der Mann auf den Fotos könne kein anderer als Sigve Hollekim sein, behauptete sie. Wenn das stimmte, hatte er sich also siebzehn Jahre lang versteckt gehalten. Olav hatte sofort zum Telefon gegriffen, als das Gespenst einen Namen bekommen hatte, und die Bilder der Überwachungskamera an Lotte Skeisvoll geschickt. Sie hatte Hannes Angaben bestätigt. Es war Sigve Hollekim. Lotte erzählte, wie sie damals mit ein paar Freunden einen Ausflug zur Hütte in Skånevik gemacht hatten, und dass es das erste und einzige Mal war, dass sie Sigve mitnahmen. Er und Signe Røyrvik waren frisch verliebt gewesen, und sie hatten keine andere Wahl gehabt, als ihn mitzunehmen, behauptete sie. Am letzten Abend auf der Hütte war Sigve schwer betrunken gewesen und hatte ein Geheimnis verraten, das alle anderen schockierte. Er hatte indirekt zugegeben, dass er ein Jahr zuvor das Haus seines Vaters angezündet und die Feuerwehr erst gerufen hatte, als er sicher sein konnte, dass sein Vater in den Flammen umgekommen war.

Alle hatten gewusst, dass Sigves Vater ein Schwein gewesen war, erzählte Lotte. Ein brutaler Alkoholiker, der zweimal wegen häuslicher Gewalt verurteilt worden war. Seit Sigve fünfzehn war, hatte er bei Pflegeeltern gelebt. Sein Kontakt zum Vater war sporadisch und schwierig gewesen, soweit sie sich erinnerte. An jenem Abend in der Hütte hatte er angedeutet, was er getan hatte. Als die Stimmung kippte und mehrere der Freunde mit Abscheu und Empörung reagierten, bereute er seine Worte offenbar und behauptete, das sei alles Quatsch. Keiner aus der Gruppe glaubte ihm, und sie drängten ihn, sich zu stellen. Andernfalls würden sie ihn bei der Polizei anzeigen. Was ein paar Tage später auch geschah.

Wenige Minuten nach dem Gespräch mit Lotte ließ sich Olav die alten Fahndungsunterlagen mailen, mit denen Sigve Hollekim national und international gesucht worden war. Die Unterlagen bestätigten die Schilderungen, die Lotte Skeisvoll und Hanne Breistein von dem Vorfall gegeben hatten. Die Ermittlungen rund um Sigve Hollekims Verschwinden führten zu den letzten Spuren von ihm auf der Dänemarkfähre nach Hirtshals. Hollekim hatte sich offensichtlich so unter Druck gesetzt gefühlt, dass er seinen eigenen Tod vorgetäuscht und siebzehn Jahre versteckt gelebt hatte. In bitterem Hass auf die, die er für seine Freunde gehalten hatte. Jetzt ließ er siebzehn Jahre Wut heraus, indem er jeden von ihnen den grausamsten Tod erleiden ließ, den sie sich vorstellen konnten. Eine aus diesem Freundeskreis war Lotte Skeisvoll. Die sich in diesem Moment mutterseelenallein in derselben Hütte aufhielt, in der damals alles begonnen hatte. Olav war stinksauer auf den Polizeidirektor, der nachgegeben und ihr erlaubt hatte, sich irgendwo tief in der westnorwegischen Fjordhölle zu verkriechen. Wie zum Teufel sollte er es schaffen, sie dort in der Wildnis zu beschützen?

Er checkte sein Handy zum fünften Mal in fünf Minuten. Olav wusste, dass sie Polizeischutz dort draußen hatte, aber das Gefühl von fehlender Kontrolle verursachte ihm chronische Bauchschmerzen. Vier bewaffnete Polizeibeamte bewachten ihre Hütte in Skånevikstranda und alle erdenklichen Zufahrtswege. Mehr konnte man in der gegenwärtigen Situation nicht tun. Jetzt ging es erst mal darum, Familie Breistein in Sicherheit zu bringen.

Sie hatten mehrere Streifenpolizisten am Haus, Straßensperren, Feuerwehrleute und strategisch platzierte Einsatzkräfte in der Umgebung. Alle Ecken und Winkel waren durchsucht worden, ob sich dort irgendetwas befand, womit man ein Haus anzünden konnte. Jedes noch so kleine Schlupfloch galt es abzudichten.

Es war jetzt sechs Uhr abends. Olav rief die Polizisten ins Wohnzimmer und holte Familie Breistein dazu, damit auch sie über die Entwicklung und die ergriffenen Maßnahmen im Bilde waren.

»Bitte mal alle herhören. Familie Breistein möchte das Haus nicht verlassen. Sie haben diese Entscheidung gegen unseren ausdrücklichen Rat getroffen, aber ich erwarte von allen anwesenden Einsatzkräften, dass ihr das respektiert. Ohne richterliche Anordnung können wir uns über die Entscheidung nicht hinwegsetzen. Unsere Aufgabe ist es, Hanne, ihren Ehemann und die Kinder so lange zu beschützen, wie es notwendig ist. Alle Polizeikräfte müssen ständig bewaffnet und in der Lage sein einzugreifen, falls es die Situation erfordern sollte. Sigve Hollekim weiß, dass wir in Alarmbereitschaft sind. Das macht unsere Aufgabe umso schwieriger. Er wird seine Vorsichtsmaßnahmen treffen, und wir müssen das auch tun. Niemand – und ich wiederhole: *niemand* – darf Zutritt zum Haus erhalten, mit Ausnahme von uns, die wir hier Wache halten.«

Austmannavegen, Haugesund
Samstagnachmittag, 8. August

Das raue Vibrato in der Stimme hätte sexy und verführerisch sein können, wenn es nicht so gewesen wäre, dass Viljar Ravn Gudmundsson ihre Besitzerin kannte und daher einiges darüber wusste, mit welcher Furie er es zu tun hatte. Sie stand also hinter ihm und strich ihm mit einem Fingernagel über den Nacken. Der Nagel schnitt sich in seine Haut, und er erschauerte vor Unbehagen. Viljars Nachbarin war berüchtigt. Nicht nur für ihre große Auswahl an hauchdünnen Negligés, sondern ebenso dafür, vom Tun und Lassen der Hausbewohner manisch besessen zu sein. Geschichten machten die Runde, dass sie ein *Schwarzbuch* habe, in dem sie notiere, wann die Leute im Block kamen und gingen. Die Dame hatte jedenfalls einen besseren Überblick über Viljars nächtliche Besucherinnen als er selbst.

Viljar drehte sich um und versuchte mit einer freundlichen Geste, ihren kratzenden Zeigefinger von seiner Haut fernzuhalten. Leider war die Frau nicht wohlwollend gestimmt. Sie kniff ein Auge zu, während sie ihn von Kopf bis Fuß musterte, und Viljar meinte einen Anflug von Verachtung zu bemerken, als ihr Blick auf den Gehstock fiel.

»Auch wenn du jetzt ein Krüppel bist, heißt das noch lange nicht, dass du deine Schlüssel in der halben Stadt verteilen kannst, Gudmundsson.«

Viljar überlegte einen Moment, ob die gute Frau den Verstand verloren hatte.

»Meine Schlüssel …? Wie kommen Sie denn darauf? Nur ich und Alexander haben Schlüssel, und wir wohnen immerhin hier.«

Die Nachbarin setzte ihm den Zeigefinger auf die Brust und blies sich auf.

»Willst du mir frech kommen? Ich weiß doch *genau*, wer in diesem Aufgang wohnt und wer nicht. Das Weibsbild, das vor einer halben Stunde in deine Wohnung gegangen ist, wohnt hier nicht, und wenn du nicht wieder vergessen hast, deine Tür abzuschließen – Gott weiß, zum wievielten Mal –, hat sie ja wohl einen Schlüssel.«

Viljar zog den Kopf ein. Durchsuchte sein Gedächtnis. Hatte er gestern früh die Wohnungstür abgeschlossen? Und wer zum Teufel war in seiner Wohnung? Hatte er nicht tatsächlich seinen Schlüssel verloren?

»Ich habe abgeschlossen, dann hat Alexander ihr wohl seinen Schlüssel gegeben. Er hat hin und wieder Freundinnen zu Besuch …«

»Er hat nicht *hin und wieder* Freundinnen zu Besuch, Gudmundsson. Bei euch stehen dauernd irgendwelche Mädels auf der Matte. Aber die hier spielt in einer anderen Liga. Oder hat er gerade seine MILF-Phase?«

Viljar hätte um ein Haar nachgefragt, konnte sich aber gerade noch bremsen. Er wollte gar nicht wissen, was MILF in ihrer Welt bedeutete. Die große Frage war, wer da oben auf ihn wartete. Er hatte Julie Moksheim gebeten, zu ihm nach Hause zu kommen. Gut möglich, dass sie es war. Oder vielleicht Lotte?

»Sagen Sie… Ist die Frau immer noch da, oder ist sie

schon wieder gegangen? Ich nehme an, Sie haben den Überblick?«

Ihr verächtliches Schnauben sagte genug. Es hätte schon ein Chippendale im Tanga in ihrem Schlafzimmer stehen müssen, damit ihr entging, was sich im Treppenhaus tat. Die Nachbarn waren sich schon vor langer Zeit einig geworden, den Vertrag mit der Wachgesellschaft zu kündigen.

»Sie ist noch da. Ich hatte meine Tür einen Spalt offen gelassen, während ich mir etwas Anständigeres angezogen habe, deshalb hätte ich gehört, wenn sie gegangen wäre.«

Viljar ertappte sich bei dem Gedanken, was wohl weniger anständig gewesen sein könnte als der hauchzarte Kimono, den sie als Abendgarderobe gewählt hatte. Er nickte ihr zu, packte das Geländer und begann, langsam die Treppe hinaufzugehen. Sie folgte ihm und war ihm so dicht auf den Fersen, dass er jedes Mal ihre Brüste an seinem Rücken spürte, wenn er einen neuen Schritt machte.

Oben angekommen stellte er fest, dass die betreffende Person immerhin nicht die Tür hinter sich abgeschlossen hatte, nachdem sie in seine Wohnung gegangen war. Er versuchte, es vor der Frau in seinem Rücken zu verschleiern, indem er den Schlüssel falsch herumdrehte.

»Gib dir keine Mühe. Ich weiß, in welche Richtung man aufschließt.«

Viljar seufzte, öffnete die Tür und hinkte in seine Wohnung. Er war zu langsam, die Nachbarin drängte sich sofort an ihm vorbei. Es war nicht das erste Mal, dass sie ungebeten in anderer Leute Wohnungen marschierte.

»Allmächtiger! Wann hast du das letzte Mal sauber gemacht, Gudmundsson?«

Sie strebte mit energischen Schritten aufs Wohnzimmer zu.

»Hören Sie … Ich habe Ihnen das schon mal gesagt, und ich sage es jetzt wieder. Ich habe Sie nicht hereingebeten. Sie können hier nicht durchs Haus laufen, wie es Ihnen passt. Würden Sie bitte in Ihre eigene Wohnung gehen?«

Seine Worte fielen auf Beton. Es war ebenso aussichtslos, als wollte man einen rechten Internettroll dazu bringen, den Unterschied zwischen Jens Stoltenberg und Josef Stalin zu erkennen. Viljar humpelte hinter ihr her, so gut er konnte. Sie hatte bereits drei Zimmer und die Küche inspiziert, als sie ohne Vorwarnung vor der offenen Schlafzimmertür stehen blieb. Viljar lief direkt in sie hinein und legte automatisch den Arm um ihre Taille, damit sie nicht beide hinfielen.

Er hörte den Schrei, noch ehe er aus ihrer Kehle kam. Gleich darauf war es, als hätte jemand den Ton abgestellt, und sie brach wie ein Stück totes Fleisch vor seinen Füßen zusammen. Er selbst stand mit hängenden Armen da. Merkte, wie ihm der Stock aus der Hand fiel, und hörte den Knall, als er auf dem Boden auftraf.

Auf seinem Bett lag Julie Moksheim, nach allen Regeln der Kunst gefesselt und geknebelt, und Viljar blickte direkt in die Mündung einer großkalibrigen Pistole.

***»Alles verschwamm im Nebel.
Die Vergangenheit wurde getilgt,
die Tilgung wurde vergessen,
die Lüge wurde Wahrheit.«***

Der tote Mann setzte sich mit dem Rücken an eine Birke, die sich träge über den Weg neigte, dem er hinauf zur Hütte gefolgt war. Er ballte mehrmals die Fäuste und öffnete sie wieder. Spürte, wie die Sehnen schmerzten, und genoss das Gefühl. Es war ein ganzes Leben her, seit er zuletzt ein Boot gerudert hatte, und jetzt hatte er gleich zwei Kilometer zurückgelegt. Den Außenbordmotor zu benutzen kam nicht infrage. Er hatte die Polizeiwachen am Steg gesehen, als er früher am Nachmittag vorbeigetuckert war. Am Uferstreifen des Nachbargrundstücks, einige Hundert Meter weiter östlich, war es jedoch möglich, ungesehen anzulegen. Er hatte das Boot am Fuß einer Steilwand versteckt, und man musste ganz an den Rand der Steilwand gehen, um den schmalen Strandstreifen sehen zu können, wo er an Land gewatet war.

Er wunderte sich, dass die Bewachung nicht besser war. Aber es hätte ja auch ein ganzes Bataillon erfordert, um den Wald rund um die Hütte zu sichern, und im Moment war der Großteil der Polizeikräfte von Haugaland damit beschäftigt, sich in Kopervik auf der Jagd nach einem Brandstifter gegenseitig auf die Füße zu treten. Hier, von der Birke aus –

knapp zweihundert Meter von Lotte Skeisvolls Sommerhütte entfernt – war nicht eine lebende Seele zu sehen.

Das Gelände rund um die Hütte war das reinste Geschenk. *In need of some gardening*, hätte es in einer englischen Immobilienannonce geheißen. Mit anderen Worten: Wucherndes Gestrüpp und Wildwuchs. Das Einzige, was ihn unsicher machte, war der Hauch von Unvorhersehbarkeit. Er hatte Wochen gebraucht, um seine Pläne für die Auserwählten auszuarbeiten, und diesen Ort von Anfang an im Hinterkopf gehabt, aber es war nicht gesagt, dass es hier tatsächlich enden würde. Nicht unbedingt. Er musste mehr in Erfahrung bringen, musste ganz sicher sein und Fallgruben und unvorhergesehene Hindernisse ausschließen.

Der tote Mann schüttelte die Beine aus, um sie aufzuwecken, und schlich in den Schatten der Bäume. Die Polizeiwachen mussten hier irgendwo sein. Langsam bewegte er sich am Waldrand entlang. Ein paar Schritte – Ausschau halten – und die nächsten paar Schritte. Wiederholte Bewegungen. Ruhig. Er musste vorsichtig sein, solange es hell war, aber in der Nacht würden ihn nur Nachtsichtgeräte oder Ferngläser mit Wärmesensoren entdecken können. Alternativ war es natürlich möglich, dass sie Hunde dabei hatten, aber er vermutete stark, dass sie die Hunde an Hanne Breisteins Haus einsetzten.

Als er oberhalb der Hütte angekommen war und die Zufahrtsstraße im Blick hatte, sah er zwei Männer neben einem Streifenwagen stehen, den sie quergestellt hatten, um die Straße zu sperren. Sie waren bewaffnet, spähten in alle Richtungen und wirkten hellwach. Im Wagen saß ein dritter Polizist und sprach ins Funkgerät. Eine Dreierschicht, mit anderen Worten. Vier Stunden Wache, zwei Stunden Pause.

Außerdem waren Polizisten unten am Kai und wahrscheinlich einer oder mehrere in der Hütte selbst.

Der tote Mann legte sich auf einen umgestürzten Baumstamm und faltete die Hände auf der Brust. Er spürte jetzt ihren Geruch. *Hochmut.* Sie, die glaubte, die Wahrheit gepachtet zu haben. Sie, die immer wusste, was richtig und was falsch war. Sie, die sich über alle erhob und meinte, die Geschichte zu kennen. Aber die Geschichte war nicht wahr. Nicht so, wie sie sie erzählte. Nicht so, wie sie wollte, dass sie für die Zukunft aufgeschrieben werden sollte. Ein so grenzenloser Hochmut war ihm noch nie begegnet. Eine solche Kälte konnte nicht vom Herrn kommen, sie war wie Frost in der Erde unter ihm. Das Buch zeigte dem toten Mann den rechten Weg, auch in Bezug auf sie:

»Ein stolzes Herz ist dem Herrn ein Greuel und wird bestraft werden.«

Bis es dunkel wurde, würde er im Buch lesen und sich versteckt halten. Keinen Muskel bewegen. Er hatte eine außergewöhnlich lange Übung darin.

»Jede Kriegführung beruht auf Täuschung«, hieß es bei Sun Zi. *»Wenn wir nah sind, müssen wir den Feind glauben lassen, dass wir weit weg sind; wenn wir weit weg sind, müssen wir ihn glauben lassen, dass wir nah sind.«*

Das war die Essenz der *Kunst des Krieges.* Der tote Mann befand sich wenige Schritte vom Ziel entfernt, während ein ganzes Polizeikorps Dutzende von Kilometern entfernt die karge Vegetation von Karmøy niedertrampelte. Vor ein paar Wochen hätte ihn dieses Spielchen amüsiert. Jetzt nicht mehr. Dazu war er zu konzentriert.

Im Wald regte sich kein Laut. Kein Rascheln von Blättern im Wind. Keine Vögel, die zwitscherten. Kein Igel kroch durchs Gebüsch auf der Jagd nach Schnecken und Würmern. Die Stille war eine kompakte Substanz. Die völlige Abwesenheit von Geräusch. Der tote Mann ließ langsam alle Luft aus der Lunge entweichen und öffnete vorsichtig die Augen. Drehte den Kopf zur Hütte und spürte, wie ein Lächeln in seinen Mundwinkeln zu zucken begann. Wenn die Nacht kam, würde Dunkelheit die kleine Holzhütte umschließen und einen Menschen in ein trügerisch sanftes Tuch aus Geborgenheit und Ruhe hüllen.

Austmannavegen, Haugesund
Samstagabend, 8. August

Viljar spürte, wie sein ganzer Körper taub wurde. Rein äußerlich war Ahmed Jazeem Karjoli nicht schwer wiederzuerkennen. Viljar hatte die körnigen Fotos in der Zeitung gründlich genug betrachtet, um zu wissen, wen er vor sich hatte, aber der Schock war deshalb nicht geringer. Er war nie auf den Gedanken gekommen, dass sich hinter dem bärtigen Gesicht noch ein viel größeres Geheimnis verbarg als ein toter IS-Kämpfer. Der Mann, der mit der Pistole auf ihn zeigte, war in den vergangenen Jahren ein häufiger Gast in seinen schlimmsten Albträumen gewesen. Jetzt konnte Viljar es sehen. Hinter dem Bart. Hinter den langen Zottelhaaren. Hinter der Wildheit in den Augen. Nicht einmal der Nachname hatte ihn stutzen lassen. Karjoli … *Wie blöd konnte man eigentlich sein?*

Der Mann, der auf seinem Bett saß, war zweifellos derselbe Ahmed Jazeem, den man fälschlicherweise des Mordes an Geirmund Bakken verdächtigte, aber für Viljar war er ein Gespenst aus einer fünf Jahre zurückliegenden Zeit. Damals hatte er Frederic Karjoli geheißen und war Jonas Ferkingstads fester Freund gewesen. Frederic hatte drei Jahre im Knast gesessen und die Liebe seines Lebens verloren. Alles nur, weil Viljar Ravn Gudmundsson an einem schicksalsschweren Freitagmorgen im August 2010 bei seiner Arbeit am Newsdesk von *Haugesunds Avis* gepfuscht hatte.

Viljar hob die Hände hoch und kämpfte gegen die aufsteigenden Tränen. Die Situation war absurd, und er merkte, dass er in diesem Moment – gegen diese Übermacht – nichts hatte, um sich zu verteidigen. Ganz gleich, was er sagte, es würde falsch sein. Jonas' Blut klebte für immer an seinen Händen. Er hatte sich damit abgefunden. Hatte gelernt, mit der ewigen Angst, den Schuldgefühlen und der Trauer zu leben.

»Frederic… Es tut mir leid. Ich…«

Weiter kam er nicht. Frederic war aufgesprungen und hatte ihm den Pistolenkolben an den Kopf geschlagen. Viljar kippte zur Seite und brach neben der Nachbarin zusammen. Stechende Schmerzen zuckten durch seinen Kopf, und er hielt sich die Arme schützend vors Gesicht, während er sich wie ein Embryo auf dem Boden krümmte. Er spürte die Tritte kaum, die ihn im Kreuz und an den Schultern trafen, registrierte aber, dass Frederic seine Wut herausbrüllte, während er auf ihn eintrat. Viljar wurde bereits schwarz vor Augen, als Frederics Wut nachließ. Er atmete schwer und presste die Hand an den Körper, als hätte er Seitenstiche.

Viljar keuchte und starrte aufs Parkett. Tränen liefen ihm übers Gesicht. Frederic stieß ihn mit dem Fuß an.

»Steh auf, du Abschaum! Und sieh mich an, verdammt!«

Nur mühsam gelang es Viljar, sich in Sitzstellung aufzurappeln. Blut lief ihm von der Stirn in die Augen, er hatte Schwierigkeiten, etwas zu erkennen. Stockend versuchte er noch einmal, sich zu erklären:

»Frederic… Ich habe Jonas verraten, ich weiß. Es war die Hölle…«

Weiter kam er nicht, der Pistolenlauf rammte sich in seinen Mund, und Viljar merkte, wie ihm der Stoß einen Zahn abbrach. Frederic brüllte ihm ins Ohr:

»*Die Hölle?* Du Scheißkerl, ich fass es nicht! Du hast überhaupt keine Ahnung, was Hölle ist. Hölle ist, wenn du drei Jahre im Knast sitzt, wo jeder verdammte Insasse und jeder verfickte Schließer weiß, dass du schwul bist, und dass du einsitzt, weil du ein unschuldiges kleines Mädchen getötet hast. Glaubst du, es kümmert irgendwen, dass es keine Absicht war? Dass es ein Unfall war? Das, Gudmundsson … das ist die Hölle.«

Viljar wusste nicht, was er noch sagen sollte. Er sah ein, dass er in seiner naiven Dummheit gehofft hatte, diese Abrechnung werde eines Tages kommen und ihm die Möglichkeit geben, sein Verhalten zu erklären. Aber es gab keine Versöhnung. Es gab keine Vergebung. Da war nur Trauer, Wut und ein unendlicher Hass.

»Du kannst mit mir machen, was du willst. Ich habe es sicher verdient. Aber welchen Sinn hat es, Julie zu fesseln und zu verprügeln? Auf mich hast du gewartet, nicht auf sie. Julie hat überhaupt nichts getan …«

Viljar starrte in Frederics schwarze Pupillen. Da war etwas, das er nicht verstand. Der Mann erhob sich vom Bett, drehte sich um und spuckte Julie ins Gesicht. Viljar hörte sie unter dem Knebel fluchen.

»Du nennst dich Journalist, Viljar … Aber anscheinend liest du keine Zeitungen. Seite auf und Seite ab pisst diese Hure mich seit drei Tagen an. Nicht nur mich, sondern auch meine Familie. Wenn ich eins gelernt habe, als ich bei den verdammten Muslimen im Knast Schutz suchen musste, dann meine Ehre und die meiner Familie zu verteidigen. Sie kam wie gerufen.«

Viljar schloss die Augen. Es gab offenbar nichts, was er tun konnte, um Frederic Karjoli zur Vernunft zu bringen.

»Ich seh dir an, was du denkst, Gudmundsson … Du fragst dich, was du sagen kannst, um zu verhindern, dass ich dir in den Kopf schieße, aber du brauchst nichts zu sagen. Du sollst leiden. Du und deine Bullenbraut sollt euch Tage und Jahre hinter Gittern abquälen, so wie ich es musste. Ich weiß, was ihr getan habt. Ich war da, verstehst du? Hab dich und dein süßes Lottchen beobachtet, so wie jeden Tag, seit ich wieder in der Stadt bin.«

Viljar Ravn Gudmundsson brach der kalte Schweiß aus. Er hatte mit dem Tod gerechnet und sich mehr davor gefürchtet, als er es für möglich gehalten hätte, aber jetzt wünschte er sich dahin zurück.

»Willst du dich der Polizei stellen, ist es das, was du sagst, Frederic? Wem von uns werden sie glauben, was meinst du? Dem Terroristen oder dem Journalisten?«

Frederic Karjoli schüttelte langsam den Kopf. Beinahe betrübt.

»Du enttäuschst mich, Gudmundsson. Polizei? Die trotten den wirklich Mächtigen wie Straßenköter hinterher, genau wie die Politiker. Du und die anderen Hyänen in den Medien, ihr habt alle Macht. Ich hab eine Verabredung mit einem Reporter von *VG*. Wenn die dich ausgeschlachtet haben, kommt die Polizei und erledigt den Rest.«

Die Panik krallte sich wie eine Klaue in Viljars Bauch. Frederic Karjoli hatte recht. Wenn die Medien erst im Blutrausch waren, war ein Kampf dagegen ebenso hoffnungslos wie gegen Windmühlen. Bevor Viljar weiter darüber nachdenken konnte, war das laute Zuschlagen der Wohnungstür aus dem Flur zu hören. Frederic sprang sofort auf.

»Papa! Bist du zu Hause?«

Das war Alexander. Viljar keuchte in Panik auf, aber noch

ehe er reagieren konnte, raste Frederic Karjoli mit erhobener Pistole an ihm vorbei. Er fuhr herum und bekam das surrealistische Drama, das sich abspielte, gerade noch mit. Der Schreck nagelte ihn am Boden fest. Machte ihn handlungsunfähig. Taubheit lähmte seine Muskeln und verlangsamte alle Bewegungen, wie eine Zeitlupe im Film.

Der Schuss löste sich im selben Moment, als Frederic Karjoli mit dem Gesicht voran auf den Boden knallte. Die Pistole rutschte übers Parkett und blieb an einer Stehlampe zwei Meter weiter liegen. Frederic mühte sich, wieder auf die Beine zu kommen, aber eine Furie in lose sitzendem Kimono hielt seine Fußknöchel umklammert. Sie musste seine Beine gepackt haben, als er mit der Pistole im Anschlag Richtung Flur gelaufen war. Wenige Sekunden später kam Alexander ins Zimmer gestürzt und warf sich auf Karjolis Rücken wie ein amerikanischer Wrestler.

Viljars Lebensgeister kehrten im Nu zurück. Instinktiv riss er Julie den Knebel aus dem Mund, war mit einem Satz bei dem außer Gefecht gesetzten Frederic Karjoli und rammte ihm den Knebel in den Rachen, so tief er konnte. Im Nachhinein stellte Viljar sich immer wieder dieselbe Frage:

Sind wir Menschen so gemein, oder bin nur ich es?

Die Antwort ergab sich von selbst. In diesem Moment, mit Frederic zappelnd auf dem Fußboden, war das Wichtigste für Viljar, dass der Mann nichts sagte.

Skånevikstranda
Samstagabend, 8. August

Lotte atmete die Sommerdüfte ein und langsam wieder aus. Sie versuchte, jeden einzelnen Geruchspartikel zu identifizieren: Flieder, Petunie, Fichtennadel und eine Andeutung von Tang und Seegras vom Fjord. Sie saß auf der Terrasse vor der Hütte, und kühle Seeluft schlich sich unter ihr Sommerkleid. Es war, als ob der Wald um sie herum es ihr nachmachte: Still hielt er die Luft an, um sie ebenso lautlos wieder auszuatmen.

Noch nie hatte sie sich so gespalten und gleichzeitig so ganz gefühlt wie in diesem Moment. In ihr tobte ein Chaos, aber äußerlich spürte sie die Kraft dessen, sich als ein mikroskopisch kleiner Teil des Weltalls zu fühlen. Ein Staubkorn im Universum zu sein rief Unsicherheit in Menschen hervor. Die Vorstellung, dass sie nur ein winziges Steinchen in einem Puzzle mit tausend Billiarden Teilen waren, raubte ihnen den Atem. Ein Menschenschicksal war absolut bedeutungslos für den zeitlosen Tanz der Planeten um die Sterne. Auf eine merkwürdige Art gab ihr der Gedanke Ruhe und Geborgenheit. Die Welt endete nicht hier. Falls Sigve Hollekim sie fand, würde das die Welt nicht aus dem Gleichgewicht bringen. Ihre weggewischten Konturen würden in einem Bild aus sieben Milliarden Pixeln nicht sichtbar sein.

Der Fremdkämpfer war verhaftet, und Viljar hatte seine Entscheidung getroffen. Er hatte geweint, als sie miteinander telefoniert hatten. In die äußerste Enge getrieben, hatte er sich entschieden, die weiße Flagge zu hissen. Sie hätte Erleichterung fühlen müssen. Hätte die Kraft spüren müssen, die darin lag, dass die Ordnung im Chaos wiederhergestellt war. Hätte stolz darauf sein müssen, dass sie sich am Ende des Weges entschlossen hatten umzukehren, anstatt sich in den Abgrund zu stürzen. Gleichzeitig war ihr, als ob ihr ganzer Körper danach schrie aufzubegehren. Es endete nicht so, wie es hätte enden sollen.

Sie hatten im Grunde nichts Schlimmes getan. Nicht wirklich. Geirmund Bakkens Tod war ein Unfall gewesen. Was Viljar angerichtet hatte, hätte jedem passieren können. Der Vorfall machte ihn nicht zu einem schlechten Menschen. Einem Verbrecher. Einem Ungeheuer, vor dem die Welt geschützt werden musste. Ihr Handeln hatte niemandem geschadet. Es war eine unbedeutende Verlagerung von totem organischem Material gewesen. Dass die Leiche nicht am Tatort, sondern einige Hundert Meter weiter nördlich entdeckt worden war, hatte den Lauf der Welt nicht verändert. Es würde nicht dazu führen, dass die Sonne erlosch oder ein allmächtiger Gott eine Sintflut auf die Erde befahl.

Und dennoch war es genau das, was passieren würde. Ihre Welt – ihrer beider Welt – geriet aus den Fugen und stürzte ein. »Morgen«, hatte er gesagt, »morgen stelle ich mich.« Als die Worte an ihr Ohr drangen, hätte sie erleichtert aufatmen müssen. Hätte ihm danken und ihm sagen müssen, dass er das einzig Richtige tat. Aber sie hatte es nicht gesagt. Sie hatte überhaupt nichts gesagt, während die tränenerstickte Stimme am anderen Ende versuchte, das Hinauszögern der Selbstanzeige bis morgen damit zu rechtfertigen, dass er erst mit seinem Sohn sprechen musste. Ihn darauf vorbereiten musste, was passieren würde.

Für Lotte Skeisvoll war das der Moment, in dem sie sich selbst durchschaute. Sie erkannte, dass ihre rigide Einstellung zu Recht und Ordnung, ihr Drang, aus einem kurvigen Weg eine gerade Straße zu machen, sie beide an diesen Punkt gebracht hatte. Dieser Selbsterkenntnis hatte sie nichts mehr hinzuzufügen. Sie musste sich opfern, um das Gleichgewicht wieder herzustellen. Viljar Ravn Gudmundssons rebellisches Ego wurde zu ihrem Schicksal. Er hatte sich nie um Normen und Regeln gekümmert. Er war ein freier Geist in einem freien Körper. Ein Libero, der seine Entscheidungen basierend auf Intuition und Bauchgefühl traf. Es war vorherbestimmt, dass er auch ihre Nemesis werden musste. Sie sah es ein, sie hatte es vom ersten Tag an gewusst. Trotzdem war es so unglaublich schwer zu akzeptieren.

Lotte seufzte tief und goss den Rest kalten Kaffee ins Unkraut neben der Terrasse. Sie erhob sich, stützte die Ellbogen aufs Geländer und schaute in den Wald, aus dem die Abenddämmerung aufstieg. *Da drinnen sind Raubtiere auf der Jagd*, dachte sie, ohne richtig zu wissen, woher dieser Gedanke gerade jetzt kam. Vielleicht war es so, wie sie sich selbst sah? Wie eine kleine Waldmaus in einem Ökosystem, in dem sie keine andere Funktion hatte als zu fressen und gefressen zu werden. Ein ewiger Reigen, anscheinend ohne Sinn und Ziel. Warum hatte sie keine Angst? Warum fürchtete sie nicht, dass der Mörder jeden Moment aus dem Wald kommen und sie mitnehmen könnte?

In einer kurzen Sinnestäuschung meinte sie die Umrisse eines Tieres zu sehen, das sich langsam am Waldrand bewegte. Schatten in einer Parallelwelt, die irgendwo dort draußen war, aber gleich wieder außerhalb ihrer Reichweite. Die Antworten auf die Fragen, die sie sich stellte, ergaben sich von selbst.

Für sie war der Tanz vorbei. Morgen würde die Zeit stehenbleiben und dann von vorn anfangen. Es gab nichts mehr, was sie tun konnte, um das zu verhindern. Nichts, was die Polizisten unten an der Zufahrt tun konnten. Nichts, was Viljar tun konnte. Das Universum würde weiter expandieren, der Mond würde weiter seine Bahn um die Erde ziehen und die Erde ihre Bahn um die Sonne. Diesmal ohne Lotte an Bord. Was eigentlich absolut egal und vollkommen bedeutungslos war, aber trotzdem so unbeschreiblich weh tat, dass sie für eine Sekunde glaubte, es müsse sie zerreißen.

Sie spürte, wie ihr etwas Feuchtes die Wange hinablief, und sah zum Himmel hoch. Aber da waren keine Wolken zu sehen. Dort oben war nichts, was seine symbolischen Tränen in diesem Moment auf sie herabfallen ließ. Sie war allein im Universum, und nichts hätte dem Allmächtigen gleichgültiger sein können …

Austmannavegen, Haugesund
Samstagabend, 8. August

Die Apathie fraß Viljar innerlich auf. Ein Fließband voller verwundeter Menschen hing an ihm wie ein Rattenschwanz. Wieder einmal war es seine Schuld, dass jemand für etwas büßen musste, was er verbockt hatte, und im Kielwasser davon … Verzweiflung und Vorwürfe ohne Ende. Viljar wusste nicht, ob und wie lange er das noch durchhielt. In vielerlei Hinsicht würde es eine Erleichterung sein, hinter Gittern sitzen zu dürfen. Hinter Stahltüren und hohen Mauern, die die Welt vor Menschen wie ihn beschützten.

Das Gedankenkarussell blockierte die Vernunft. Sorgte dafür, dass er willenlos in einem Streifenwagen saß und wartete, ohne zu erklären, was Frederic in seiner Wohnung gewollt hatte. Julie war dankbar und wütend zugleich gewesen, als er sie befreit hatte, und er konnte sie gut verstehen. Sie war direkt in seine Welt aus Müll und Unrat hineingestolpert und hatte beinahe mit dem Leben dafür bezahlt. Bevor die Polizeistreife sie nach unten brachte, um sie zu befragen, hatte er sie beiseitegenommen und sie gebeten, den Mund über das zu halten, was Frederic gesagt hatte. Er wolle es der Polizei selbst erzählen. Sie hatte ihn resigniert angesehen und ihm geraten, es nicht zu tun. Sollte Frederic Karjoli doch selbst auspacken, sie fühle sich jedenfalls nicht verpflichtet, für den Gewalttäter die Kronzeugin zu spielen.

Jedes Mal wenn ein Polizist an den geschwärzten Scheiben vorbeiging, hätte er auf sich aufmerksam machen und erklären können, wie das alles zusammenhing. Er hatte direkte Aussicht auf den Parkplatz, wo ein großer blauer VW Transporter stand. Derselbe, mit dem gestern Abend jemand versuchte hatte, ihn totzufahren.

Er fuhr auf seinem Sitz zusammen, als es an der Scheibe neben ihm klopfte. Draußen stand Olav Scheldrup Hansen mit verdrossener Miene, zusammen mit einem jungen Polizisten, der einen Schlüsselbund schwenkte. Sekunden später war die Tür offen, und der Polizist half ihm beim Aussteigen.

»Sie kommen mit nach oben, Gudmundsson.«

Viljar warf einen schnellen Blick auf die Menschenmenge, die sich hinter dem Flatterband, mit dem die Zufahrt zum Wohnblock abgesperrt war, versammelt hatte. Er meinte, einen Nachrichtenreporter der Zeitung zwischen dem Blitzlichtgewitter erkannt zu haben, und dachte, er sollte vielleicht Øveraas Bescheid geben, sich mit der Berichterstattung zurückzuhalten. Die Redaktion konnte ja nicht wissen, dass zwei ihrer eigenen Leute betroffen waren.

Im Treppenhaus bahnten Olav und Viljar sich einen Weg durch das Aufgebot an Polizeikräften und Kriminaltechnikern. Barsche, autoritäre Stimmen hallten durch den Treppenaufgang. Oben angekommen, drehte Viljar sich zu Olav um, wie um zu fragen, ob er seine eigene Wohnung betreten dürfe. Ein kurzes Nicken war Antwort genug.

»Nichts anfassen. Auch wenn Ihre Fingerabdrücke überall in der Wohnung sind, brauchen Sie keine neuen zu hinterlassen, die wir dann zeitaufwendig ausschließen müssen, okay?«

Viljar hatte Olav Scheldrup Hansen immer für einen aufgeblasenen Schnösel gehalten. Einen Kerl, der sich um niemand anderen als sich selbst kümmerte. Der sich über das Unglück anderer Menschen lustig machte. Jetzt war er freundlicher. Rücksichtsvoller und weniger forsch. Jetzt hing so etwas wie stillschweigende Fürsorge im Raum. Der Mann, der bei zwei früheren Gelegenheiten alles in seiner Macht Stehende getan hatte, um Viljar hinter Gitter zu bringen, wirkte auf einmal vorsichtig. Abwartend, vielleicht …?

Aus den Augenwinkeln sah Viljar, dass Åse Frugård den Abstand zwischen der Stelle, wo Frederic zu Boden gegangen war, und dem Einschussloch im Beton unten an der Ostwand ausmaß. Åse schien vertieft in ihre Aufgabe zu sein und beachtete ihn und Olav im angrenzenden Zimmer nicht.

»Wonach suchen Sie hier drinnen? Frederic ist gefasst, und wir sind mehrere Zeugen, die gesehen haben, was passiert ist.«

»Sie wissen das vielleicht, aber wir nicht. Deshalb sind Sie jetzt hier, Gudmundsson. Um Antworten zu geben, nicht um noch mehr Fragen zu stellen. Wir müssen wissen, was der Fremdkämpfer und Julie Moksheim in Ihrer Wohnung zu suchen hatten. Wie Alexander und Ihre Nachbarin in die ganze Misere hineingeraten sind. Und am wichtigsten von allem: Geben Sie uns eine vernünftige Erklärung, warum die Leute um Sie herum reihenweise sterben oder in Schwierigkeiten geraten. Immer da, wo Sie sind, Gudmundsson. Sie wissen etwas, das Sie uns verheimlichen. Das haben Sie letzten Herbst getan. Das haben Sie im Frühjahr getan. Und jetzt tun Sie es schon wieder. Diesmal wäre es schön gewesen, etwas zu erfahren, *bevor* wir Ihren Arsch retten müssen.«

Viljar merkte, dass sein Hals trocken war. Er wusste weder, wo er anfangen noch wo er aufhören sollte. Es würde sowieso alles herauskommen, wenn sie Frederic verhörten, aber noch hatte er die Chance, aus der Situation herauszukommen, ohne die Hände in Handschellen auf dem Rücken zu haben. Er musste zuerst mit Alexander reden.

»Ich verstehe nicht ganz …«

»Doch, das tun Sie! Ich bin nicht dumm, auch wenn Sie das offenbar glauben. Man müsste schon verrückt sein, um die Geschichten zu glauben, die Sie uns ständig auftischen. Im Frühjahr zum Beispiel, die Nacht, die Sie angeblich mit Lotte Skeisvoll verbracht haben? Ich habe keine Ahnung, warum ihr uns weismachen wolltet, ihr hättet miteinander geschlafen, aber auf der Schauspielschule braucht ihr zwei euch vorerst nicht zu bewerben.«

Olav Scheldrup Hansen senkte die Stimme, blickte sich im Zimmer um, als wollte er sich versichern, dass niemand mithörte, und beugte sich zu Viljar vor. Sein Atem roch nach abgestandenem Kaffee und Knoblauch.

»Die Sache ist die, dass ich Ihren bleichen Hintern immer wieder gerettet habe. *Warum*, fragen Sie vielleicht? Tja, weil ich *Lotte* glaube, wenn sie sagt, dass Sie niemandem etwas Böses wollen. Obwohl ich von Natur aus Skeptiker bin.«

Letzteres sagte er, als spräche er von einem Gottesgeschenk.

»Sie wissen etwas, Viljar, und diesmal werden Sie es mir erzählen. Ich habe keine Lust mehr, noch länger Schattenboxen mit Ihnen zu spielen.«

Für einen Moment war Viljar versucht, ihm einen neuen Bären aufzubinden, aber er ließ den Gedanken gleich wieder fallen. Er hatte nichts davon, wenn er etwas verbarg. Dieses Mal nicht.

Es war schon nach halb neun, als Viljar alles, was er an Informationen besaß, auf den Tisch gelegt hatte. Über die Vermisstenfälle, an denen er arbeitete, über den gestrigen Mordversuch an ihm, über das, woran Julie gearbeitet hatte, und über ihr geplantes Treffen heute Abend und warum er zu spät gekommen war. Über die Tür, von der er genau genommen nicht mehr wusste, ob er sie abgeschlossen hatte oder nicht, und von seinem Schlüssel, der verschwunden war, bevor ihn der Rettungswagen ins Krankenhaus fuhr. Er erzählte auch von der Vorgeschichte zwischen ihm und Frederic Karjoli, und dass sie der Grund war, warum Karjoli ihn aufgesucht hatte. Das Einzige, was er verschwieg, war, dass Frederic anscheinend beobachtet hatte, was damals mit Geirmund Bakken passiert war.

Es war ein skeptischer Kriminalkommissar, der ihn lange ansah, als er geendet hatte. Sie hatten ungestört in der Küche gesessen. Jetzt erhob sich Olav Scheldrup Hansen, und der Stuhl schrammte über den Boden. Er schaute aus dem Fenster und sah sicherlich dasselbe, was Viljar von seinem Platz aus beobachtet hatte. Die Menschenmenge außerhalb der Polizeiabsperrung war im Laufe des Abends noch gewachsen, und vor dem Block D standen jetzt drei Übertragungswagen von allen Fernsehsendern des Landes. Viljar durchbrach die Stille, die zwischen ihnen entstanden war. Ein Gedanke ließ ihm keine Ruhe.

»Ich nehme an, was heute hier passiert ist, hat etwas mit all den Morden in dieser Woche zu tun?«

Olav Scheldrup Hansen drehte sich zu Viljar um. Stemmte die Hände in die Seiten und holte tief Luft.

»Vielleicht nicht, Gudmundsson. Vielleicht hat dieser Angriff nur etwas mit *Ihnen* zu tun. Haben Sie daran schon mal gedacht?«

Skånevikstranda
Nacht zu Sonntag, 9. August

Lotte wusste nicht, was sie geweckt hatte. Ein Geräusch? Eine innere Unruhe? Eine Vorahnung …? Vor dem Schlafzimmerfenster war es immer noch dunkel, und sie konnte gerade eben den Hofbaum erkennen, der sich im Mondlicht wiegte. Ein kühler Luftzug kam durchs Fenster herein, das einen Spalt offen stand. Die alte Spitzengardine bewegte sich leicht. Lotte hatte im Schlaf die Bettdecke weggestrampelt. Sie fühlte sich entblößt, wagte aber nicht, sich die Decke über den Körper zu ziehen. Etwas sagte ihr, dass sie ruhig liegen bleiben und so tun musste, als schliefe sie. Irgendetwas hatte sie geweckt, hatte das Herz aus dem Takt gebracht und das dösende Gehirn alarmiert, dafür zu sorgen, dass sie die Augen aufschlug. *Waren es die Polizisten vor der Hütte, die sie gehört hatte?*

Sie fror, aber nicht wegen des Luftzugs. In der Hütte war es still. Keine schlagenden Türen, keine Geräusche von Mäusen in den Wänden. Keine Fliegen, die summten, nicht einmal die alten Stützbalken knackten, was also war es gewesen, das sie geweckt hatte? Vielleicht einfach nur ihr Unterbewusstsein? Trotzdem pochte der Puls in der Schläfe, und der Körper sandte ein ganzes Arsenal von Alarmsignalen aus. Sie sog langsam Luft durch die Nase ein, wie um zu prüfen, ob sie Gefahr riechen konnte. Etwas hatte sich verändert. *War jemand im Zimmer?* Vielleicht war es nur der Rest eines Traums, der nicht loslassen wollte. Sie konnte sich nicht erinnern, geträumt zu haben.

Lotte betrachtete den Raum. Das Mondlicht von draußen ließ die Gegenstände und Möbel im Halbdunkel wachsen. Das Handy lag auf dem Nachttisch. Die Kleidung ruhte säuberlich zusammengelegt auf einem alten Küchenstuhl. Das schwarze Fernglas stand in der hintersten Ecke der Fensterbank. Das Gemälde an der Südwand, das grüne mit dem Landschaftsmotiv der Hardangervidda, hing dort wie schon zu Zeiten ihrer Großeltern. Lotte war trotzdem alles andere als ruhig, als sie sich vorsichtig im Bett aufsetzte, die Beine über die Bettkante schwang und die Füße auf die kühlen Holzdielen stellte. Jetzt bereute sie, dass sie den Polizisten nicht erlaubt hatte, in der Hütte zu übernachten.

Sie blieb für einen Moment so sitzen, abwartend, lauschend, ohne dass etwas geschah. Aber dann bemerkte sie durch die Tür zur Stube, die eine Handbreit offen stand, einen Schatten, der im Schein des noch glimmenden Kaminfeuers über die Wand huschte. Es dauerte nur eine Mikrosekunde, und vielleicht war es eine Sinnestäuschung gewesen – eine Fata Morgana zwischen zwei Herzschlägen.

Es konnte natürlich einer der Polizisten sein, der beschlossen hatte, ihre klare Anweisung zu missachten, aber sie glaubte nicht, dass sie so etwas tun würden, ohne Bescheid zu sagen.

Immerhin kannte sie jetzt den Namen des Mörders. *Sigve Hollekim.* Sie konnte sich erinnern, dass sie ihn gehänselt hatten, aber viel mehr war nicht gewesen, bis zu dem Tag, als er unbedingt mit ihnen auf die Hüttentour sollte. An die Trauerfeier für ihn erinnerte sie sich besser. In der Kirche dabei zu sein war ihr wie Hohn vorgekommen. Sie habe ihn mit dieser Anzeige in den Tod getrieben, hatten die anderen in der Clique hinterher gesagt. Dass sie sich alle darüber einig gewesen waren, das war offenbar vergessen, nachdem Sigve von der Dänemarkfähre ins Skagerrak gesprungen war. Dieser Vorfall war der Grund dafür, warum sie mit den Freunden gebrochen hatte. Sie konnte nichts mit Menschen anfangen, die sich an so einfache Dinge wie Richtig und Falsch nicht halten konnten, und dass man zu dem, was man sagte, auch stehen musste.

Sie hatte sie nie vermisst. Der Umgang mit Menschen lag ihr nicht. Sie hatte nie enge Freunde gehabt. Es war kompliziert. Gefühle waren schwierig.

Konnte er es wirklich sein? Dieser Spinner, dieser Lover von Signe, der ihnen erzählt hatte, er habe das Haus seines Vaters angezündet, dann aber behauptete, das sei Quatsch und gar nicht wahr. Wenn er nun doch nicht tot war, konnte sie seine Wut verstehen. Aber warum jetzt? Siebzehn Jahre danach? Sie waren doch damals noch halbe Kinder gewesen.

Sie richtete die Augen fest auf die Wand, um zu sehen, ob der Schatten noch einmal auftauchte. Es war, wie wenn man aufs Wasser starrte und darauf wartete, dass ein Fisch durch die Oberfläche stieß. Ihre Augen wurden trocken und brannten, aber sie wagte nicht zu blinzeln. Ihr Rücken juckte infernalisch. Sie verdrängte den Gedanken. Wagte nicht, sich zu kratzen, wagte nicht, sich hinzulegen, und die ganze Zeit war ihr bewusst, dass sie nackt, kalt und schutzlos war.

Wie lange sie so dagesessen hatte, wusste sie nicht, aber irgendwann machte ihr Rücken nicht mehr mit. Da dämmerte draußen bereits der Morgen herauf. Nichts war geschehen. Kein Laut, kein Schatten. Sie legte sich ins Bett und streckte sich aus. Genug war genug, beschloss sie. Fünf junge, durchtrainierte Polizisten bewachten sie. In der Hütte war niemand außer ihr und ihrer Angst.

Sie erhob sich abrupt, räusperte sich und hustete kurz, um die Stille zu durchbrechen, und zog Slip und BH an, bevor sie mit energischen Schritten durchs Zimmer und in die Küche ging. Sie drehte den Wasserhahn bis zum Anschlag auf und wartete, bis das Wasser kalt genug war, dass sie es trinken konnte. Nahm ein Glas aus dem Schrank und ließ die Schranktür zuknallen.

Als sie den letzten Schluck Wasser aus dem Glas trank, gingen in ihrem Kopf plötzlich alle Alarmsirenen und Warnlichter gleichzeitig los. Sie stand einen Moment ganz still, während sie sich darüber klar zu werden versuchte, was sie vorhin im Schlafzimmer gesehen hatte. *Das Handy…* Bevor sie zu Bett gegangen war, hatte sie es an die Powerbank angeschlossen, die auf dem Fußboden lag. Als sie aufwachte, lag das Handy auf dem Nachttisch.

Lotte war darauf gedrillt, auf Gefahrensituationen zu reagieren. Nach kontrolliertem Impuls zu handeln. Genau zu wissen, was sie tun musste, und wie. Trotzdem stand sie da und starrte ins Spülbecken, während sie das Glas vorsichtig auf der Küchenanrichte abstellte. Sie drehte sich langsam um, aber der Puls erfüllte ihren ganzen Kopf.

Ihr Blick huschte durch die Stube. Die Decke auf dem Couchtisch zwischen den beiden grauen Sofas lag schief, und das Bild zwischen den Fenstern zum See war abgehängt worden und lehnte an der Wand. Auf dem Schreibtisch drüben in der Ecke herrschte Chaos. Die Stiftebox mit den Abteilungen für die verschiedenen Farben war umgekippt. Lottes Blick raste von einer Seite zur anderen. Am Ende hielt sie sich die Ohren zu, in der Gewissheit, dass jemand hier drinnen war, irgendwo.

Lottes Atem ging immer schneller. Sie wusste, dass sie in der Falle saß, konnte aber dennoch dem Drang nicht widerstehen, zum Schreibtisch zu gehen und die Stifte zu sortieren. Sie hätte zur Tür hinauslaufen und nach den Polizisten rufen müssen, tat es aber nicht, weil um sie herum Chaos herrschte. Außerdem hatte sie nichts an. Ein wahnwitziger Gedanke. Es kam vor, dass Menschen in ihren Häusern verbrannten, weil sie sich nicht überwinden konnten, nackt nach draußen zu laufen. Lotte Skeisvoll erkannte, dass sie ein solcher Mensch war, als sie zwei Sekunden später das kalte Metall zwischen ihren Schulterblättern spürte.

Kopervik, Karmøy
Sonntagmorgen, 9. August

Knut Veldetun musste sich an der Hausecke festhalten, um nicht zusammenzubrechen, aber er hatte nicht vor, jetzt aufzugeben. Das hier war das, worauf er hingearbeitet und wovon er geträumt hatte, als er auf der Polizeischule war. Jetzt stand er mitten im Auge des Sturms, genau wie er es vorhergesehen hatte. Solange Lars Stople mit seinen fast sechzig Jahren auf dem Buckel das durchhielt, würde er es auch tun.

Nichts war passiert im Laufe der Nachtstunden in Kopervik. Da Olav Scheldrup Hansen nach Haugesund gefahren war, um Karjoli festzunehmen, war Knut jetzt für die Koordinierung der Operation verantwortlich. Eigentlich hatte er alle Hände voll zu tun, die Røvær-Sache abzuschließen, aber das hier war jetzt wesentlich wichtiger. Der Vormittag beinhaltete einen nicht ganz einfachen Auftrag. Hanne Breistein war Kirchendienerin, und heute war Sonntag. Knut hatte sie inständig gebeten, den Gottesdienst zu schwänzen und sich heute mal vertreten zu lassen, aber sie hatte nur die Augen verdreht und ihn mitleidig angesehen.

»Wir sind auf Karmøy. Bevor eine Kirchendienerin sich krank meldet, lässt sie sich lieber im Sarg in die Kirche tragen.«

Tief im Innern wusste Knut, dass es tatsächlich so war. Bei drei Dingen verstand man auf Karmøy keinen Spaß. Nummer eins: USA, Nummer zwei: Fortschrittspartei, und Nummer drei: Gott. Vorzugsweise in dieser Reihenfolge. Knut ging in Gedanken die Sicherheitsmaßnahmen durch. Die Möglichkeiten, die der Mörder hatte, waren begrenzt. Eine ganze Kirche zu verbarrikadieren, um sie anschließend in Brand zu stecken, wäre selbst für ihn kaum machbar. Trotzdem wollte Knut es nicht darauf ankommen lassen. Er beauftragte eine Streife, während des Gottesdienstes vor der Kirche Wache zu halten, und zwei weitere Männer, alle Kirchgänger zu kontrollieren. Hanne und ihre Familie würden in ihrem eigenen Auto zur Kirche fahren und auf dem Hin- und Rückweg zwischen Kopervik und Åkrehamn von zwei Streifenwagen eskortiert werden. Spezialisten hatten das Auto sorgfältig auf Sprengstoff untersucht. Alle Vorkehrungsmaßnahmen waren getroffen worden, außerdem hatten sie sich darauf geeinigt, dass Lars als zusätzliche Sicherheitsmaßnahme im Auto der Familie mitfahren sollte.

Hanne Breistein wirkte beinahe unbeschwert, als sie zusammen mit ihrem Mann und den beiden Söhnen aus dem Haus kam. Die Tochter war am Vorabend zu den Großeltern gebracht worden. Die Kirchendienerin scherzte mit den beiden Jungs, aber in ihren Augen konnte Knut die Angst sehen. Was für eine seltsame Frau, dachte er. So zu tun, als wäre alles ganz normal, wo es doch auf dem Grundstück von Polizisten nur so wimmelte. Lars Stople setzte sich auf den Beifahrersitz des kleinen blauen Fiesta, während Hannes Mann zusammen mit den Kindern hinten einstieg.

Als alle im Auto saßen, gab Hanne Knut das Signal, dass sie abfahrbereit war. Knut nahm auf dem Beifahrersitz des nachfolgenden Polizeiwagens Platz. Er war zu müde, um selbst zu fahren, und einer der jungen Polizeischüler, die ihren Praxiseinsatz auf Karmøy machten, hatte sich als Fahrer angeboten.

»Keine Sirenen. Blaulicht reicht.«

Es musste das erste Mal sein, dass ein Kirchendiener von Polizeiautos mit blinkendem Blaulicht über Karmøys Straßen eskortiert wurde, dachte Knut. Ein Wagen vorweg, der zweite hintendrein. Er kam sich fast ein wenig albern vor, wie er da im hinteren Auto saß. Die Leute mussten ja denken, da käme der Premierminister gefahren. Andererseits hatten sie im letzten Jahr zweimal kläglich versagt, als sie versucht hatten, Zivilisten zu schützen. Der Polizeichef wollte kein Risiko eingehen, dass sich so etwas wiederholte.

Als der Autokonvoi Koperviks Straßen hinter sich gelassen hatte und auf dem Weg zur Abzweigung Eide war, von wo die Reichsstraße 47 sie in südlicher Richtung nach Åkrehamn führen würde, nahm Knut über das Diensthandy Kontakt zu Lars auf.

»Alles in Ordnung bei euch?«

Lars Stople antwortete umgehend. Beim Klang seiner festen Stimme beruhigte sich Knuts Puls sofort. Er verstand eigentlich selbst nicht, warum ihn diese Aktion so unter Stress setzte. Sie war einfach, von kurzer Dauer und sicher. Hanne Breistein war einem Angriff jetzt auch nicht stärker ausgesetzt als zu Hause. Genau genommen war sie überbewacht. Knut plauderte weiter mit Lars über dieses und jenes, während die Autos auf die Schnellstraße einschwenkten.

Mitten im Gespräch konnte Knut hören, dass ein anderes Handy im Auto klingelte, in dem Lars saß. Während Hanne den Anruf annahm, bat Lars ihn dranzubleiben. Über den Lautsprecher der Freisprechanlage hörte Knut das Gespräch mit.

»Ja, hier ist Hanne.«

»Hallo, Hanne. Ist lange her seit dem letzten Mal. Sitzt du gut in deinem Wagen?«

Knut Veldetun erstarrte. Etwas an der munteren Stimme des Anrufers gefiel ihm nicht. Die Frage, die er gestellt hatte. *Sitzt du gut in deinem Wagen …?*

»Entschuldigung, aber wer ist da? Kenne ich Sie?«, hörte er Hanne fragen. Ihre Stimme klang jetzt dünner. Er musste sein Handy lauter stellen, um alles zu verstehen.

Draußen vor dem Autofenster sah er die Sonne auf dem Ausläufer des Vedavågen-Fjords glitzern. Auf der anderen Seite der Straße verlief ein Fuß- und Radweg, der etwas oberhalb der Fahrbahn entlangführte. Knut spitzte die Ohren, als er den Anrufer lachen hörte.

»Natürlich kennst du mich, Hanne. Spürst du die Angst, die in diesem Moment in deinen Fingern kribbelt? Diese Angst bin *ich*.«

Knut rief Lars' Namen, damit er antwortete, aber der Kollege musste sein Handy weggelegt haben, vielleicht näher an den Lautsprecher, sodass Knut das Gespräch verfolgen konnte. Aber das war jetzt nicht wichtig. Sie mussten die Kolonne stoppen und Hanne in Sicherheit bringen.

»Was willst du von mir? Ich habe dir doch nichts getan?«

Ihre Stimme klang hoch und schrill. Kein Wunder … Dass der Mörder sie im Auto anrief, gehörte nicht zu den Szenarien, auf die Knut sie vorbereitet hatte. Er brüllte ins Handy, dass sie die Wagen sofort anhalten mussten, aber natürlich hörte ihn niemand.

»Mach die Sirene an!«

Der Polizeischüler sah aus wie ein Schiffsjunge auf seiner ersten großen Fahrt, kurz bevor er über die Reling kotzt. Knut konnte sehen, dass im Auto vor ihnen Unruhe entstand und die Leute auf der Rückbank sich zu den vorn Sitzenden vorbeugten. Er versuchte, den gelähmten Polizeischüler ins Leben zurückzuholen, und legte sich auf die Hupe, um die restliche Kolonne auf sich aufmerksam zu machen und sie dazu zu bringen, an die Seite zu fahren. Nichts passierte.

Knut hatte keine Ahnung, was los war, aber er handelte instinktiv. Warf sich auf die Fahrerseite, griff ins Lenkrad und zwang den Wagen auf die Gegenfahrbahn.

»Gib Gas, verdammt noch mal! Wir müssen sie überholen. Sie müssen anhalten. Jetzt!«

Im selben Moment, als das Auto auf die Gegenfahrbahn ausscherte, erkannte Knut, dass er einen Riesenfehler gemacht hatte. Ein Sattelzug kam mit viel zu hoher Geschwindigkeit direkt auf sie zu. Der Polizeischüler trat die Bremse bis zum Anschlag durch, die Reifen schrien auf dem Asphalt, aber es war zu spät. Der Zusammenstoß war unvermeidlich. Das Merkwürdige war, dass der Trailer nicht zu bremsen schien. Einen Sekundenbruchteil bevor sechsunddreißig Tonnen rollendes Schwermetall sie plattwalzten, begriff Knut, was gleich geschehen würde. Der Trailer passierte den ersten Polizeiwagen in der Kolonne und wechselte die Fahrbahn …

Der Sattelzug rammte den blauen Fiesta frontal und zerquetschte ihn an der Leitplanke. Im Nu war der kleine Pkw in einen unförmigen Metallklumpen verwandelt, und die Leitplanke zerriss, als wäre sie aus morschem Treibholz. Der Trailer geriet ins Schleudern und traf das Heck von Knuts Wagen mit voller Wucht. Knut hörte sich schreien, während der Wagen sich um sich selbst drehte und gegen die Felswand knallte. Ein ohrenbetäubendes Krachen, splitterndes Glas und etwas Hartes, das seine Brust traf, das war das Letzte, was er mitbekam, bevor die Fahrt zu Ende war.

Brasserie Brakstad, Indre Kai, Haugesund
Sonntagmorgen, 9. August

Viljar Ravn Gudmundsson hatte das Gefühl, dass sich Stühle und Tische des Straßencafés um ihn drehten. Es war zehn Uhr morgens. Er hatte sich in seinem Bett im Hotel Amanda die ganze Nacht ruhelos herumgewälzt, bis er endlich um fünf Uhr eingeschlafen war. Alexander war nach dem, was gestern Abend in der Wohnung passiert war, nach Hause zu seiner Mutter in Stord gefahren. Mehrere Male hatte Viljar zum Handy gegriffen, um ihn anzurufen, aber er brachte es nicht über sich, ihm am Telefon zu erzählen, was er heute vorhatte. Nach weniger als vier Stunden Schlaf war er von Jossen geweckt worden, der anrief und sich mit ihm vor der Brasserie Brakstad am Indre Kai treffen wollte. Die Ereignisse von gestern Abend schienen keinen nennenswerten Eindruck auf den Kollegen zu machen.

»Ist mir scheißegal, ob du schlafend hingetragen werden musst, Viljar. Wir haben was – und das kann nicht warten.«

Das Hotelfrühstück entfiel zugunsten von kochend heißem Kaffee, der Viljar die Zunge verbrühte, und erst als er die dritte Zigarette halb aufgeraucht hatte, zeichnete sich langsam ab, dass sein Körper mitspielen würde. Er rieb sich den Schlaf aus den Augen, und als er sich übers Kinn strich, kratzte es unter seinen Fingern.

»Ich brauche dich wach, Viljar. Soll ich zur Hotelrezeption rollen und noch mehr Kaffee für dich bestellen?«

Die Spitze prallte an Viljar ab. Er grinste schief und sah den Freund aus schmalen Augen an. Dessen langes graues Haar glänzte fettig in der Morgensonne.

»Okay ... Hab verstanden. Es geht dir am Arsch vorbei, was Julie und ich gestern durchgemacht haben, also lassen wir das Geplänkel. Wo brennt's?«

Jossen kramte das silbergraue digitale Aufnahmegerät aus der Seitentasche des Rollstuhls und legte es auf den Tisch. Mit geübten Bewegungen suchte er eine Aufnahme heraus und bereitete sie für die Wiedergabe vor. Das Straßencafé öffnete erst in zwei Stunden, es bestand also keine große Gefahr, dass jemand mithörte. Außer vielleicht den vier fetten Silbermöwen, die übers Kopfsteinpflaster stolzierten und die Reste der letzten Nacht in sich hineinschlangen.

»Bevor ich das abspiele ... Das ist eins der Interviews zum Hollekim-Fall. Ein Gespräch mit der Mutter, als die Sache noch ziemlich frisch war. Die Frau war völlig außer sich und musste vor sich selbst geschützt werden. Erinnerst du dich an das Interview?«

Viljar nickte. Er erinnerte sich nicht nur an das Interview, sondern auch an die verwahrloste Wohnung und den unverkennbaren Gestank von Alkohol, der aus den Poren eines Menschen im Verfallsprozess dampfte.

»Ich bin gestern unsere ganzen ersten Interviews durchgegangen, wegen der Zusammenfassung des Podcasts nächste Woche. Zuerst ist mir nichts Besonderes aufgefallen, aber dann bin ich über etwas gestolpert. Diese Stelle hier.«

Jossen drückte auf Abspielen, und sofort erkannte Viljar die Stimme von Grethe Hollekim, mit dem ständigen trockenen

Husten, den sie hatten herausschneiden müssen. Das hier war offenbar die Rohaufnahme. Grethe Hollekim erzählte davon, wie sie ihren Sohn zum letzten Mal gesehen hatte.

»*Sigve war so gut drauf an dem Freitag. Er hat ja bei Pflegeeltern gewohnt, aber an dem Tag ist er auf einen Sprung vorbeigekommen. Er war mit ein paar neuen Freunden unterwegs zu einer Hütte, da wollten sie Party machen. Und er hat erzählt, dass er jetzt eine Freundin hat. Das war… Wie hieß sie noch gleich? Ihr Name war so ähnlich wie seiner… Sigfrid… oder Signe? Heimly hieß sie jedenfalls. Ich kenn ihre Eltern, sie wohnen in Brakahaug, direkt bei meiner Schwester nebenan. Da saß eine ganze Bande in dem Auto, das weiß ich noch. Ich hab ihm gesagt, er soll gut auf den Simostrand-Jungen aufpassen. Der war erst sechzehn, und ich hab ja gesehen, was für Unmengen Bier die im Auto hatten.*«

Jossen drückte die Stopptaste. Sagte nichts, legte nur den Kopf ein klein wenig schräg, wie ein alter Norwegischlehrer, der sehen wollte, ob die Schüler im Unterricht aufpassten. Viljar hatte keine Ahnung, worum es ging. Sein Gehirn hatte weit Wichtigeres zu bedenken. Er musste sich zusammenreißen, um keine sarkastische Bemerkung zu machen. Das Interview mit Grethe Hollekim war eine Katastrophe. Sie redete und redete davon, wie fantastisch ihr Sohn war, während alle Hinweise, die sie ausgegraben hatten, das Bild eines gequälten Jungen zeichneten. Eines Außenseiters, den niemand so recht mochte. Aber selektive Wahrnehmung war bei Alkoholikern nichts Ungewöhnliches.

»Tut mir leid, Joss, aber so früh am Morgen bin ich noch nicht fit für deine Quizshows. Was soll mir an dem Clip denn auffallen?«

Jossen schlug zwei Ausgaben der *Haugesunds Avis* aus der

vergangenen Woche auf. Blätterte sich zu den richtigen Seiten durch und schob Viljar die Zeitungen hin. Er hatte die Artikel mit einem blauen Stift eingekreist.

»Sieh dir die Namen der ersten beiden Mordopfer an. Die Frau, die sie in der stillgelegten Schule in Fjæra gefunden haben, muss Sigve Hollekims damalige Freundin sein, und der Typ in der Garage in Sveio hieß Simostrand mit Nachnamen. *Heimly* war der Mädchenname von Signe Røyrvik, steht da im Text. Siehst du das? In dem Artikel vom Donnerstag sagt die Polizei sogar, dass sie eine Verbindung zwischen den Mordopfern gefunden haben, die in ihre Jugendzeit zurückreicht. Was Julies Polizeiquelle in dem Freitagsartikel auch bestätigt.«

Viljar richtete sich auf und schnippte die Zigarettenkippe über die halbhohe Glaswand, die das Straßencafé von der Kaipromenade trennte. Er versuchte sich zu erinnern, ob Grethe Hollekim noch andere Namen erwähnt hatte, aber sein Gehirn war Apfelmus.

»Hat sie noch mehr gesagt?«, fragte er. »Ehrlich gesagt habe ich mir das Rohmaterial für den Podcast nur flüchtig angehört. Ich hasse es, meine eigene Stimme zu hören. Ich sehe ja vielleicht so aus, aber ich bin nicht fürs Radio gemacht, weißt du.«

Jossen verzog keine Miene, sondern sah Viljar ernst an.

»Dann erinnerst du dich vielleicht, dass wir das Meiste von dem, was sie gesagt hat, herausgeschnitten haben? Sie war alles andere als nüchtern, und sie konnte nichts dazu sagen, was ihr Sohn in den Tagen vor seinem Verschwinden getrieben haben könnte. Nach dieser Hüttentour hat er sich auch bei ihr nicht mehr gemeldet.«

»Und …?«

»Und wir hatten beschlossen, ihr Interview zurückzustellen und uns auf die anderen Quellen zu konzentrieren. Auf die

Pflegeeltern und einen der Freunde von damals, erinnerst du dich? Außerdem sollte ich mit dem Polizisten sprechen, der in dem Fall ermittelt hat.«

Viljar hatte Mühe, sich die Details ins Gedächtnis zu rufen. Es machte Spaß, mit Jossen zusammenzuarbeiten, aber er hatte die Tendenz, mit halben Sachen anzukommen.

»Joss … Please! Ich bin heute nicht in der Stimmung, mit dir Verstecken zu spielen. War da was in den anderen Interviews, wo wir dranbleiben sollten?«

»Okay. Ich sehe, du bist nicht ganz auf dem Laufenden. Erinnerst du dich an den pensionierten Polizisten, mit dem wir am Telefon gesprochen haben? Er ist zurück nach Måløy gezogen, als er in Rente ging. Er hatte sehr wenig Interesse daran, mit mir zu reden, und hat zwischen den Zeilen durchblicken lassen, dass wir nicht weiter graben sollen. Er nannte es eine persönliche Tragödie.«

»Selbstmord ist meistens eine persönliche Tragödie, Joss.«

»Ja. Falls es Selbstmord war. Ebenso wie Grethe Hollekim hat auch diesen alten Polizisten die Tour zur Hütte in Skånevik ziemlich beschäftigt. Er deutete an, dass dort etwas passiert sein muss. Dass in den Vernehmungen etwas zutage gekommen ist, was der Polizei Grund zu der Annahme gab, dass der Junge sich umgebracht hat. Deshalb haben sie die Ermittlungen eingestellt, nachdem sie das Portemonnaie des Jungen gefunden hatten. Es steckte in einem der Turnschuhe, die zusammen mit der Kleidung an Deck der Dänemarkfähre von Kristiansand nach Hirtshals gefunden wurden. Die Überwachungsbilder vom Kai in Hirtshals zeigen, dass Hollekim dort nicht an Land gegangen ist.«

»Du, ich bin vielleicht müde, aber nicht senil. Das ist doch alles längst durchgekaut. Worauf willst du hinaus?«

»Alle Opfer der vergangenen Woche sind zwischen 33 und 37 Jahre alt und kommen aus der Umgebung von Haugesund. Sigve Hollekim wäre heute 36, wenn er noch leben würde. Es deutet alles auf diese Hüttentour nach Skånevikstranda hin. Wir wissen, dass sowohl Sigve als auch zwei der Opfer dabei waren. Und der alte Ermittler hat mir den Namen einer Person genannt, die ich kontaktieren soll. Eine Person von der Polizeistation Haugesund, die den Fall wesentlich besser kennt als er. Du erinnerst dich vielleicht, dass ich gesagt habe, es gebe neue Erkenntnisse in dem Fall, über die wir mit Lotte reden müssten?«

»Ah, du meinst, dass jemand im Polizeihaus genauer über die Sache Bescheid weiß?«

Jossen blickte ein wenig dümmlich aus der Wäsche. Er seufzte und fuhr sich mit der Hand durch den Backenbart.

»Jesus, bist du heute schwer von Begriff. Was glaubst du, warum ich dich gestern so gedrängt habe, Lotte Skeisvoll zu kontaktieren? Ist dir nicht aufgefallen, dass sie ein Ferienhaus in Skånevik hat? Eine Hütte, die sie und ihre Schwester von den Eltern geerbt haben? Kann es sein, dass Sigve Hollekim das Wochenende vor seinem Verschwinden zusammen mit den anderen auf Lottes Hütte verbracht hat? Und vergiss nicht, dass sie es war, die der Polizei zwei Tage danach einen Tipp gegeben hat, der dazu führte, dass er gesucht wurde?«

Viljar versuchte zu schlucken, aber sein Hals war wie zugeschnürt. Er bekam keine Luft. Seine Hände zitterten, und ein eitriges Geschwür wuchs in seinem Magen.

»Es sind die Teilnehmer an diesem Hüttenausflug, die ermordet werden, Viljar. Einer nach dem anderen, wie in einem verdammten Agatha Christie-Krimi. Lotte ist garantiert eines der Ziele.«

Eide, Karmøy
Sonntagvormittag, 9. August

Sterne tanzten vor Knut Veldetuns Augen, und er schnappte nach Luft. Das Wageninnere war eine Echokammer voller aufgeregter Stimmen und Gestöhne. Er versuchte sich zu bewegen, aber die schusssichere Weste hinderte ihn daran. Er ruderte mit den Armen, um den Airbag beiseitezuschieben. Es gelang ihm nur halb. Er bekam den Türgriff an der rechten Seite zu fassen und versuchte, die Tür mit der Schulter aufzustemmen. Sie rührte sich nicht. Die Karosserie war auf der Beifahrerseite eingedrückt, da war kein Platz, um sich mit Schwung gegen die Tür zu werfen. Für einen kurzen Moment erfasste ihn Panik. Er bekam keine Luft mehr. Musste probieren, ob er noch Gefühl in den Beinen hatte. Sie saßen bombenfest, aber er merkte, dass er die Zehen in den festen Stiefeln bewegen konnte. Mit einer Kraftanstrengung gelang es ihm, den Kopf zu drehen und zu dem Polizeischüler zu schauen, der den Wagen gefahren hatte.

Blut lief aus einer Kopfwunde über das Gesicht des jungen Mannes, der zusammengekrümmt über dem Lenkrad hing. Er wimmerte vor Schmerzen und schien kurz davor, das Bewusstsein zu verlieren. Ein schneller Blick an seinem Kopf vorbei bestätigte Knut, was er insgeheim bereits wusste. Das Auto von Familie Breistein, in dem Lars Stople gesessen hatte, war nach dem Zusammenstoß nicht mehr als solches zu erkennen. Es erinnerte an eine zusammengepresste Blechbüchse. Fünf Menschen hatten in dem Wagen gesessen, aber Knut sah keine einzige Bewegung in dem Wrack.

Es schien, als ob die Leute, die auf die Unfallstelle zu rannten, das auch begriffen. Nach einem resignierten Blick auf den Schrotthaufen auf der anderen Straßenseite liefen sie stattdessen auf Knuts Auto zu, um dort zu helfen. Die Gewissheit, was gerade passiert war, traf Knut Veldetun wie ein Rammbock. Lars, sein bester Freund und Ratgeber in den drei Jahren, die sie zusammen gearbeitet hatten, war tot. Alles war ein einziges Chaos, und niemand konnte irgendetwas tun. Der Sattelzug war nirgends zu sehen.

Einer der Polizisten, die im ersten Wagen gesessen hatten, rief ihm durch die Scheibe etwas zu, aber die Worte wurden zu einem bedeutungslosen Brei. Das Kreischen von Metall, das nachgab, schnitt sich gleichzeitig in die Gehörgänge. Kurz darauf spürte Knut die ersten Hände, die nach ihm griffen. An ihm zerrten. Er hörte Leute rufen. Leute, die ihn so heftig schüttelten, dass er merkte, wie Übelkeit in ihm hochschoss. Er übergab sich, während er hilflos stöhnte. Hände lösten seinen Sicherheitsgurt, befreiten seine Beine und zogen ihn aus dem Auto.

Die Kaskade von Stimmen und Geräuschen trat langsam in den Hintergrund und verschwamm, während Knut in stabiler Seitenlage liegend auf ein Wäldchen schaute. Ein Bach rieselte friedlich hinunter in den Straßengraben. Blaulichter flackerten und zuckten über sommergrüne Laubbäume.

Knut schaffte es nicht, die fernen Stimmen voneinander zu unterscheiden, aber er bekam mit, dass jemand die Kontrolle über das Chaos übernommen hatte. Eine Stimme, die sich über die anderen Stimmen erhob und die Leute ermahnte, ruhig und besonnen vorzugehen. *Diese Stimme hätte meine sein sollen*, dachte Knut stumpf.

Er war nicht schwer verletzt, soweit er das beurteilen konnte. Trotzdem blieb er einfach liegen und wehrte sich auch nicht, als ihn fünf Minuten später gelb gekleidete Rettungssanitäter auf eine Rolltrage legten, ihn festschnallten und an dem Chaos aus Verletzten, Wrackteilen, Glasscherben und zerfetztem Metall vorbei zum Rettungswagen brachten.

Aus den Augenwinkeln sah er die Person, die das Kommando über die Unfallstelle übernommen hatte. Dem Polizeischüler, der den Wagen gefahren hatte, lief das Blut aus einer tiefen Platzwunde über dem Auge immer noch übers Gesicht, und ein Arm hing schlaff an seinem Körper herab. Trotzdem schallte seine Stimme über den Platz und gab den Anwesenden das Gefühl, dass alles im Lot war, wenn sie nur taten, was er sagte.

Polizeistation Haugesund
Sonntagvormittag, 9. August

»Was soll das heißen, sie ist nicht da?«

Der Puls hämmerte in Olav Scheldrup Hansens Kopf. Alles war in die Grütze gegangen an diesem Morgen. Das ganze Polizeikorps war an der Nase herumgeführt worden, die Familie, die sie schützen sollten, war tot, und sie hatten einen Kollegen verloren. In dem Chaos, das entstanden war, unmittelbar nachdem der Trailer den kleinen Personenwagen auf Karmøy zerquetscht hatte, war ihnen der Fahrer durch die Lappen gegangen. Der Trailer war eine halbe Stunde später verlassen in Bygnes aufgefunden worden, aber da verloren sich alle Spuren. Und jetzt wollten die Polizeistreifen in Skånevikstranda ihm erzählen, dass Lotte Skeisvoll nicht in ihrer Hütte war. Der Beamte am Telefon druckste herum.

»Herrgott noch mal, Mann! Sie werden doch eine einfache Frage beantworten können! Seit gestern haltet ihr rund um die Uhr Wache da draußen. Wo ist Skeisvoll denn hin? Habt ihr alle gepennt, oder was?«

Die Antwort, die er von dem Beamten erhielt, war nicht das, was er hatte hören wollen. Die Hütte war leer, als sie am Morgen hineingegangen waren. Es gab Anzeichen dafür, dass sie sie Hals über Kopf verlassen hatte, aber ihr Handy, die Autoschlüssel und das Portemonnaie lagen noch auf dem Nachttisch. Dass sie keinem ihrer Aufpasser Bescheid gesagt hatte, bestätigte, dass etwas passiert sein musste. Lotte Skeisvoll war eine Ordnungsfanatikerin. Unter normalen Umständen hätte sie die Hütte niemals so verlassen.

»Wann habt ihr sie das letzte Mal gesehen?«

Olav musste sich setzen. Er hörte, was der andere zu sagen hatte, und gab anschließend Befehl, sofort die Umgebung der Hütte abzusuchen. Das Grundstück, andere Hütten in der Nähe und eventuelle Verstecke mussten durchkämmt werden, aber er wusste selbst, dass sie nichts finden würden.

Die Warteschlange der Anrufer war lang. Die Presse klebte an ihm wie Fliegenfänger. Olav hätte sich am liebsten in die hinterste Ecke verkrochen und den Kopf eingezogen. Um ihn herum häuften sich die Toten. Sie klopften an die Wände, riefen seinen Namen, schrien nach Beachtung. Eine zweistellige Zahl von Menschen war innerhalb einer knappen Woche aus dem Leben gerissen worden, und er hatte keine Ahnung, wo in diesem Gewimmel sich die Bestie verbarg. Das Einzige, was er mit Sicherheit wusste, war, dass der Kerl – im Gegensatz zu ihm selbst – volle Kontrolle über Lotte Skeisvoll hatte. Sie war die letzte Überlebende dieser schicksalhaften Hüttenparty vor fast zwanzig Jahren. Das heißt … ob sie noch lebte, war wohl höchst ungewiss.

»Verfluchter Satan!«

Olav schlug mit der Faust an die dünne Wand zwischen den Büros und trat mit voller Wucht gegen den Papierkorb. Der flog auf den Zweisitzer an der gegenüberliegenden Wand. Das Stimmengewirr der wild durcheinanderredenden Leute vor seinem Büro verstummte augenblicklich, und er sah, wie alle Augen sich besorgt auf die Glaswand richteten, um nachzusehen, was drinnen vor sich ging. Zehn Sekunden lang stand er mitten im Zimmer und rauchte vor Wut, dann griff er nach einem Notizblock und stürmte aus der Tür. Auf dem Weg zum Besprechungsraum krallte er sich alle Leute, derer er habhaft werden konnte.

»Ermittlungsgruppe! Strategiebesprechung in zwei Minuten. Alle haben zu erscheinen! Sofort!«

Olav stürmte direkt ins Büro des Polizeichefs, ohne anzuklopfen. Guldbrandsen war rot im Gesicht, und der Schweiß perlte unter seinem kurzen grauen Haar.

»Das Team versammelt sich. Ich brauche Sie dabei. Jetzt ist keine Zeit für den Dienstweg, bei allem, was wir in die Wege leiten müssen.«

»Moment mal, Hansen … Sie haben hier nicht …«

Olav unterbrach den Polizeidirektor, bevor der ihm einen Vortrag über Befugnisse halten konnte.

»Halten Sie den Mund! Lotte Skeisvoll ist aus ihrer Hütte in Skånevikstranda verschwunden. Seit Mitternacht hat die Streife nichts mehr von ihr gesehen oder gehört. Ich kann Ihnen garantieren, dass sie die Hütte nicht aus freien Stücken verlassen hat. Besprechungsraum in einer Minute!«

Polizeidirektor Arnstein Guldbrandsen versuchte etwas zu sagen, aber Olav Scheldrup Hansen ließ ihm keine Zeit dazu. Er drehte sich um und verließ das Büro, bevor noch mehr Proteste kommen konnten.

Der Besprechungsraum war schon gut gefüllt, als Olav hereinplatzte. Er musste sich mächtig zusammenreißen, um sich die Panik nicht anmerken zu lassen, die in ihm wütete. Es war entscheidend, dass er sich ruhig und beherrscht verhielt. In den Gesichtern um ihn herum las er Trauer, Wut, Resignation und Ohnmacht. Die Leute reagierten unterschiedlich, und sie hatten in den letzten Tagen viele Schläge ins Gesicht bekommen. Nur die Härtesten standen immer noch aufrecht.

Olav atmete langsam aus und umklammerte die Tischkante mit beiden Händen. Er wollte gerade anfangen zu sprechen, als ihm die Worte im Hals steckenblieben, und er stand nur da und starrte zur Tür. Die Gestalt beherrschte den Raum, und das Gemurmel der Anwesenden schwoll an, als sie sahen, wer das war. Knut Veldetun stand breitbeinig da und hielt Ausschau nach einem freien Stuhl. Er hob die Hand in Olavs Richtung und hinderte ihn daran, etwas zu sagen.

»Keine Fragen, bitte. Lars wäre gekommen, selbst wenn er auf allen vieren über die Schwelle hätte kriechen müssen. Ich bin hier. Ich bin unverletzt und bei klarem Verstand.«

Hinter ihm eilte der Polizeidirektor ins Zimmer und drängte sich zu Olav durch. Mit einem kurzen Nicken gab er ihm zu verstehen, dass er anfangen könne.

»Ich weiß, dass ihr schockiert seid von den Ereignissen, aber zur Nachbesprechung kommen wir später. Dafür ist jetzt keine Zeit. Lotte Skeisvoll ist aus ihrer Hütte in Skånevikstranda verschwunden, und der Täter läuft irgendwo da draußen herum. Wir müssen uns an seine Fersen heften, das ist die einzige Möglichkeit, die wir haben.«

Olavs Atem ging schnell. Er nahm sich seine Mitarbeiter der Reihe nach vor.

»Frugård, Sie schnappen sich …« Er blickte durch den Raum und zeigte auf einen jungen Polizisten. »Evensen, richtig?« Er wartete die Antwort nicht ab. »Ihr lasst alles stehen und liegen und nehmt euch die Überwachungsvideos der Tankstelle in Bygnes vor. Der Sattelzug wurde am Karmøy Bilsenter gefunden, und die Überwachungskameras müssen den Täter eingefangen haben, sowohl auf dem Weg zu der Stelle, wo er den Laster abgestellt hat, als auch auf dem Weg zurück, sofern er nicht zu Fuß in die andere Richtung gelaufen ist.

Haltet Ausschau nach einem Fahrzeug, das er sich genommen haben kann, und verfolgt dessen Weg durch die Mautstationen. Wir müssen wissen, wohin er unterwegs ist.

Veldetun und Asheim. Ihr schnappt euch ein Auto und fahrt nach Skånevik. Helft den Kollegen von der Streife dort draußen beim Suchen. Asheim, Sie sind doch aus Ølen, wenn ich richtig informiert bin, und müssten die Gegend gut kennen. Nehmen Sie Ihren Hund mit, vielleicht kann er herausfinden, in welche Richtung Lotte verschleppt worden ist.

Johnsen. Sie sind der Internetexperte, richtig? Wir müssen eine Fahndung herausgeben, und zwar ASAP! Fotos. Voller Name. Vorgeschichte. Ganz egal, ob es Staub aufwirbelt und den Druck auf uns erhöht. Falls es Zeugen dort draußen gibt, die etwas beobachtet haben, kann das ganz entscheidend sein. Holen Sie sich Polizeischüler für die Hinweis-Hotline. Stellen Sie alle Anrufe der Presse direkt zu Guldbrandsen durch. Niemand außer dem Polizeichef äußert sich über irgendwas.

Eidesvik. Wir haben die Identität des Täters, aber auch eine Kartenzahlung an der Tankstelle in Kopervik unter dem Namen *Gustaf Jönsson*. Vermutlich hat er diese Identität benutzt, als er abgetaucht war. Überprüfen Sie alle Mietwagenfirmen, Hüttenvermieter, Bootsverleiher, und verfolgen Sie alle Kartentransaktionen, die er vorgenommen hat … Also kurz gesagt alles, was uns verrät, wo er sich aufgehalten hat. Nehmen Sie sich so viele Leute, wie Sie brauchen. Uns läuft die Zeit davon.

Guldbrandsen. Darf ich darum bitten, dass wir alle Einsatzkräfte aus den benachbarten Polizeirevieren, mit Ausnahme von Karmøy, hier nach Haugesund holen? Ist das in Ordnung?«

Der Polizeidirektor nickte. Olav wagte kaum, in seine Richtung zu blicken. Er wusste, dass er ihn vollkommen überfuhr, aber sie hatten keine Zeit, lange darüber zu diskutieren, wer welche Aufgaben übernehmen sollte, und mit der Handlungsfähigkeit des guten Guldbrandsen war es im Moment nicht weit her.

»Ich koordiniere alles von hier aus. Alle stehen über Funk in Verbindung und berichten mir fortlaufend. Und damit meine ich absolut alles, was sich an Informationen ergibt. Verschwendet keine Zeit damit, das rauszufiltern, was ich wissen muss. Schaufelt einfach alles zu mir rüber und überlasst mir die Entscheidung. Ich habe zwei Leute aus meiner KRIPOS-Abteilung, die mir dabei helfen können, und zwei weitere sind auf dem Weg hierher, aber weiß der Teufel, ob sie rechtzeitig ankommen, bevor alles vorbei ist. Was den festgenommenen Terroristen betrifft, kann der PST sich heute darum kümmern, ihn zu verhören. Die kommen auch ohne uns zurecht.«

Olav atmete aus. Ihm fiel nichts mehr ein, was sie noch tun könnten. Er ließ den Blick ein letztes Mal über die Versammelten schweifen.

»Also dann, an die Arbeit. Wir haben heute schon einen Kollegen verloren. Lasst uns alles dafür tun, dass nicht noch eine Kollegin hinzukommt.«

Skånevikstranda
Sonntag, 9. August, tagsüber

Bei normaler Geschwindigkeit brauchte man mit dem Auto eine gute Stunde bis Skånevikstranda, aber Yngve Asheim schaffte die Strecke in weniger als fünfundvierzig Minuten. Knut Veldetun versuchte, sich auf die vor ihnen liegenden Aufgaben zu konzentrieren. An das, was vor wenigen Stunden auf Karmøy passiert war, wollte er lieber nicht denken.

Während sie aus dem Auto stiegen, überprüfte er die Pistole an seinem Gürtel. Überzeugte sich davon, dass das Magazin richtig saß und die Kammer leer war, dann sicherte er die Waffe. Yngve Asheim ging mit ruhigen Bewegungen um das Auto herum, öffnete die Heckklappe und ließ den Schäferhund heraus. Erlaubte ihm, ein bisschen durch das Dickicht am Parkplatz zu stöbern, bevor er ihn mit einem kurzen Kommando zu sich rief und an die Leine nahm. Asheim zeigte keine Anzeichen von Stress. Der stämmige Mann aus Ølen war seit zwölf Jahren Hundeführer, und Knut wusste, dass er als Vortragsredner und Mentor an der Polizeihochschule eingesetzt wurde.

Die Sonne brannte Knut im Nacken, während er darauf wartete, dass Asheim und der Hund ihre Vorbereitungen beendeten. Er blickte über die Baumkronen und konnte in der Ferne ein paar hauchdünne Schäfchenwolken erahnen. Es war die reinste und schönste Idylle hier, und nichts zeugte davon, dass es der schlimmste Tag seines Lebens war. Allein der Gedanke, dass Lars tot war, und Lotte vielleicht auch … Er musste es verdrängen. Solange er auf seinen zwei Beinen stand, würde er seine Arbeit tun. Dass es unverantwortlich war, in seinem Zustand mit einer Waffe durch den Wald zu rennen, stand auf einem anderen Blatt. Olav Scheldrup Hansen hatte nicht gefragt, ob er sich der Aufgabe gewachsen fühlte. Er hatte es als selbstverständlich betrachtet.

Oben am Tor trafen sie auf Kollegen des Polizeireviers in Etne. Sie wechselten kurz ein paar Worte und wurden auf den neuesten Stand gebracht. Die Polizisten hatten die nähere Umgebung durchkämmt, ohne etwas zu finden. Die Hütte war mehrmals durchsucht worden. Knut bat die Beamten, ihnen den Weg zu zeigen. Überall suchten Polizisten nach Spuren, während die Hütte in der Landschaft stand und sich sonnte. *Jetzt müsste der Grill an sein, und die Leute müssten sich mit ein paar eiskalten Bier in die Sonne setzen.*

Yngve Asheim erklärte den Kollegen, dass sich alle Einsatzkräfte in der Umgebung zurückziehen müssten, damit der Hund in Ruhe suchen konnte. Es war schlimm genug, dass sie schon alles wie eine Büffelherde niedergetrampelt hatten. Knut folgte Yngve und dem Hund in die Hütte. Die Räume sahen definitiv nicht nach der Ordnungsfanatikerin Lotte Skeisvoll aus. Ein Paar Schuhe lag achtlos im Flur, eine Jacke war vom Garderobenhaken gerutscht, eine Schranktür stand offen, und als sie weiter ins Haus hineingingen, fanden sie noch mehr Anzeichen dafür, dass hier nichts so war, wie es sein sollte. Die Stube war alles andere als ein Raum, in dem Lotte es ausgehalten hätte, wie Knut feststellte. Das Bett im Schlafzimmer war ungemacht, und auf dem Nachttisch lagen Handy, Autoschlüssel und Portemonnaie.

»Es muss nachts passiert sein, als es noch dunkel war. Sie hat sich schlafen gelegt, ist aber irgendwann aufgestanden und aus dem Zimmer gegangen. Ich kenne Lotte. Sie hätte sofort nach dem Aufstehen das Bett gemacht und die Vorhänge zurückgezogen, wenn es Morgen gewesen wäre. Und das Durcheinander da drinnen ist definitiv nicht ihr Werk«, fügte er mit einem Kopfnicken in Richtung Stube hinzu.

Sein Kollege sah ihn nachdenklich an, bevor er nickte. Wahrscheinlich hatte er von Lottes speziellen Angewohnheiten gehört, auch wenn er nicht eng mit ihr zusammenarbeitete. Ein Polizeirevier war wie ein kleines Dorf in der norwegischen Einöde. Jeder wusste alles über jeden.

Asheim ging zu einem Schmutzwäschekorb am Eingang zum Bad. Nahm einen schwarzen Sport-BH heraus und kommandierte »Sitz!«. Er hockte sich neben den Hund und sprach ruhig auf ihn ein. Dann führte er ihn hinaus auf die Treppe, ging wieder in die Hocke und hielt ihm den BH vor die Nase. Der Hund schnüffelte eifrig, blieb aber sitzen. Mit geübtem Griff entfernte Asheim die Leine und befahl ihm, mit der Suche zu beginnen. Die anderen Polizisten hatten sich weiter hinten auf dem Grundstück versammelt, um nicht im Weg zu sein.

Zuerst schnüffelte der Schäferhund den Eingangsbereich ab. Asheim rief ihn wieder zu sich, nahm ihn an die Leine und ging mit ihm um die Hütte herum. Knut folgte den beiden. Am Fenster zum Wald auf der Rückseite der Hütte blieb der Hund stehen und wedelte eifrig mit dem Schwanz. Knut konnte hören, dass er kleine Winsellaute von sich gab. Asheim bückte sich und löste die Leine wieder. Mit einem Kopfnicken zum Fenster machte er Knut darauf aufmerksam, was offenbar passiert war. Der Hund fand schnell eine Fährte, der er folgte.

Ab und zu machte er einen kleinen Abstecher und schnüffelte in den Büschen am Grundstück, war aber schnell wieder zurück und führte sie in den dichten Wald hinein. Knut musste sich immer wieder unter Zweigen und wildwucherndem Gestrüpp ducken. Sie kamen an einem großen Erdhügel und einer Lichtung mit frisch gepflanzten Fichtensetzlingen vorbei, ehe der Wald sich zum Wasser hin öffnete. An einer Quelle blieb der Hund stehen. Er lief ein bisschen hin und her, dann nahm er Kurs auf einen Abhang rechts von der Quelle. Darunter breitete sich der glitzernde Silberspiegel des Skåneviksfjords aus.

Knut begriff es, noch bevor sie zu dem kleinen Strand kamen, der verborgen in einer Bucht lag. Lotte war auf ein Boot gebracht worden. Mehrere Hundert Meter entfernt von den Polizisten, die ihren Bootssteg bewachten. Der Hund blieb stehen und legte sich am Ufer nieder. Stand auf, lief ein bisschen hin und her, machte wieder Halt, setzte sich gehorsam und wartete.

Asheim ging in die Hocke, griff in die Jackentasche und gab dem Hund eine Belohnung. Dann nahm er ihn wieder an die Leine und blickte zu Knut hoch.

»Hier endet die Spur. Aber du hast es wahrscheinlich schon erkannt. Sagst du Scheldrup Hansen Bescheid? Wir brauchen ein Boot, aber ich bezweifle, dass wir noch etwas finden werden. Der Fjordarm ist lang, mit Hunderten von Buchten und anderen möglichen Verstecken. Eine Suche wäre das reinste Bingospiel, und wer weiß, vielleicht hat er sie längst versenkt…

Das war zu viel für Knut. Er drehte sich um und rief Olav an.

Polizeistation Haugesund
Sonntag, 9. August, tagsüber

Olav Scheldrup Hansen legte das Headset vor sich aufs Pult und blickte zu den anderen hoch. Das Szenario, das Knut ihm am Telefon geschildert hatte, ließ keinen Zweifel daran, was mit Lotte Skeisvoll passiert war. Sie musste überwältigt und mit einem Boot weggebracht worden sein.

Åse Frugård saß mit den Händen im Schoß da und wartete darauf, was er zu sagen hatte, während die anderen drei in der Operationszentrale ihrer Arbeit nachgingen. Olav kommandierte sie zum Besprechungstisch, während er sich einen Schlachtplan überlegte. Es war wichtig, dass sie jetzt schnell und präzise handelten. Sie befanden sich in der Schlussrunde und waren gezwungen, Risiken einzugehen, wenn sie überhaupt noch eine Chance auf einen Sieg haben wollten. Er zitterte innerlich, tat aber sein Bestes, die Angst zu verbergen.

»Hört mal her … Ich habe gerade erfahren, dass Lotte Skeisvoll vermutlich mit einem Boot entführt wurde. Es ist unbegreiflich, dass so etwas passieren konnte, aber wie es aussieht, haben Lottes Bewacher zugelassen, dass sie allein in der Hütte schläft, und das Fenster an der Nordseite, das Richtung Wald hinausgeht, nicht gesichert. Mit anderen Worten, alle Mann haben die Vordertür bewacht und die Hintertür weit offen stehen lassen. Wir können es nicht mehr ändern, also schlucken wir unsere Wut über so viel Dummheit hinunter und konzentrieren uns auf das, was jetzt zu tun ist. Åse, haben wir etwas von der Straßenverkehrszentrale?«

Åse Frugård blätterte in einem kleinen Papierstapel und zog ein Blatt mit Notizen hervor, das sie vor den anderen auf den Tisch legte.

»Wir wissen, dass der Täter auf den Parkplatz des Karmøy Bilsenter in Bygnes gefahren ist. Die Überwachungskamera der Shell-Tankstelle hat den Trailer bei seiner Ankunft aufgenommen. Kurz darauf hat ein grüner Fiat Punto den Platz mit hoher Geschwindigkeit in entgegengesetzter Richtung verlassen. Wir nehmen an, dass es ein Fluchtwagen ist, den er sich auf dem Parkplatz des Autohändlers bereitgestellt hatte.«

»Können wir mit Sicherheit sagen, dass es der Täter war?«

»Nein, aber es gab keine anderen Verkehrsbewegungen im fraglichen Zeitraum. Wir haben das Kennzeichen des Fiat überprüft, SD 56020. Es ist auf einen Andreas Willumsen zugelassen, wohnhaft in Nedstrand, aber für einen blauen Citroën neueren Baujahrs und nicht für eine alte Rostlaube von Fiat. Wir haben den Halter des Wagens gebeten nachzusehen, ob die Nummernschilder vielleicht ausgewechselt wurden. Außerdem …«

Olav blickte von seinen Notizen auf, als von Åse Frugård nichts mehr kam.

»Ja …?«

»Na ja, dieser Willumsen ist der direkte Nachbar der Frau, die vor zwei Tagen in Nedstrand ermordet wurde.«

»Okay. Dann ist der Fiat der Wagen, den wir suchen. Haben Sie Informationen darüber, wohin er gefahren ist?«

Åse holte tief Luft. Olav hörte es in ihrem Brustkorb röcheln.

»Ja, wir haben mehrere Registrierungen. Die Mitarbeiter der Mautgesellschaft arbeiten kontinuierlich daran. Bisher haben sie zwei Durchfahrten in Richtung Haugesund gefunden. Danach eine weitere Durchfahrt am Tittelsnesvegen in Gard, was darauf hindeutet, dass er aus der Stadt heraus und in Richtung Sveio gefahren ist.«

»Und weiter?«

Åse Frugård schnitt eine Grimasse, sodass sich sämtliche Falten in ihrem Gesicht zusammenzogen.

»Und weiter nichts. Weiter nördlich gibt es keine Mautstationen, die bestätigen könnten, dass er in die Richtung gefahren ist. Rein theoretisch könnte er in Hunderte von Seitenstraßen abgebogen sein. Vielleicht hat er den Wagen abgestellt und ist in ein anderes Auto umgestiegen, oder er ist zu Fuß weitergegangen.«

Olav holte tief Luft. Verdrängte seinen Frust.

»Gut, einigen wir uns darauf, dass er von Haugesund Richtung Norden gefahren ist. Sperrt die Straßen in dem Bereich ab. Evensen, Sie haben das unter Kontrolle?«

Der korpulente Polizist am Ende des Tisches nickte kurz und fügte hinzu, dass sie Sperren am Tunnelausgang der Dreiecksverbindung zwischen Stord, Bømlo und Sveio errichtet hatten. Es waren auch Einsatzkräfte an den Fähranlegern postiert, aber bisher waren keine Autos aufgetaucht, auf die die Beschreibung passte.

»Okay. Gehen wir mal davon aus, dass er Lotte nicht bei sich im Auto hat, sondern dass er auf dem Weg ist, um sie abzuholen. Åse… Wohin kann er heute Nacht mit dem Boot gefahren sein? Gibt es Stellen, die sich anbieten?«

Åse breitete eine Karte von Rogaland und Hordaland auf dem Tisch aus. Die anderen scharten sich um sie.

»Vor Skånevik breitet sich das gesamte Sunnhordlandsbecken aus. Da gibt es Tausende von Möglichkeiten.«

Sie zeigte auf die Karte und fuhr mit dem Zeigefinger demonstrativ in alle Winkel, um ihre Aussage zu unterstreichen. Olav sah das Problem, aber sie konnten sich hier nicht ihre Hintern plattsitzen und auf bessere Zeiten warten. Sie mussten handeln, sofort.

»Ich verstehe, was Sie meinen, Åse. Aber höchstwahrscheinlich reden wir hier von einem kleineren Boot. Einem Ruderboot oder kleinen Motorboot, mit dem man unbemerkt zum und vom Sandstrand rudern kann, wo sich Lottes Spuren verlieren.«

Olav machte eine kurze Pause. Trank einen Schluck aus seinem Wasserglas und beugte sich dann wieder über die Karte.

»Er ist jetzt von Haugesund in nördlicher Richtung unterwegs. Gibt es irgendwo auf dieser Karte einen Ort im Norden, wo man von Skånevik aus mit dem Boot hinkommt, und von wo aus man in relativ kurzer Zeit mit dem Auto oder mit einer Fähre nach Karmøy kommt? Er muss ja heute Morgen, nachdem er Lotte aus ihrer Hütte verschleppt hatte, nach Karmøy gefahren sein.«

Åse Frugård legte ihren Finger auf Halsnøy, die größte von einer Gruppe Inseln in der Gemeinde Kvinnherad. Olav meinte, sich zu erinnern, etwas von einem alten Kloster gehört zu haben, das dort sein sollte.

»Mit einem kleinen Motorboot dürfte die Fahrt dorthin nicht lange dauern. Und vom Anleger im Norden der Insel geht eine Fähre nach Stord. Halsnøy hat massenweise Ferienhütten, die man mieten kann, unendlich viele kleine Buchten und sehr wenig Menschen, denen irgendwas auffallen würde.«

Olav seufzte. Alles, was sie im Moment taten, war Blindekuh spielen. Sie wussten nichts. Nur, dass der Täter in Richtung Norden unterwegs war und ein Ziel anpeilte, das relativ leicht mit dem Boot von Skånevik aus erreichbar war. Das konnte genauso gut Halsnøy sein wie alle anderen Orte.

»Kann mal jemand Eidesvik holen? Vielleicht gibt es ja eine Spur der Visa-Karte, die Sigve Hollekim an der Tankstelle in Avaldsnes benutzt hat.«

Alle blickten sich um, als könnte Kollege Eidesvik jeden Moment unter einer Tarnkappe hervortreten oder aus dem Fußboden wachsen. Evensen warf einen Blick in das Büro neben der Operationszentrale.

»Er ist hier. Eidesvik… Scheldrup Hansen will deinen Bericht.«

Sekunden später tauchte ein wirrer Haarschopf in der Tür auf. Eidesvik hielt einen Stapel Computerausdrucke hoch, während er eintrat.

»Tut mir leid, dass ihr warten musstet, aber ich habe gerade mit einem Lebensmittelladen telefoniert, bei dem dieser Gustaf Jönsson viermal in den letzten zwei Wochen mit Karte bezahlt hat.«

Olav atmete erleichtert auf. Endlich etwas Handfestes. Etwas, wo sie ansetzen konnten.

»Hier…«

Eidesvik schob ihm einen Ausdruck hin, der vier Zahlungen mit Gustaf Jönssons Kreditkarte zeigte, alle im Dorfladen von Bjoa. Die letzte erst am Samstagnachmittag, unmittelbar vor Ladenschluss.

»Ich habe mit der Inhaberin gesprochen, einer netten, aufgeweckten Dame, die sich gut an den Schweden erinnert. Sie hat sich jedes Mal mit ihm unterhalten, wenn er bei ihr eingekauft hat. Ihren Angaben zufolge hat der Mann eine Hütte auf Romsa gemietet, einer kleinen Insel nordöstlich von Bjoa.«

»Okay. Das ist doch mal was. Können Sie uns die Insel auf der Karte zeigen?«

Die Freude darüber, endlich ein bisschen Rückenwind zu haben, dauerte nur wenige Sekunden. Als der Blondschopf mit dem Zeigefinger auf der Karte immer weiter südlich vorrückte und schließlich auf einer Insel meilenweit von Stord entfernt anhielt – genau entgegengesetzt zu der Richtung, in die der Täter ihrer Meinung nach fuhr –, sank ihre Hoffnung, ihm auf den Fersen zu sein, beträchtlich.

»Ja, Himmelherrgott noch mal! Warum fährt er nach Norden, wenn sein Unterschlupf ganz woanders ist?«

Åse Frugård klopfte mit dem Finger auf die Karte.

»Der Fähranleger. Bjoa hat eine Fährverbindung nach Stord.«

»Kann mir jemand ganz fix die Abgangszeiten besorgen? Und die Telefonnummer des Kapitäns auf der Fähre.«

Åse Frugård drehte sich auf dem Absatz um und war nicht mal zwei Minuten später zurück. Sie schwenkte das Handy.

»Die Fähre hat vor einer halben Stunde abgelegt, also bevor unsere Leute am Fährkai von Stord Posten bezogen haben. Wenn er wie der Teufel gerast ist, kann er die Fähre um 12.30 Uhr ab Skjærsholmane erreicht haben. Wir müssen uns noch eine Stunde gedulden, bis sie in Bjoa ankommt. Sie macht noch zweimal Zwischenstopp auf Halsnøy.«

»Okay. Ich will ganz sichergehen. Bitten Sie die Polizeiwache auf Halsnøy, zu den jeweiligen Anlegestellen auszurücken, und falls kein grüner Fiat an Land fährt, will ich Polizisten an Bord der Fähre haben, damit sie nach dem Auto suchen.«

Erling Eidesvik rutschte auf seinem Stuhl herum, es hätte nicht viel gefehlt und man hätte eine kleine Hand gesehen, die sich hinter den blonden Locken in die Luft reckte.

»Ja …?«

»Guter Plan, Hansen, aber Halsnøy hat keine Polizeiwache.«

Olav Scheldrup Hansens Hirnrinde streikte. Eine ganze verdammte Insel mit fast dreitausend Einwohnern ohne eine eigene Polizeiwache? Das konnte nicht wahr sein.

»Aha … Dann rufen Sie eben den Wachtmeister an und bitten ihn rauszufahren. Ist mir egal, ob er im Dienst ist oder nicht.«

Åse Frugård ging zu Olav Scheldrup Hansen und legte ihre Hand auf seine geballten Fäuste.

»Es geht nicht, Olav. Halsnøy ist eine Insel ohne einen einzigen Polizisten. Keine Wache, kein Wachtmeister. Wir müssen warten, bis die Fähre in Bjoa anlegt.«

Brandøyvika, Bjoa
Sonntag, 9. August, tagsüber

Lotte Skeisvoll spürte, wie jeder einzelne kleine Nagelkopf, der ein wenig schief in den Holzbrettern saß, sich in ihren Rücken bohrte. Mit jeder Bewegung nagten sie sich langsam aber sicher durch ihre Haut. Die Schmerzen waren unerträglich. Sie hatte ständig Krämpfe in den Beinen, und alle Rückenmuskeln schrien danach, dass sie sich anders hinlegen sollte. Aber das ging nicht. Feste Stricke um die Handgelenke waren an Bolzen in den Wänden befestigt und sorgten dafür, dass sie mit über dem Kopf gekreuzten Armen hilflos dalag. Die Beine waren auf die gleiche Weise fixiert. Sie hatte versucht, Widerstand zu leisten, als er sie am frühen Morgen fesselte. Hatte ihn angespuckt und gefaucht, während er die Stricke festzog. Sie hatte sich nach Kräften gewehrt, war aber gefesselt wie ein Schlachtschwein, und ganz gleich, wie sehr sie ihre Muskeln anspannte, sie hatte nichts tun können, um ihn zu stoppen.

Danach war er aufgestanden und seelenruhig zum Fenster gegangen. Dort hatte er regungslos gestanden, eine halbe Ewigkeit, wie ihr schien, bevor er einen dreckigen Lappen genommen, ihn ihr in den Mund gestopft und mit Panzerband festgeklebt hatte. Dann hatte er sich seine dünne Sommerjacke gegriffen und den windschiefen Schuppen ohne ein Wort verlassen. Sie hatte erleichtert geseufzt, als sie kurz darauf ein Auto wegfahren hörte.

Mittlerweile hörte sie schon seit vielen Stunden nichts als Wellengeplätscher. Alle Anstrengungen, sich zu befreien, waren vergeblich. Sie scheuerte sich Rücken und Po nur noch heftiger auf, ohne dass die Stricke mehr als ein paar Millimeter nachgaben. Dünne Streifen Blut liefen von den Handgelenken die Arme hinunter.

Sie war sich nicht ganz im Klaren darüber, was in der Nacht passiert war. Sigve Hollekim hatte es offenbar geschafft, in ihre Hütte einzudringen, ohne dass die Kollegen ihn bemerkt hatten. Außerdem war er eiskalt genug gewesen, geduldig zu warten. Sie erinnerte sich vage, dass er ihr einen scharfen Gegenstand an den Rücken gepresst hatte, bevor er ihr einen getränkten Lappen vor Mund und Nase hielt. Das Nächste, woran sie sich erinnerte, war, dass sie mit gefesselten Händen und Füßen auf dem Boden eines kleinen Motorboots lag. Da hatte sie nur seine Füße sehen können. Er hatte blaue Asics-Sneaker und eine Art Militärhose getragen. Links neben ihrem Körper hatten zwei Ruder gelegen. Sie waren nass gewesen, das Wasser war auf ihre Beine getropft.

Am Anfang hatte sie gewimmert, aber nach einer Weile hatte sie versucht, laut zu rufen und zu schreien. Ein paar gut gezielte Tritte hatten ihr zu verstehen gegeben, dass sie still liegen und den Mund halten sollte. Einer der Tritte hatte sie so hart getroffen, dass ihre Lippe aufgeplatzt war und der linke Eckzahn sich gelockert hatte. Er hatte nichts gesagt. Auch später nicht, als er sie in den kleinen Schuppen getragen hatte. Als sie begriff, dass er umso brutaler wurde, je mehr sie sich wehrte, hatte sie aufgehört zu kämpfen.

Sie ahnte, was ihn dazu gebracht hatte, sich an den Freunden aus der damaligen Clique zu rächen. Sie hatten ihn verraten. Aber was hätten sie denn sonst tun sollen? Darüber schweigen, dass er seinen Vater umgebracht hatte? Hätten sie sagen sollen, »du, das ist okay«, und so tun sollen, als wäre alles in Ordnung? Sie konnten doch ein solches Geständnis nicht einfach übergehen und weiterleben, als wäre nichts passiert. Sie erinnerte sich auch noch gut an die Diskussionen, die sie in der Hütte geführt hatten. Im Englischunterricht hatten sie George Orwells *1984* lesen müssen, und an jenem Abend hatten sie über das grausame Zimmer gesprochen, in dem alle ihren schlimmsten Albträumen begegneten. Jetzt fiel ihr wieder ein, wie sie sich gegenseitig offenbart hatten, was sie selbst in diesem Raum erwarten würde. Es war ein morbides, lächerliches Gesellschaftsspiel gewesen.

Warum rächte er sich erst jetzt an ihnen?

Sie versuchte, sich den Abend am Tisch in der Hütte in Erinnerung zu rufen. Was hatte sie selbst über ihre Ängste erzählt? Nein … es war weg. Wahrscheinlich hatte sie sich ohnehin irgendwas ausgedacht. Sie hasste solche Spiele, und sie konnte sich auch nicht erinnern, dass der Tod ihr jemals Angst gemacht hätte.

Aber sie wusste noch, was *er* gesagt hatte. Dass er meinte, Feuer müsse die schmerzvollste Art zu sterben sein. Als sie ihn gefragt hatten, wieso, hatte er von den entsetzlichen Schreien erzählt, die er aus dem brennenden Haus gehört hatte, in dem sein Vater ein Jahr zuvor umgekommen war. Er hatte sich einfach verplappert. Alle am Tisch wussten, dass er ein wasserdichtes Alibi hatte, von einem Freund, der behauptete, Sigve Hollekim sei in Stavanger gewesen, als das Haus des Vaters in Brand gesetzt worden war.

Sie erinnerte sich auch noch an die Aufregung danach. An die Panik in Sigves Augen, als ihm aufging, was er gesagt hatte. Wie sie ihn alle verurteilt hatten. Wie er sie angebettelt und angefleht hatte, den Mund zu halten. Wie er erzählte, welche furchtbaren Dinge der Vater im Laufe der Jahre mit ihm gemacht hatte. Aber am allerbesten erinnerte sich Lotte daran, dass sie geschworen hatte, am Dienstag zur Polizei zu gehen und das mit dem falschen Alibi zu erzählen, falls er sich nicht selbst anzeigte. So war sie nun mal. Keine Entschuldigung war gut genug, um zu rechtfertigen, dass man gegen das Gesetz verstieß.

Im Nachhinein hatte ihr die ganze Sache zu schaffen gemacht. Die Vorstellung, dass es ihre Worte gewesen waren, die Sigve in den Tod getrieben hatten. Für die Clique war es beschlossene Sache gewesen, dass sein Selbstmord ein direktes Resultat ihrer Anzeige war.

Sie versuchte, ihre Rückenschmerzen zu verdrängen. Sich auf andere Dinge als den Schmerz zu konzentrieren, aber es nützte nichts. Die Muskeln unter ihrer Haut brannten. Der ganze Staub im Raum machte es ihr schwer, genug Luft durch die Nase zu ziehen. Sie wimmerte und versuchte ein letztes Mal, sich von den Stricken zu befreien. Erfolglos, natürlich. Plötzlich erstarrte sie und verhielt sich ganz still. Sie hörte ein Geräusch draußen. Schritte in hohem Gras, oder nicht?

Lotte mobilisierte alles, was sie noch an Kräften besaß, und schrie in den Knebel. Es kam kaum ein Laut heraus, aber die Wände waren so dünn, dass sie den Zug spürte, wenn der Wind ein wenig auffrischte, also probierte sie es wieder und wieder. Sie versuchte, auf die Holzplanken unter ihr zu klopfen, indem sie die Hacken anhob und sie auf die Bretter fallen ließ. Bei jeder Wiederholung pochte es dumpf.

Zuerst passierte nichts, aber dann hörte sie deutlich, dass die Schritte näher kamen, und Sekunden später zog jemand am Türgriff. Sie merkte selbst kaum, dass sie aus Leibeskräften schrie. Die Rettung war nur zwei Meter entfernt, aber das würde nichts nützen, wenn derjenige nicht wusste, dass sie hier drinnen war. Gleich darauf hörte sie eine Stimme vor der Tür.

»Lotte … bleib ganz ruhig. Keine Angst. Ich komme jetzt rein und mache dich los.«

Medienhaus Haugesunds Avis
Sonntag, 9. August, tagsüber

»Viljar. Jetzt mal langsam. Du weißt ganz genau, dass ich dir kein Auto geben kann, wenn du mir nicht sagst, wo es brennt. Heute ist Sonntag, verdammt noch mal!«

Viljar Ravn Gudmundsson blieb die Antwort schuldig. Er konnte nicht verlangen, eines der Zeitungsautos zu bekommen, nur weil er ein »ungutes Gefühl« hatte. Chefredakteur Johan Øveraas gab kein Auto auf Verdacht heraus. Schlicht und einfach, weil er keins hatte. Er hatte ein Betriebskonto mit Soll und Haben, und mehr brauchte er nicht, um das Schiff zu steuern. Stand es im Plus, war alles gut. Stand es im Minus, konnte man sich einen anderen Job suchen.

»Johan, jetzt hör mir doch mal zu. Das ganze Zeitungshaus steht unter Schock nach dem, was heute Nacht passiert ist. Das ist nicht der richtige Zeitpunkt für Prinzipienreiterei, oder? Ich habe in der Sache eine Spur, der ich nachgehen will, aber dazu muss ich nach Etne.«

Johan Øveraas grunzte und wand sich unbehaglich auf seinem Stuhl. Offensichtlich gefiel ihm die Sache nicht. Wäre das ein normaler Arbeitstag in der Redaktion gewesen, hätte er ein paar Flüche losgelassen und Viljar achtkantig rausgeworfen. Aber … Er zögerte. War da vielleicht doch ein Körnchen Empathie hinter den Froschaugen?

»Sag mir, was für eine Spur das ist, dann werde ich entscheiden, ob du ihr nachgehen sollst. Du bist landesweit berühmt dafür, Dinge zu vermasseln, wenn's drauf ankommt, Gudmundsson. Wo wir gerade bei dem Thema sind, was hat Julie eigentlich in deiner Wohnung gemacht? Habt ihr etwa …?«

»Mach dich nicht lächerlich, Øveraas. Wir wollten uns gestern Abend bei mir treffen. Sie dachte wohl, ich bin zu Hause, als sie merkte, dass die Tür offen war, und dann ist sie Karjoli direkt in die Arme gelaufen. Das ist das ganze Geheimnis.«

Johan Øveraas erhob sich abrupt und stieß dabei einen leeren Kaffeebecher um, sodass er zu Boden fiel. Sein Gesicht nahm einen blaulila Farbton an. Das war nie ein gutes Zeichen.

»Das ganze Geheimnis? Meine beste Reporterin wird geknebelt und verprügelt in *deinem* Schlafzimmer auf *deinem* Bett gefunden, und ich soll die Schultern zucken und so tun, als sei das völlig *normal*? Was zum Teufel ist im letzten Jahr mit dir passiert, Gudmundsson? Leute sterben oder geraten in Schwierigkeiten, wenn sie deinen Tabakgestank bloß riechen. Ich begreife nicht, warum die Polizei dich nicht längst eingesperrt hat. Du bist eine wandelnde Katastrophe auf anderthalb Beinen.«

Viljar fühlte in sich hinein, ob die Standpauke irgendetwas in ihm auslöste. Merkte, dass sie es nicht mehr tat. Er schiss darauf. Auf alles. Auf alle. Und am allermeisten auf Øveraas' Imponiergehabe.

»Julie hat mich gebeten, eine Familie zu überprüfen, die in Etne wohnt. Sie war ein paar Stunden vorher bei ihnen. Die Sache mit Karjoli gestern Abend steht in direktem Zusammenhang mit diesem Gespräch«, log er. »Gibst du mir jetzt ein Auto oder nicht?«

»Ach nein, jetzt auf einmal weißt du, wie alles zusammenhängt, ja? Du bist so ein verdammt schlechter Lügner, dass ich nicht begreife, wie du es geschafft hast, durchs Journalistikstudium zu kommen. Aber du kannst dir die Schlüssel beim Pförtner abholen. Und jetzt hau ab!«

»Ich kriege das Auto?«

»Ja. Nicht, weil ich auch nur ein Körnchen von dem glauben würde, was du erzählst, sondern weil du ein unverbesserliches Arschloch bist, das in irgendeinem Topf einen Höllenbrei zusammenrührt.«

»Und das ist gut …?«

»Garantiert nicht, aber so haben wir wenigstens ein bisschen mehr für die morgige Ausgabe.«

Viljar nutzte die Chance und machte, dass er rauskam, bevor der Chefredakteur es sich anders überlegen konnte. Im Auto setzte er sein Handy in die Halterung der Freisprechanlage, gab Gas und nahm Kurs Richtung Süden. Es gefiel ihm überhaupt nicht, dass Lotte sich weder auf seine SMS noch auf seine Anrufe gemeldet hatte. Sie war zwar ein bisschen schrullig und nicht die Geselligste, aber in der Regel bekam er jedenfalls ein »Ok«, »Gut«, ein Daumenhoch oder wenigstens ein »Geh zum Teufel« zurück. Heute blieb alles still, und von der Polizeistation kam nur »Kein Kommentar« in Endlosschleife, ganz egal, wonach er fragte. Die hatten wohl genug mit dem Autounfall auf Karmøy zu tun.

Brandøyvika, Bjoa
Sonntag, 9. August, tagsüber

Sigve stand in der Türöffnung. Er wirkte gut gelaunt und zufrieden und plauderte drauflos, als sei er gerade von einem langen, anstrengenden Arbeitstag nach Hause gekommen. Sie zwang die Tränen zurück, die ihr in die Augen schossen, und versuchte nach Kräften, sich die abgrundtiefe Enttäuschung nicht anmerken zu lassen.

Er packte seine Sachen in eine Tasche, bevor er zu ihr kam und neben ihr in die Hocke ging. Das Sonnenlicht, das durchs Fenster hereinfiel, teilte sein Gesicht in zwei Hälften, ein Janus-Gesicht mit einer guten und einer bösen Seite. Wo die Sonne hin schien, sah er friedlich und ruhig aus, während die dunkle Seite zerklüftet war. Zum ersten Mal, seit er sie in der Nacht geholt hatte, sprach er zu ihr. Seine Stimme war ruhig und beherrscht, fast ein bisschen jungenhaft. Ein leichter Akzent verriet, dass er in den letzten Jahren nicht viel Norwegisch gesprochen hatte.

»Du warst es, nicht wahr? Du hast mich bei der Polizei verpfiffen?«

Lotte rollte den Kopf hin und her. Versuchte, ein »Nein« unter dem Knebel hervorzustoßen. Es zuzugeben wäre ihr Todesurteil.

»Ich glaube dir nicht … aber ist auch egal. Ihr wart alle schuld an dem, was passiert ist. Ich habe euch vertraut, und als Antwort habt ihr mir ein Messer in den Rücken gestoßen. Kein Mitgefühl. Kein Verständnis. Nicht mal stillschweigende Akzeptanz. Dass mein Vater ein Teufel war, hat euch nicht im Geringsten interessiert. Plötzlich wart ihr die Wächter der Moral, und dabei habt ihr euch mit geschmuggeltem Schnaps volllaufen lassen und wahllos rumgehurt. Ihr verdammten Heuchler!«

Sigve Hollekim schlug mit den Knöcheln so hart gegen den morschen Balken über Lottes Kopf, dass ihr die Holzsplitter ins Gesicht rieselten.

»Wie auch immer… Ich habe die anderen jetzt heim zu mir geholt, und du hast auch nicht mehr alle Zeit der Welt. Es freut mich, dass du schon weißt, *wie* du sterben wirst, das macht das Warten noch ein bisschen unerträglicher.«

Es war ein Klischee, aber er lächelte tatsächlich, als er das Todesurteil verkündete. Allerdings überschätzte er ihr Gedächtnis. Sie schaffte es nicht, sich an mehr zu erinnern als an den Abschluss des Spiels, bei dem Sigve von dem Feuer im Haus seines Vaters erzählt hatte. Sie hatten getrunken. Hatten den ganzen Abend idiotische Trinkspiele gespielt. Hatten ihre innersten Geheimnisse offenbart. Das heißt… alle anderen hatten es getan. Sie hatte ihnen nach dem Mund geredet. Hatte gesagt, was sie hören wollten. *Was konnte das nur gewesen sein?*

»Tut mir leid, dass ich die schöne Stimmung hier drinnen kaputtmachen muss, aber wir können das nicht an einem armseligen kleinen Ort wie diesem zu Ende bringen. Das verstehst du sicher.«

Lotte drehte den Kopf zur Seite, um zu sehen, was er meinte, und ihr wurde kalt, als sie beobachtete, wie er einen Lappen in eine Flüssigkeit tauchte. Der Lappen dampfte, als die Flüssigkeit in Kontakt mit dem Stoff und der Luft kam. Hollekim wandte sofort das Gesicht ab, um den Dampf nicht einzuatmen. Gleich darauf fühlte sie, wie seine Finger den Knebel aus ihrem Mund gruben, und noch bevor sie schreien konnte, lag der Lappen über Mund und Nase. Sie hielt für ein paar Sekunden die Luft an, um das Zeug, wahrscheinlich ein Narkosemittel, nicht einzuatmen. Aber es dauerte nicht lange, bis der Körper dem Verstand nicht mehr gehorchte. Sie musste Luft holen. *Äther* … Die Erinnerung an einen malträtierten Körper vor den Hochhäusern acht Monate zuvor meldete sich im selben Moment, als die Wirkung einsetzte. Es war, als würde sie hundert Kilo schwer und tief in die Holzdielen hineingezogen. Die Schmerzen verschwanden, und der Blick trübte sich. Sie hörte, dass er etwas zu ihr sagte, aber es kam und ging wie ein Echo in einer Surroundanlage, bevor es in einer unendlich stillen Dunkelheit versickerte.

Fähranleger Utbjoa
Sonntag, 9. August, tagsüber

Knut Veldetun spürte es im Körper, lange bevor die Fähre am Kai anlegte. Etwas an diesem Szenario war furchtbar verkehrt. Ein so durchdachter Mordplan, wie ihn dieser Mann an den Tag gelegt hatte, würde keine Fahrt mit der Fähre durch das ganze Sunnhordlandsbecken enthalten. Viel zu isoliert und verwundbar. Keine Chance zur Flucht. Die Ermittlungen, die sie zum Kai von Utbjoa geführt hatten, waren nicht tiefschürfender als das, was er innerhalb einer halben Stunde mit Hilfe eines Smartphones und Google Maps hätte herausfinden können. Scheldrup Hansen meinte, sie hätten die Fahrt des Täters Richtung Norden verfolgt, und dass diese Fährfahrt – zusammen mit der Tatsache, dass der Mann sich einige Wochen auf Romsa aufgehalten hatte – die beste Alternative sei, die sie hatten. Aber Knut war sich bombensicher. Sie würden Sigve Hollekim nicht an Bord der Fähre finden, und wie der Käpt'n ihnen schon am Telefon gesagt hatte: Der grüne Fiat war definitiv nicht an Deck.

Trotzdem standen sie hier. Sunnhordlands gesamtes Polizeiaufgebot. Bis an die Zähne bewaffnet und bereit, jeden Millimeter der leeren Fähre mit der Lupe abzusuchen. Das war sinnlos und ein deutliches Zeichen dafür, dass Olav Scheldrup Hansen in Panik war und alles auf eine Karte setzte, die Einzige, die er in der Hand hatte. Es gab nur einen Grund, warum

Knut sich zurückhielt und Scheldrup Hansens Anordnungen befolgte, und das war die Tatsache, dass Hollekim nach Norden Richtung Stord gefahren war und es von dort aus keine andere Möglichkeit gab, hierher in diese Gegend zu kommen, als mit der Fähre.

Erst als Knut die ersten drei Autos, die von der Fähre rollten, inspiziert hatte, kam ihm ein Gedanke. Zuerst schob er ihn beiseite. Es erschien ihm so banal, dass selbst ein Idiot diese Möglichkeit hätte erkennen können: Was, wenn nördlich der letzten Mautstation ein neues Auto bereitgestanden hatte und der Mörder umgestiegen war? Einfacher ging es nicht, und es war eine bekannte Taktik von Räubern und Leuten auf der Flucht. In dem Fall hätte er auf direktem Weg hierher fahren und zu seinem Unterschlupf auf Romsa gelangen können, noch bevor sie eine einzige Polizeisperre errichtet hatten.

Er bat die Kollegen, die Inspektion zu übernehmen, und zog sich aus dem Lärm an Deck zurück. Dann holte er das Handy aus der Innentasche und rief Olav Scheldrup Hansen an.

»Gibt's was Neues, Veldetun? Hat die Fähre angelegt?«

»Ja, aber wir finden ihn nicht.«

Knut hörte, dass Olav am anderen Ende tief seufzte, deshalb erzählte er rasch, welcher Gedanke ihm durch den Kopf gegangen war. Scheldrup Hansens Antwort kam allerdings unerwartet.

»Ich bin völlig Ihrer Meinung, Knut, und wir sind hier im Haus auch mehrere Szenarien durchgegangen, aber wenn er nicht auf der Fähre ist, stehen wir ohne Spur da. Die Fähre ist neben der Hütte, die er auf Romsa gemietet hat, das Einzige, was wir im Moment haben.«

»An einen Wechsel des Fluchtfahrzeugs habt ihr natürlich gedacht ...?«

Olav Scheldrup Hansen schmunzelte am anderen Ende.

»Wir sind doch keine Amateure. Wir hatten Straßensperren in Grinde und haben jedes einzelne Fahrzeug in östlicher Richtung gründlich überprüft. Entweder ist er an Bord dieser Fähre, oder er ist noch auf Stord. Mein Tipp wäre, dass er dort in Wartestellung liegt.«

An sich war es ja beruhigend zu wissen, dass Scheldrup Hansen anscheinend alle Vorsichtsmaßnahmen getroffen hatte, aber Knut hatte trotzdem ein ungutes Gefühl. Der Mann hatte schon mal einen entscheidenden Fehler gemacht.

»Und ihr habt auch daran gedacht, dass er von Haugesund aus in nördliche Richtung gefahren, aber bei Haukås abgebogen sein kann?«

Am anderen Ende wurde es für einen Moment still.

»Knut ... entspannen Sie sich. Wir haben alles unter Kontrolle. Vollsperrung am Tunnel von Fjon.«

Knut Veldetun hatte einen Frosch im Hals. Natürlich hatten sie die offensichtlichen Notwendigkeiten gesehen. Das Problem war nur, dass sie sich in der Umgebung nicht gut genug auskannten. Åse Frugård war ursprünglich aus Stavanger. Die KRIPOS-Leute kamen aus Oslo.

»Gut, aber Sie sagten, am Tunnel von Fjon?«

Die Antwort kam postwendend.

»Ja, wir stehen vor der Ausfahrt in östlicher Richtung. Daran ist keiner vorbeigekommen, ohne dass wir ihn gründlich kontrolliert haben.«

»Und der Halseidvegen ist abgeriegelt?«

Am anderen Ende blieb es einen Moment zu lange still. Während die Sekunden an ihm vorbeiflogen, dort im Sonnenschein am Kai von Utbjoa, begriff Knut Veldetun, dass sie sich hatten austricksen lassen. Man musste schon sehr lange in der Gegend gewohnt haben, um von der kurvigen Nebenstraße zu wissen, aber Sigve Hollekim hatte genau das getan.

»Ich verstehe, was Sie meinen, Knut. Rein theoretisch wäre es ja möglich, aber …«

»Kein Aber, Hansen. Überprüfen Sie die Durchfahrten an der Mautstation Liland. Ich denke, Sie werden ziemlich bald auf einen grünen Fiat stoßen.«

Knut beendete die Verbindung, bevor Scheldrup Hansen mit weiteren Einwänden kommen konnte. Einer der Polizisten kam auf ihn zu. Ein kleiner Kerl mit einem kummervollen Gesicht. Er sah aus, als trüge er eine ganze Trauergemeinde auf den Schultern.

»Veldetun … wir haben Meldung von den beiden Kollegen, die nach Romsa geschickt wurden. Sie waren in Hollekims Hütte.«

»Und …?«

»Sie brauchen die Spurensicherung. In einem Holzschuppen liegt ein toter Mann, eingewickelt in eine Plastikplane. Sie haben Autoschlüssel, eine Geldbörse und ein Handy bei ihm gefunden. Wie es aussieht, könnte es sich bei dem Toten um einen gewissen *Milos Cuvtovic* handeln.«

Knut sah den Trauerkloß an. Das hatte gerade noch gefehlt. Er nickte dem Beamten kurz zu, drehte sich um und entfernte sich von dem Chaos am Kai. Wenigstens wussten sie jetzt, warum Cuvtovic Stig Øyvind in Rotterdam nicht geholfen hatte. Fragte sich nur, warum der Serbe in Hollekims gemieteter Hütte auf Romsa auftauchte. Konnte es sein, dass er Sigve Hollekim damals geholfen hatte zu verschwinden?

Er lief zu seinem Wagen. Nichts wie weg von diesem gottverlassenen Ort. Er musste herausfinden, wo Hollekim war. Während er in der Hosentasche nach den Autoschlüsseln suchte, rief er Haugesund an. *Wo zur Hölle steckte dieser Verrückte?*

Skåneviksfjord
Sonntag, 9. August, tagsüber

Die Übelkeit schlug Wellen in ihrem Körper. Lotte war benebelt, groggy und hatte stechende Kopfschmerzen. Trotzdem lag sie ganz still im Boot und schluckte krampfhaft die aufsteigende Galle hinunter. Wie ein Opossum lag sie auf dem Boden und stellte sich tot. Die amerikanische Beutelratte beherrschte das Spiel meisterhaft, daher der Ausdruck *playing possum*. So tun, als sei man nicht da. In Lottes Fall genügte es, dass Sigve glaubte, sie sei immer noch vom Äther betäubt.

Lotte fiel auf, dass sie diesmal nicht gefesselt war. Ihre Glieder schmerzten und fühlten sich morsch an, aber sie waren frei. Er hatte wohl damit gerechnet, dass sie von der Dosis, die er ihr verpasst hatte, lange bewusstlos sein würde, aber Äther war ein unzuverlässiges Betäubungsmittel. Es war fast unmöglich, die richtige Dosis zu berechnen, und obwohl sie vollkommen weggetreten gewesen war, während er sie ins Boot geschleppt hatte, war sie während der Fahrt über den Skåneviksfjord langsam zu sich gekommen. Der Körper schwer, die Sinne benebelt und die Bewegungen träge, aber es ließ sich nicht ändern. Sie musste alle Kräfte mobilisieren, die sie noch besaß, bevor der Kerl sie wieder fesselte und damit ihre allerletzte Hoffnung zunichtemachte. Sie wusste, dass es ein Strohhalm war. Körper und Kopf spielten nicht zusammen und würden es auch noch lange nicht tun.

Was trieb Sigve Hollekim an? Wie tickte dieser Mensch? Warum zerstörte er sein Leben damit, sich für den Ausgang eines Gesellschaftsspiels zu rächen?

Ihre Gedanken wurden dadurch unterbrochen, dass sich im Boot etwas änderte. Der Motor wurde abgestellt, und Lotte merkte, dass Sigve nach den Rudern griff, die neben ihr lagen. Ihr wurde klar, dass sie sich dem Ufer näherten und es wichtig für ihn war, dass es in aller Stille geschah. Entweder wollte er keine Aufmerksamkeit erregen, oder aber das letzte Stück war so flach, dass er nicht wagte, den Außenborder im Wasser zu lassen. Letzteres glaubte sie nicht, sonst hätte sie Steine und Tang am Boden des Bootes entlangschrammen hören. Sollte sie schreien, so laut sie konnte, und damit die Aufmerksamkeit erregen, die er vermeiden wollte? Nein, das hätte bedeutet, ihre letzte verzweifelte Karte auszuspielen. Sie würde eine bessere Chance als diese bekommen.

Wenige Minuten später stieß das Boot an einen Steg. Lotte wagte nicht, die Augen zu öffnen, um zu sehen, wo sie waren. Sie versuchte, sich so schwer und schlaff wie möglich zu machen, als er ihren Körper packte. Der scharfe Geruch von Männerschweiß stieg ihr in die Nase, und sie hörte, dass er schwer atmete. Der Griff, mit dem er sie unter den Armen gepackt hielt, tat weh und würde zweifellos hässliche blaue Flecke hinterlassen. *Spielte das noch irgendeine Rolle …?*

Lotte schlug mit dem Kopf gegen die Stegkante, als Sigve sie das letzte Stück über die Bordwand an Land zog. Sie biss sich auf die Zunge, um ein lautes Stöhnen zu verhindern, das sie verraten hätte. Die Sonne brannte auf ihren Wangen, als sie ein paar Minuten lang dalag, während er die Ausrüstung an Land brachte, die er im Boot gehabt hatte. Als sie hörte, dass er ein Stück hinter ihr mit irgendetwas beschäftigt war, traute sie sich zum ersten Mal, die Augen zu öffnen. Sie erkannte sofort, wo sie war, und schloss die Augen ebenso schnell wieder, wie sie sie geöffnet hatte. Sie waren an ihrem eigenen Steg in Skånevik. Was in aller Welt hatte er vor? Wenn es einen Ort in Haugaland gab, an dem es von Polizisten und Suchmannschaften wimmeln musste, dann doch wohl hier?

Ihre Überlegungen hatten sie unaufmerksam werden lassen, und auf einmal spürte sie den Atem des Mannes neben ihrem Mund. Er musste schon eine Weile direkt hinter ihr gestanden haben.

»Du bist also wach, wie ich sehe. Mach ruhig die Augen auf und fühl dich wie zu Hause…«

Ein trockenes Lachen verriet, dass er der Typ war, der sich über seine eigenen Witze amüsierte. In der Hand hielt er denselben Lappen, mit dem er sie im Schuppen betäubt hatte, und Lotte spürte, wie Panik ihren Brustkorb einschnürte. Sie durfte nicht noch einmal in Schlaf versinken, dann war es aus.

»Ich will dich wach haben, Lotte. Ich will, dass du das Ende mitbekommst, genau hier, wo alles angefangen hat. Jetzt ist es hier still. Alle sind weg. Wir werden diesen Augenblick zusammen genießen.«

Für eine kurze Sekunde spürte Lotte, wie verlockend der Gedanke war loszulassen. Einfach zurück in den Narkoserausch zu gleiten und aus der Welt zu verschwinden. Es wäre so einfach aufzugeben. Nachzugeben. Aber irgendwo in ihr war ein kleiner Stachel, der sich wehrte. Ein Widerstandskämpfer, der sie antrieb weiterzumachen. Festzuhalten an dem, das von ihrer Welt übrig war. Sie fügte sich – und schämte sich zugleich. Zeigte ihm ihre Unterwürfigkeit, indem sie ihm zunickte. Er, der ihr das Leben nehmen würde, war auch der Einzige, der sie am Leben erhalten konnte. Vorläufig…

»Er hatte das Gefühl, als wandere er in den Wäldern auf dem Meeresgrund, verirrt in einer monströsen Welt, in der er selbst das Monster war. Er war allein. Die Vergangenheit war tot, die Zukunft unvorstellbar.«

Der tote Mann streckte den Rücken und betrachtete die dicht belaubten Bäume um sich herum. Zwei schwere Steinplatten verbargen das offene Grab. Sie fügten sich ganz natürlich in das Gelände am Fuß eines steilen Abhangs. Ebenso natürlich wie der Haufen trockener Erde, den er ausgegraben und hundert Meter weiter zu einer Lichtung im Wald gebracht hatte. Der Erdhaufen war die perfekte Täuschung für vorbeikommende Spaziergänger. Gleich unterhalb davon waren zwei Reihen mit acht jungen Nadelbäumen gepflanzt worden. Vier in jeder Reihe mit fünf Metern Zwischenraum. Die Setzlinge waren nicht höher als dreißig Zentimeter. Vielleicht würde der eine oder andere darüber stutzen, warum man ein so kleines Areal aufforstete, und das auch noch in einem Waldstück, in dem kein Holz geschlagen wurde. Aber die Meisten würden achtlos daran vorbeigehen. Neu gepflanzte Bäume erregten nun mal kein Misstrauen.

Das hatten wohl auch die Suchmannschaften gedacht, als sie vor einigen Stunden den Waldrand durchkämmt hatten. Die Hunde hatten kein Interesse an den Bäumchen gezeigt, auch nicht am Erdhaufen gleich daneben oder an den Steinplatten ein Stück entfernt. Sie waren auf der Suche nach Menschen, und Menschen waren dort nicht. Dafür waren Hunde und Helfer sieben Stunden zu früh unterwegs gewesen.

Sigve Hollekim war in den letzten drei Wochen nicht in diesem Waldstück gewesen, aber er konnte feststellen, dass seit dem letzten Mal alles unberührt geblieben war. Seine Muskeln waren müde und schmerzten, nachdem er den Erdhaufen zurück zum Grab geschafft hatte, aber er wusste, dass er bald Ruhe finden würde. Ewige Ruhe … Die Gedanken, die Kränkung, die Demütigung, die Flucht … Bald würde es vorbei sein. Bald würde der letzte Nagel in den Sarg geschlagen werden, und er konnte Frieden finden. Im Buch stand geschrieben, was geschehen würde:

»*Und die Toten wurden gerichtet nach dem, was in den Büchern geschrieben steht, nach ihren Werken. Und das Meer gab die Toten heraus, die darin waren, und der Tod und die Hölle gaben die Toten heraus, die darin waren; und sie wurden gerichtet, ein jeder nach seinen Werken.*«

Das war etwas, worauf er sich freute. Bald war ein fast zwanzig Jahre dauernder Aufenthalt im Fegefeuer zwischen Leben und Tod vorbei, und in seinen Adern kribbelte es vor Sehnsucht danach, ausruhen zu können. Er holte tief Luft und hielt den Atem an.

Ein Geräusch unten von der Lichtung im Wald veranlasste ihn, sich umzudrehen und durch die Bäume zu spähen. Er konnte nichts entdecken. Vorsichtig ging er in die Hocke und beobachtete den Pfad, der unterhalb des Waldrands verlief und zur Hütte führte.

So hockte er lange da und wartete, aber nichts geschah. Er erhob sich wieder und ging hinüber zu Lotte Skeisvoll. Hievte sie hoch auf ihre zitternden Beine. Sie schaffte es nur mit

Mühe, sich aufrecht zu halten; er musste sie stützen, damit sie ihm auf dem Weg zu dem rechteckigen Loch, das er vor drei Wochen ausgehoben hatte, nicht zusammenbrach. Er hatte sie nach allen Regeln der Kunst geknebelt und ihr in regelmäßigen Abständen kleine Dosen Äther verabreicht. Genug, um sie schläfrig zu machen, kraftlos und unfähig zur Flucht, aber dennoch so wenig, dass sie bei Bewusstsein blieb.

Vor dem Grab gaben ihre Knie ein weiteres Mal nach, und sie sank am Rand zusammen. Sie atmete hektisch durch die Nase. Verstand, was gleich passieren würde, war aber unfähig, es zu verhindern. Trotzdem war da etwas, das ihn beunruhigte. Etwas mit den Augen und ihren Bewegungen. Ihr Blick wirkte nicht so trüb und teilnahmslos, wie er ihrem Zustand nach hätte sein müssen. Ihre Bewegungen wirkten etwas übertrieben und künstlich. Er ging in die Hocke und betrachtete sie einen Moment. Dann beugte er sich hinunter und flüsterte ihr ins Ohr:

»Wer zugrunde gehen soll, der wird zuvor stolz, und Hochmut kommt vor dem Fall.«

Skånevikstranda, Sunnhordland
Sonntagnachmittag, 9. August

Viljar lag flach ausgestreckt im Moos und atmete hektisch durch die Nase. Was sich im Wald direkt oberhalb von Lottes Hütte vor seinen Augen abspielte, verschlug ihm den Atem. Er musste sich den Mund zuhalten, um nicht laut aufzuschreien und sich zu verraten. Lotte kniete vor einem großen rechteckigen Loch im Boden. Ein hochgewachsener Mann stand hinter ihr und hielt einen Spaten. Viljar hegte keinen Zweifel, dass dies der Mörder war, den ein ganzes Polizeiaufgebot jagte. Lotte sah aus, als sei sie ohnmächtig. Sie brach immer wieder zusammen, und jedes Mal zog der Mann sie wieder hoch.

Es würde nichts nützen, wenn er versuchte, hinzulaufen und sie zu befreien. Der Mann war groß, viel größer als er, und Viljar wusste, dass er mit seinem kaputten Knie und dem Krückstock eine leichtere Beute wäre als eine flügellose Fliege in einem Froschteich. Wenn er Lotte retten wollte, brauchte er Hilfe.

Mit vorsichtigen Bewegungen zog er das Handy aus der Tasche. Vergewisserte sich, dass es lautlos gestellt war, bevor er mit zitternden Fingern den einzigen Polizeikontakt heraussuchte, den er außer Lotte auf seiner Liste hatte. *Knut Veldetun.* Der junge, großgewachsene Polizist hatte Alexander im Frühjahr das Leben gerettet.

Er konnte ihn nicht anrufen. Auch wenn der Ort des

Geschehens dreißig Meter oberhalb von ihm lag, würde der Wind seine Stimme weit tragen. Also schrieb Viljar eine SMS und hoffte, dass Veldetun genauso war wie alle anderen. Das Handy konstant eingeschaltet und mit einer unterschwelligen Phobie, eintreffende Textnachrichten länger als fünf Sekunden ungeöffnet zu lassen.

Viljar reckte den Hals und versuchte, einen besseren Überblick über die Situation oben am Hang zu bekommen. Lotte war an Händen und Füßen gefesselt. Falls der Mann sie in die Grube stieß, würde sie nicht mehr aus eigener Kraft herauskommen. Der Spaten und der Erdhaufen daneben sagten ihm alles, was er wissen musste. *Sie sollte lebendig begraben werden.* Lotte würde zu benommen und kraftlos sein, um Widerstand zu leisten. Ihre Atemwege würden sich mit Erde, Sand und Staub zusetzen, und innerhalb von Minuten würde ihr Leben verebben. Bei dem Gedanken lief es Viljar kalt über den Rücken. Die Verzweiflung lähmte ihn und machte ihn handlungsunfähig. Er konnte nichts tun. Wenn er wartete, bis der Mann fertig war, würde er es wahrscheinlich nicht schaffen, sie rechtzeitig wieder auszugraben. Sein Gehirn arbeitete auf Hochtouren, um eine Lösung zu finden, aber jeder halbwegs brauchbare Gedanke beinhaltete, dass er sich selbst opferte, um Lotte mehr Zeit zu erkaufen. Und alle Alternativen würden mit neunundneunzigprozentiger Sicherheit dazu führen, dass sie beide getötet wurden.

Der Mann steckte den Spaten in den Erdhaufen und ging zu einem Baum auf der anderen Seite der Grube. Viljar konnte mit einiger Mühe erkennen, dass er den Reißverschluss einer grünen Tasche aufzog und irgendeinen Gegenstand herausholte. Mit ruhigen Bewegungen ging er zurück zu Lotte. Sie war in der Zwischenzeit zur Seite gekippt und ihr Gesicht zeigte in die andere Richtung. Mit einer resoluten Bewegung richtete der Mann mit einer Hand ihren Oberkörper auf, während er ihr mit der anderen Hand den Gegenstand ans Genick setzte. Viljar versuchte, sich auf den gesunden Ellbogen zu hieven, um sehen zu können, was der Mann tat.

Für eine kurze Sekunde war die Welt vollkommen still, ehe ein lauter Pistolenknall die Bäume erzittern ließ. Durch die Wucht des einzelnen Genickschusses kippte Lotte Skeisvolls Körper nach vorn, und sie fiel mit dem blutigen Kopf voran ins Grab.

Viljar schlug sich die Hände vor den Mund und erstickte einen Schrei, während er ein Stück den Hang hinunterrutschte. Durch eine Lücke in der Vegetation konnte er erkennen, dass der Mann den Spaten benutzte, um Lottes Beine das letzte Stück hinunter ins Loch zu schieben, bevor er mit mühsamen Bewegungen begann, Erde in die offene Grube zu schaufeln.

Viljar schnappte nach Luft und duckte sich tiefer ins Gestrüpp. Die Panik drohte ihn zu ersticken. Er schluchzte hinter zitternden Fingern. Versuchte, das Geräusch der regelmäßigen Spatenstiche auszublenden.

Lotte war tot. Hingerichtet mit einem Genickschuss und in ein namenloses Grab geworfen.

Alles war viel zu schnell gegangen, als dass Viljar etwas hätte tun können. Er hatte erst gesehen, dass es eine Pistole war, als der Lauf auf Lottes Nacken zeigte. Da war es bereits zu spät gewesen, und wenn er gerufen hätte, hätte er nur damit erreicht, dass ihn dasselbe Schicksal ereilte. *Feige*, dachte er. Das ist es, was ich bin. Machtlos blieb er im Gras liegen, bis die Spatenstiche verstummten. Der Mann legte die beiden Steinplatten auf das Grab und machte sich auf den Weg hinunter zum Fjord.

Als die hochgewachsene Gestalt hinter Grashügeln und Bodenwellen verschwand, kam Viljar schwerfällig hoch auf die Knie. Er schluchzte. Wischte sich Tränen und Rotz ab und stand mühsam auf. Während er sich langsam dem Grab näherte, blickte er immer wieder über die Schulter, um sicherzugehen, dass der Mann nicht zurückkam. Am Grab sank er auf die Knie und hockte dort beinahe in Trance. Er strich mit der Handfläche zärtlich über die Steine, die die Erde bedeckten, als wäre es ihr Rücken, den er liebkoste. Ein Schrei stieg aus seiner Brust auf, aber er hielt ihn zurück. Stattdessen benutzte er seine Wut und Verzweiflung, um die Felsplatten vom Grab wegzuschieben, bevor er sich daranmachte, die Erde mit der gesunden Hand aufzugraben. Er wusste, dass es keinen Zweck hatte, aber er wollte nicht, dass dies Lottes letzte Ruhestätte sein sollte. Ein anonymes Grab in einem Wald, wo keine Leute hinkamen.

Viljar Ravn Gudmundsson kam allerdings nicht weit, bevor er aufhören musste. Er hatte keine Kraft mehr, aber das war es nicht, was seine Bewegungen erlahmen ließ. Sondern das Gefühl von kaltem Stahl im Nacken. Das und die flüsternde Stimme in seinem Rücken.

»Sie brauchen nicht zu graben. Einen Genickschuss überlebt keiner.«

Skånevikstranda
Sonntagnachmittag, 9. August

Viljar Ravn Gudmundsson erhob sich langsam und schwerfällig, seine Beine zitterten. Er verfluchte sich selbst dafür, dass er so ungeduldig gewesen war. Dass er zum Grab gegangen war, anstatt schleunigst zu sehen, dass er hier wegkam. Er wurde den Hang hinunter zur Hütte hundert Meter weiter unten gestoßen. Die ganze Zeit spürte er den kalten Stahl im Genick, und er wusste, beim geringsten Zucken mit Kopf oder Körper würde der Mann abdrücken.

Kurz vor der Hütte ließ der Mann ihn anhalten. Befahl ihm, sich hinzusetzen und sich still zu verhalten. So saßen sie mehrere Minuten, bevor der Mann sich langsam zu einem Aussichtspunkt vorarbeitete, von wo er sowohl Viljar im Auge behalten als auch die Umgebung der Hütte beobachten konnte. Nach einer Weile kroch er zurück, die ganze Zeit die Pistole auf Viljars Kopf gerichtet. Viljar rechnete nicht damit, dass sich eine Chance ergeben würde, von hier wegzukommen. Zumindest im Moment war die Situation absolut hoffnungslos. Der Mann hatte die vollständige Kontrolle.

»Wissen Sie, was lustig ist? Nichts von dem hier wäre passiert, wenn Sie nicht gewesen wären. Milos hat mich angerufen. Hat von Ihrer Radiosendung erzählt. Dass Sie sich meinen Fall vornehmen. Ja, nicht nur meinen, sondern viele Fälle. Milos hat getobt, was ich gut verstehen konnte. Es ist ungehörig, ein Grab zu schänden, Gudmundsson. Am besten, ihr lasst uns Toten in Ruhe.«

Viljar ließ seine Worte einsinken und ihm wurde klar, dass nichts jemals wieder so sein würde wie vorher. Seine Stimme war brüchig, als er versuchte zu protestieren.

»Keiner von denen, die Sie umgebracht haben, hatte etwas mit unserem Podcast zu tun. Das war nur eine erbärmliche Vendetta von Ihrer Seite.«

Sigve Hollekim lächelte ihn nachsichtig an.

»Das ist richtig. Aber der Anruf von Milos hat mir klar gemacht, dass die Zeit gekommen war. Ich hatte so lange auf ein Zeichen gewartet. Auf etwas, das mir zeigte, dass die Wanderung zu Ende war. Sie haben mich zurück ins Leben geholt, Gudmundsson.«

Er ließ die Worte ausklingen, bevor er Viljar mit einer kurzen Bewegung der Pistole aufscheuchte und ihn in Richtung des Hüttengrundstücks trieb, wo das Auto von *Haugesunds Avis* parkte. Viljar kämpfte mit seinem kaputten Bein, aber er verbiss sich den Schmerz. Er erkannte, wie absurd es gewesen war, dass sein Verstand unter Hochdruck nach einer Möglichkeit gesucht hatte, dem Mann zu entkommen, während sein Körper kaum in der Lage war, ein paar wenige Schritte zu gehen, ohne dass die Schmerzen in ihm wüteten.

Kein schneller Spurt würde ihn vor seinem Schicksal retten. Sich aus der Sache herauszureden war auch keine erfolgversprechende Alternative. Der Mann war gnadenlos. Er hob die Pistole und richtete sie auf Viljars Stirn, bevor er es sich anders überlegte und auf seinen Schritt zielte. Panik schoss in Viljar hoch, als er begriff, was der Mann vorhatte.

»Hier ist Endstation. Ich habe kein Bedürfnis, Sie zu töten. Deshalb überlasse ich Ihnen die Wahl. Entweder Sie geben mir die Autoschlüssel, und ich binde Sie an den Fahnenmast, oder Sie leisten Widerstand – und verbringen den Rest Ihres Lebens mit zerschossenen Hoden. Das Resultat ist dasselbe. Ich bekomme die Autoschlüssel, und Sie überleben. Mit oder ohne dauerhaften Schaden.«

Viljar wollte antworten, bekam aber kein Wort heraus. Er sank auf die Erde. Seine Pupillen weiteten sich, und er keuchte nach Luft. Ein Knoten schnürte seine Brust zusammen, und seine Fingerknöchel wurden weiß, als er den Schlüssel in der Tasche seiner Jeansshorts umklammerte. Der Mann streckte den Arm mit der Pistole aus und krümmte den Finger um den Abzug. Viljar wollte schreien und sich die Hände vors Gesicht schlagen, aber sein Körper war gelähmt. Er spürte einen intensiven Schmerz, der sich von der Brust in den rechten Arm ausbreitete. Sterne funkelten vor seinen Augen, als er den Schuss hörte.

Skånevikstranda
Sonntagnachmittag, 9. August

Die Pistolenkugel durchschlug das Gehirn und unterbrach eine Mikrosekunde später alle Nervenbahnen. Der Körper klappte zusammen wie ein Kartenhaus, und der Kopf traf mit einem klaffenden Loch in der Stirn auf dem Boden auf. Die Augen starrten steif in einen unendlich blauen Himmel. Über ihnen schlug eine Krähe mit den Flügeln, und der Knall brach sich als gewaltiges Echo an der Hüttenwand gleich daneben.

Der tote Mann war tot.

Viljar Ravn Gudmundsson rang nach Luft. Der Schmerz in der Brust strahlte in die Arme aus, und wenn er nicht gewusst hätte, dass es eine Panikattacke war, wäre er überzeugt gewesen, dass er einen Herzinfarkt hatte. Die Angstanfälle, die ihn seit einigen Jahren heimsuchten, hatten ihn allerdings eines gelehrt: Selbst wenn der Körper darauf bestand, dass er dem Tod nahe war, er war es nicht. Auch nicht dieses Mal.

Wie das, was sich gerade abgespielt hatte, vor sich gegangen war, ahnte er nicht. Alles, was er sah, war ein Mann, der auf ihn zukam. Innerhalb von fünf Sekunden war es ihm gelungen, in Schussweite zu kommen und in derselben Sekunde abzudrücken, als der Mörder die Pistole auf Viljar richtete. Die blutende Austrittswunde in der Stirn des toten Mannes bestätigte, was Viljar bereits geahnt hatte. Knut Veldetun war ein Scharfschütze.

Viljar hob die Pistole auf, die Hollekim aus der Hand gefallen war. Verwundert starrte er auf den Lauf. Er merkte, wie sich der Knoten in ihm löste. All das Schlimme, das ihn seit Monaten verfolgte – jetzt konnte er es ein für alle Mal abschütteln. Die Welt würde wieder ihre alte Bahn um die Sonne ziehen. Das Gleichgewicht würde wiederhergestellt sein. Mit zitternder Hand richtete er die Pistole auf seinen eigenen Kopf.

»Viljar … Es reicht jetzt. Es ist vorbei.«

Viljar sah die Panik in den Augen des jungen Polizisten. Dass alles, für dessen Rettung er gekämpft hatte, ihm plötzlich aus den Händen zu gleiten drohte. Trotzdem waren seine Bewegungen ruhig. Seine Stimme beherrscht. Es war, als ob er Viljar beschwor, es nicht zu tun. Die Pistole war glatt. Viljar zitterte entsetzlich und biss die Zähne zusammen. Versuchte ein letztes Mal, den Finger zu krümmen, aber Veldetuns Worte hielten ihn davon ab.

»Frederic Karjoli ist tot. Er hat sich heute Nacht in der Untersuchungshaft das Leben genommen.«

Die Muskeln um den Pistolenkolben wurden kraftlos. Viljar versuchte, sein Gehirn zu reaktivieren. Das Ausmaß der Nachricht zu verstehen, die Knut ihm überbracht hatte. Langsam ließ er den Arm sinken. Knut kam auf ihn zu, legte die Hände um die Pistole und nahm sie ihm vorsichtig ab. Dann setzte er sich neben Viljar ins Gras und legte den Kopf in die Hände.

»Fragen Sie mich nicht, Viljar. Ich weiß nichts. Ich will auch nichts wissen.«

Er zeigte auf sein Ohr, und Viljar sah darin einen Ohrstöpsel mit einem Kabel.

»Olav hat mir aufgetragen, Ihnen zu sagen, dass Karjoli tot ist. Ich habe es vorhin selbst über Funk gehört.«

Viljar rutschte näher an ihn heran. Er konnte sehen, dass der junge Beamte Mühe hatte, die Tränen zurückzuhalten. Die unvermeidliche Frage kam als Flüstern, als trügen die Worte bereits die Trauer in sich.

»Lotte … Haben Sie sie gefunden?«

Viljar konnte nicht antworten. Seine Kehle war zugeschnürt. Er nickte.

»Ist sie …?«

Knut brachte es nicht fertig, das Wort auszusprechen. Viljar auch nicht. Er konnte nur wieder nicken.

***

Åse Frugård zog ein weißes Laken über Lotte, als man sie aus dem Grab geborgen hatte, anderthalb Stunden nachdem die Einsatzkräfte in Skånevikstranda angekommen waren. Viljar humpelte zur Bahre und nahm ein letztes Mal Lottes Hand, bevor ihre Leiche abtransportiert wurde. Sie war schon kalt, aber er hielt die Hand trotzdem fest. Konnte nicht loslassen.

Olav Scheldrup Hansen ging zu Viljar hinüber. Sein Gesicht war streifig und seine Hand zitterte, als er neben ihm in die Hocke ging. Viljar wischte sich die Tränen ab und schluchzte. Auch wenn Frederic tot war, er würde das letzte Versprechen halten, das er Lotte gegeben hatte. Alles andere war undenkbar.

»Hansen … Wegen Frederic Karjoli. Ich habe ihn gekannt. Er hat beobachtet, was mit Geirmund Bakken passiert ist …«

Viljar unterbrach sich. Merkte, dass er nicht in der Lage war weiterzureden. In dieser Situation wirkte alles so sinnlos. Lotte würde ohnehin nicht sehen, wie er sich erhob und seine Tat gestand. Und für ihr Vergehen konnte er nicht büßen. Viljar hob gerade den Kopf, als er Olav murmeln hörte:

»Der Karren geht in Trümmer, und gleich ist der mühsame Weg zu Ende.«

Er begriff kein Wort von dem, was der KRIPOS-Ermittler sagte, und beschloss, nicht nachzufragen. Dennoch bekam er die Antwort Sekunden später.

»Charles Dickens, *Bleak House*. Ich habe es nie gelesen, mir aber immer gewünscht, es zu tun, bevor es zu spät ist. Das allerletzte Kapitel von Colin Dexters Bericht über Inspektor Morse beginnt mit diesem Zitat.«

»Was hat das hiermit zu tun?«

Olav Scheldrup Hansen fuhr sich mit dem Handrücken über die Augen. Seufzte und schüttelte den Kopf. In der Birke über ihnen schlug eine Krähe mit den Flügeln.

»Nichts. Morse stirbt, und wer weiß … vielleicht ist es so, dass wenn der Wagen zertrümmert ist, es keine große Rolle spielt, ob der mühsame Weg gleich zu Ende ist.«

Olav griff noch einmal nach Viljars Hand. Dann beugte er sich vor und sagte ihm leise ins Ohr:

»Sagen Sie nichts mehr, bitte. Damit ist keinem von uns gedient. Am allerwenigsten Lottes Ruf. Sie und ich wissen, was geschehen ist, Viljar. Ich weiß es schon lange, aber jetzt ist es an uns beiden, einen Punkt zu machen. Es ist genug. Hier hört es auf.«

Liebe Leserin, lieber Leser,

vielen Dank, dass Sie Viljar und Lotte durch zehn irrwitzige Monate und drei Bücher gefolgt sind. Es stimmt wehmütig, Abschied zu nehmen. Aus eigener Erfahrung weiß ich, dass es auch den Leser traurig macht, wenn eine Geschichte endgültig zu Ende ist. Viele haben mich gefragt, ob ich die Personengalerie nicht zu neuen Abenteuern mitnehmen kann. Der Schluss – den Sie gerade gelesen haben – lässt das kaum zu.

In diesen drei Büchern sind Ihnen fast alle Klischees begegnet, die in der modernen skandinavischen Kriminalliteratur aufzutreiben sind. Der verlotterte Journalist mit dem guten Herzen, der zynische Chefredakteur, der seine Mitarbeiter jedes Mal zusammenfaltet, wenn sie nicht spuren, die geniale Kommissarin mit zwangsneurotischen Ticks, der verrückte Serienmörder mit dem unglaublichen Auge für komplizierte Plots, der unfähige Kripochef, der immer wieder hinzugeholt wird, um den Fall zu lösen, die kettenrauchende Kriminaltechnikerin mit dem bittersauren Blick aufs Leben. Darüber hinaus finden Sie die unwahrscheinlich nahen Verbindungen zwischen Helden und Schurken, die erschreckend schlechte Polizeiarbeit, die enormen Konflikte zwischen Medien und Polizei, die jähen Wendungen, halsbrecherischen Verfolgungsjagden, Entführungen, Schießereien und ein hysterisch konstruiertes Ende, bei dem alles in einem Knall kulminiert …

Der Grund dafür ist nicht, dass ich mich über die Kriminalliteratur lustig machen will. Der Grund dafür ist pure Liebe.

DANKE!

Das letzte Buch der Trilogie ist meiner fantastischen Lebensgefährtin Agnes gewidmet. Ohne sie wären diese Bücher nie geschrieben worden.

Ich möchte auch all jenen danken, die meine Bücher gelesen und mich angespornt haben. Ein großes Dankeschön an den Gyldendal Norsk Forlag, meine ausländischen Verleger und die Ahlander Agency in Stockholm.

Meine festen Probeleser sind eine unschätzbare Hilfe: Silje Elin Matre, Viljar Skibenes, Dag-Ivar Tangen, Ingvild Berg, John Olav Oldertrøen, Øystein Eide, Bård Øyvind Leite und Frode Eie-Larsen.

Einen extra großen Dank an Krimiautor Jørgen Brekke, der im Winter zusätzlich Probe gelesen hat.

Haugesund, 24. August 2018
Geir Tangen